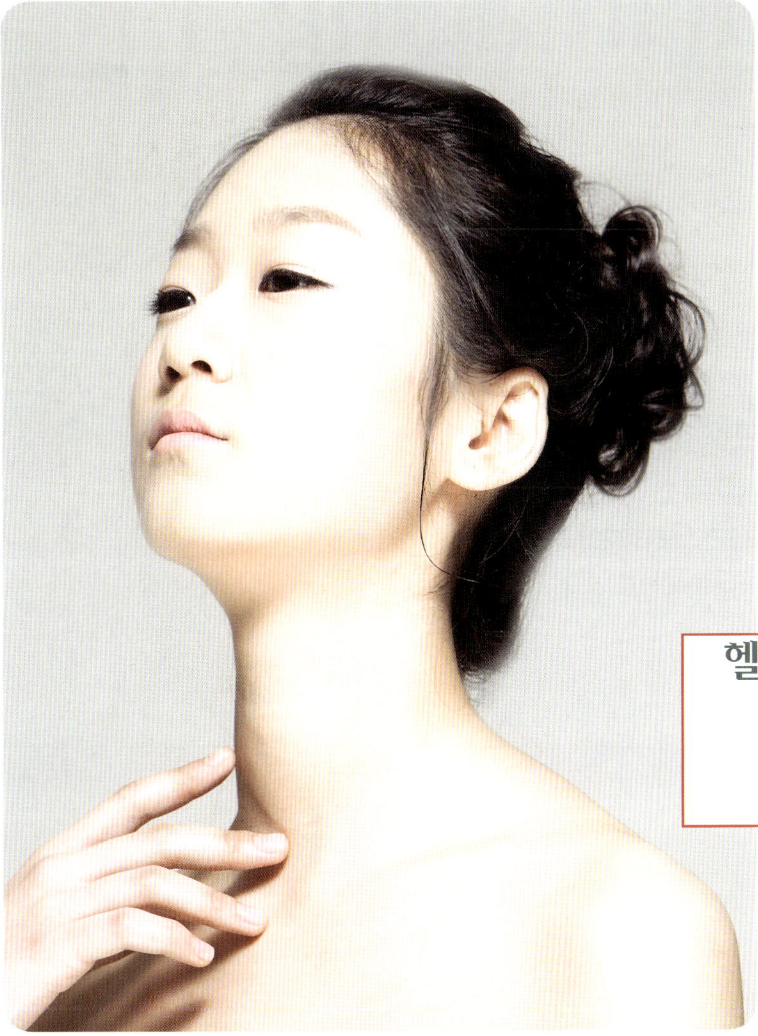

헬스조선

M

13

우리나라 여성암 1위 **갑상선암**

Professional Concept for General Imaging

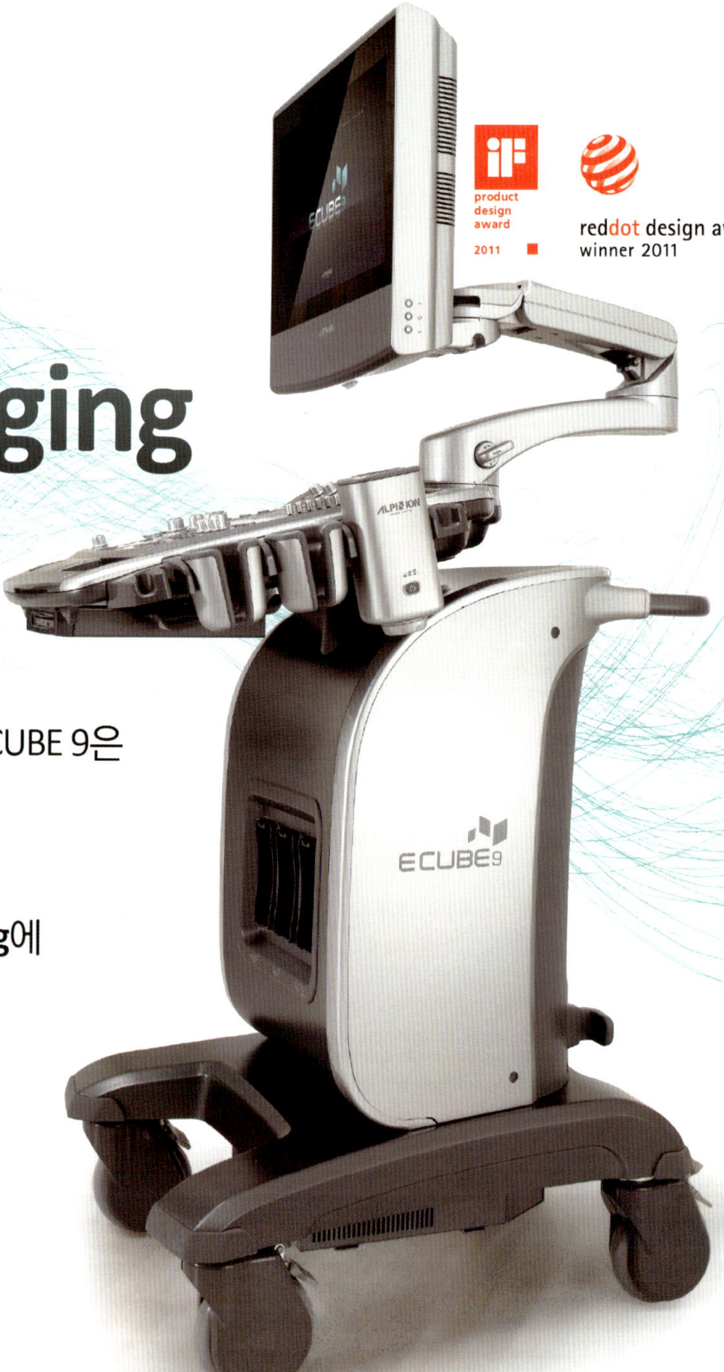

product design award 2011

reddot design award winner 2011

알피니언의 핵심 영상 기술이 장착된 E-CUBE 9은
'우수한 이미지 성능',
'빠르고 직관적인 워크플로우',
'확진을 위한 GI 기술 솔루션'
성능과 사양을 기반으로 **General Imaging**에
대한 최적의 솔루션을 제공합니다.

ECUBE 9

일진그룹-알피니언

2007년 설립된 일진그룹-알피니언(주)는 진단용 초음파, 치료용 초음파, 탐촉자(transducer) 핵심 기술을 보완한 의료기기 전문 기업으로, 총 임직원의 50%에 달하는 인력이 전문 R&D 연구원으로 구성된 기술 중심 기업입니다.
일진그룹-알피니언 메디칼시스템㈜의 모기업인 일진그룹은 1967년 설립되었으며, 국가 근간인 부품 및 소재 산업을 포함 전기, 의료기기, 건축, 금융, 방송 분야에 걸쳐 21세기 첨단 기술을 선도하는 대한민국 대표기업으로 총 2,700명 직원 규모에 연간 2조원 5천억 원(2011년 기준) 매출 규모를 기록하고 있습니다.

ILJIN

ALPINION MEDICAL SYSTEMS

"We are ultrasound professionals."

TEL 02-3282-0903 FAX 02-851-5593 www.alpinion.co.kr

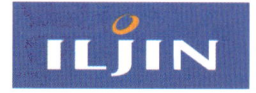

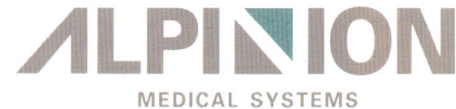

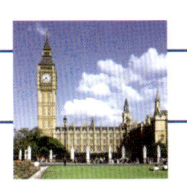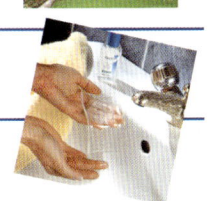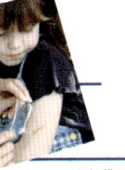
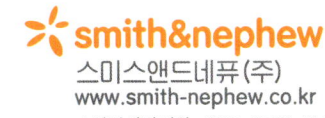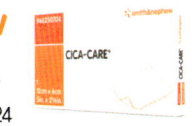

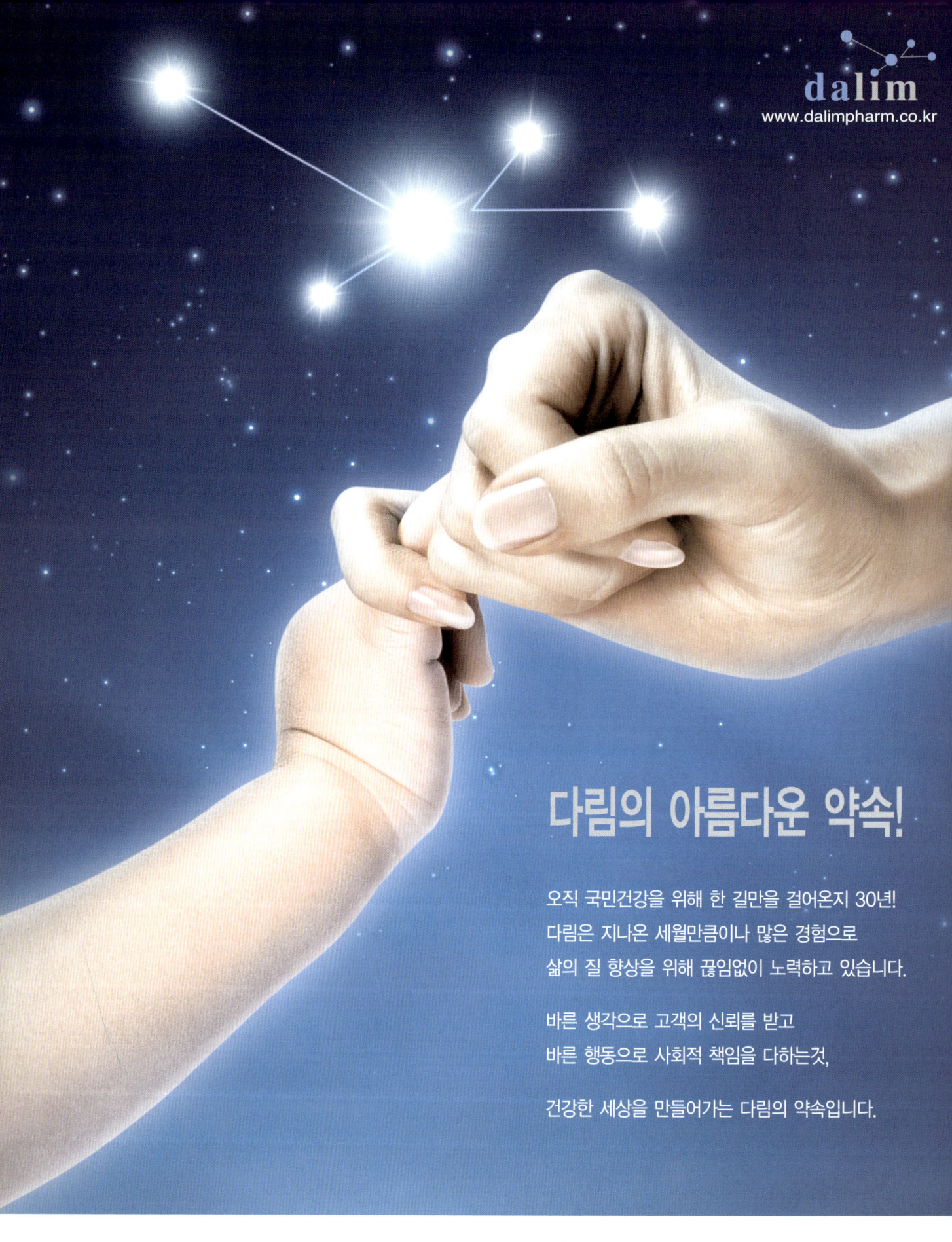

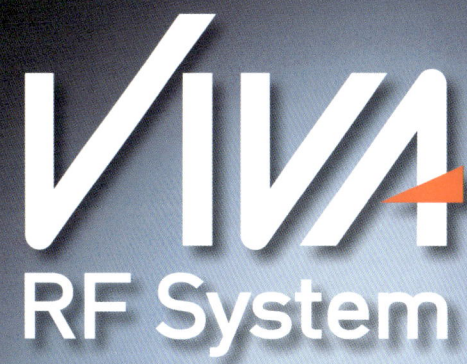
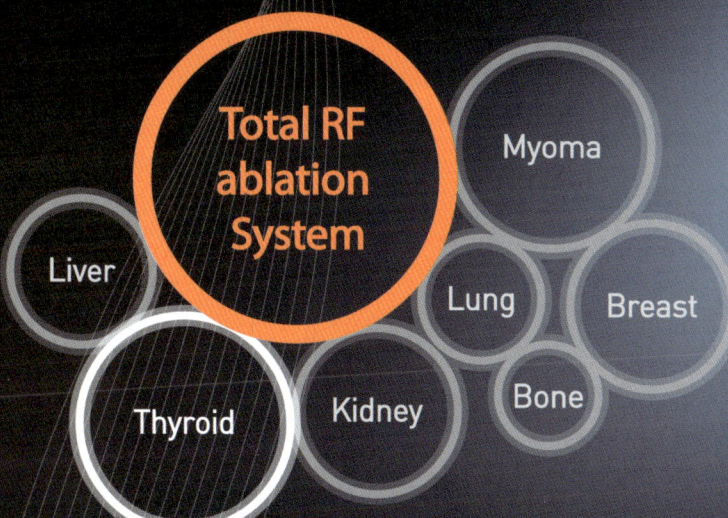
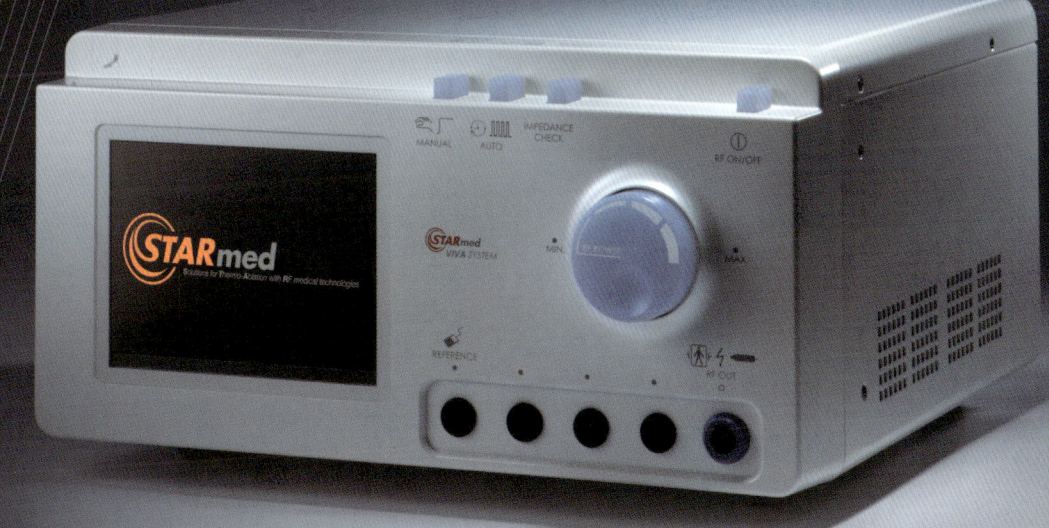
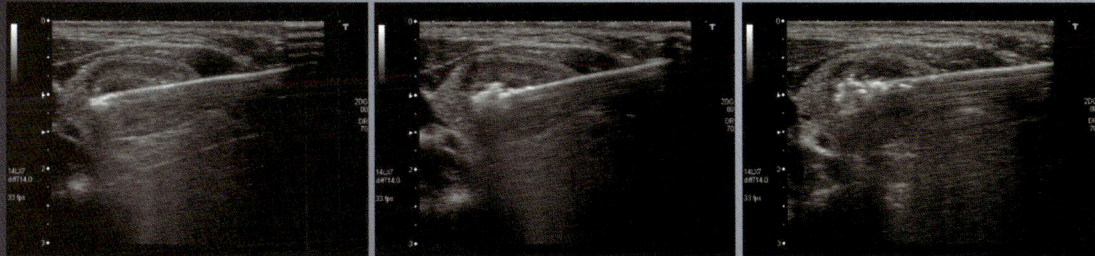
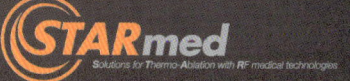

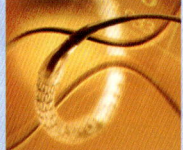
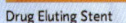
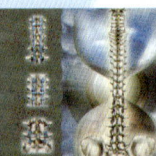
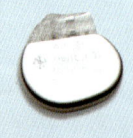
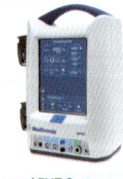
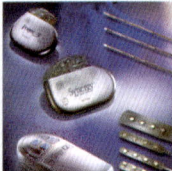
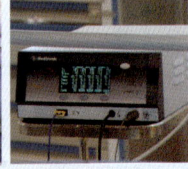

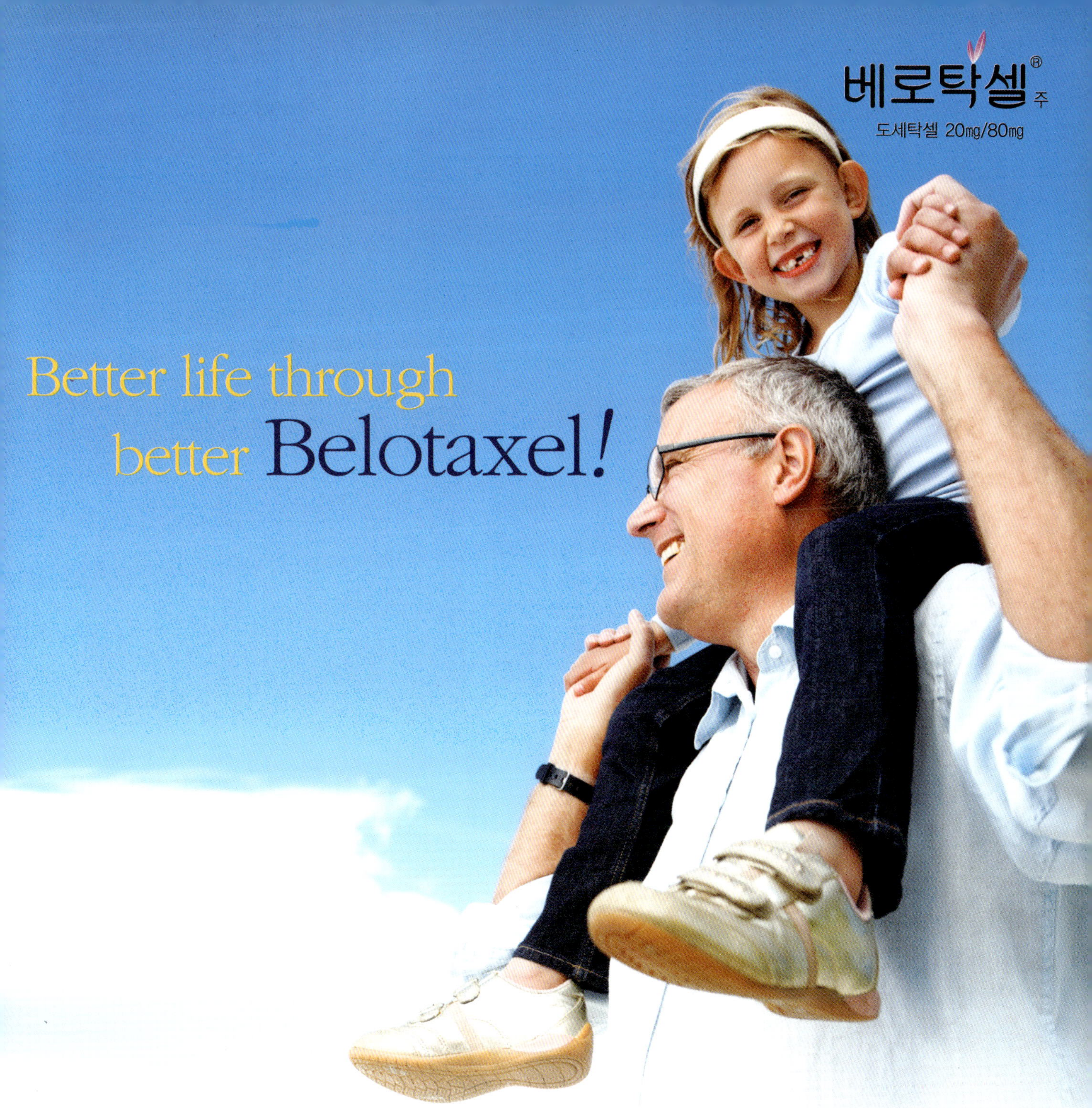

Better life through better Belotaxel!

베로탁셀® 주
도세탁셀 20mg/80mg

원료약품의 분량 본액 1mL 중
도세탁셀 삼수화물(별규)···42.68mg
(도세탁셀 무수물로서 40mg)
용제 : 폴리소르베이트 80(별규)···1mL
용매 1mL 중
용제 : 에탄올(KP)··127.4mg

성 상
황색~황갈색을 나타내는 투명한 유상액이 들어있는 바이알과 맑고 투명한 액상의 용매가 들어있는
바이알로 되어 있는 주사제입니다.

효능·효과
1 유방암
· 독소루비신과 병용하여 국소적으로 진행된 또는 전이된 유방암의 1차 치료
· HER2(Human Epidermal Growth factor Receptor 2 Protein)가 과발현(IHC 3+ 또는 FISH
  양성)되고 화학요법 치료를 받은 경험이 없는 전이성 트라스투주맙과 병용유법제로 사용
· 이전의 화학유법에 실패한 국소적으로 진행된 유방암 또는 전이성 유방암

· 카페시타빈과 병용하여 Anthracycline계 약물을 포함한 화학요법에 실패한 국소적으로 진행된
  유방암 또는 전이성 유방암의 치료
· 독고루비신과 시클로포스파미드와 병용하여 수술가능한 림프절 양성 유방암의 수술 후 보조요법
2 비소세포 폐암
· 백금화학요법제로 치료효과를 얻지 못한 환자들을 포함한 국소적으로 진행된 비소세포폐암
  또는 전이성 비소세포폐암
3 전립선암
· 프레드니솔론과 병용하여 안드로겐 비의존성(호르몬불응성) 전이성 전립선암의 치료
4 난소암
· 카보플라틴과 병용하는 1차요법제로서 진행된 또는 전이된 상피성 난소암
5 두·경부암
· 시스플라틴 및 5-플루오로우라실과 병용하여 국소 진행성 두경부 편평세포암의 유도화학요법
6 위암
· 진행성 및 전이성 또는 국소재발성 위암의 단독요법 및
· 시스플라틴 및 5-플루오로우라실과 병용하여 전이성 또는 국소재발성 위암의 1차 치료
7 식노암
· 진행성 또는 재발성 식도 편평세포암

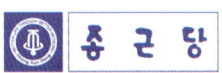
종근당

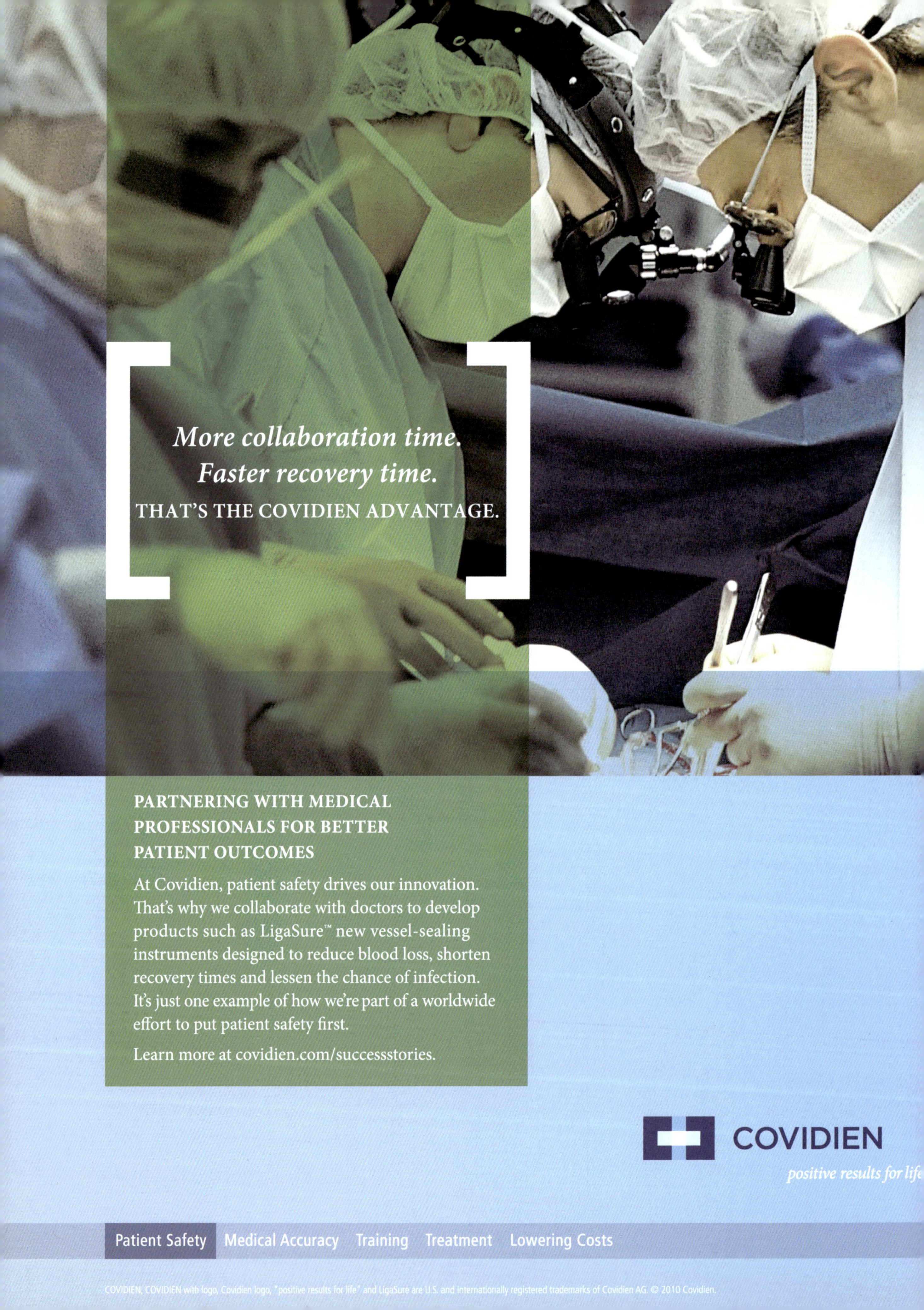
More collaboration time.
Faster recovery time.
THAT'S THE COVIDIEN ADVANTAGE.
PARTNERING WITH MEDICAL PROFESSIONALS FOR BETTER PATIENT OUTCOMES
At Covidien, patient safety drives our innovation. That's why we collaborate with doctors to develop products such as LigaSure™ new vessel-sealing instruments designed to reduce blood loss, shorten recovery times and lessen the chance of infection. It's just one example of how we're part of a worldwide effort to put patient safety first.
Learn more at covidien.com/successstories.
COVIDIEN
positive results for life
Patient Safety
Medical Accuracy
Training
Treatment
Lowering Costs
COVIDIEN, COVIDIEN with logo, Covidien logo, "positive results for life" and LigaSure are U.S. and internationally registered trademarks of Covidien AG. © 2010 Covidien.

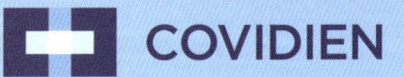

여러분의 건강을
조선일보 **헬스조선**이
책임집니다.

콜레스테롤과 동맥경화증, 당뇨병, 척추와 디스크, 코골이와 불면증 등…
현대를 살아가는 많이 이들을 괴롭는 질병들입니다.

세상에는 검증되지 않은, 때로는 유해한 건강 정보가 너무 많습니다.
콜레스테롤 걱정에 육식을 기피하는 이들은 채식을 하고,
허리 디스크는 무조건 수술을 해야한다고 믿고 있습니다.

단편 지식수준에 머물러 있는 조각난 건강 지식들을
헬스조선이 과감히 깨뜨리고 한 곳에 모았습니다.

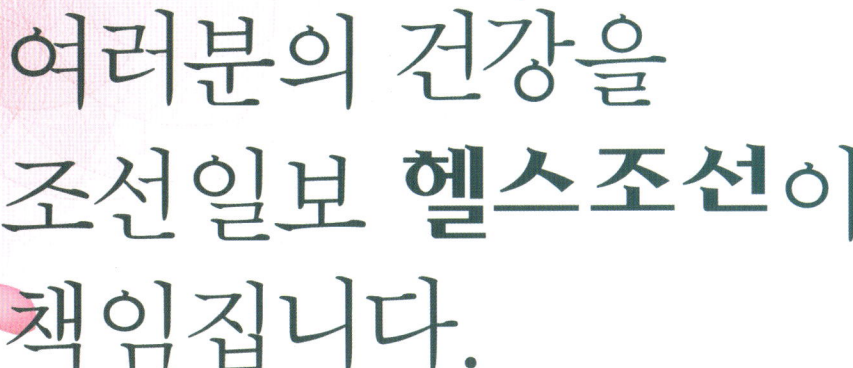

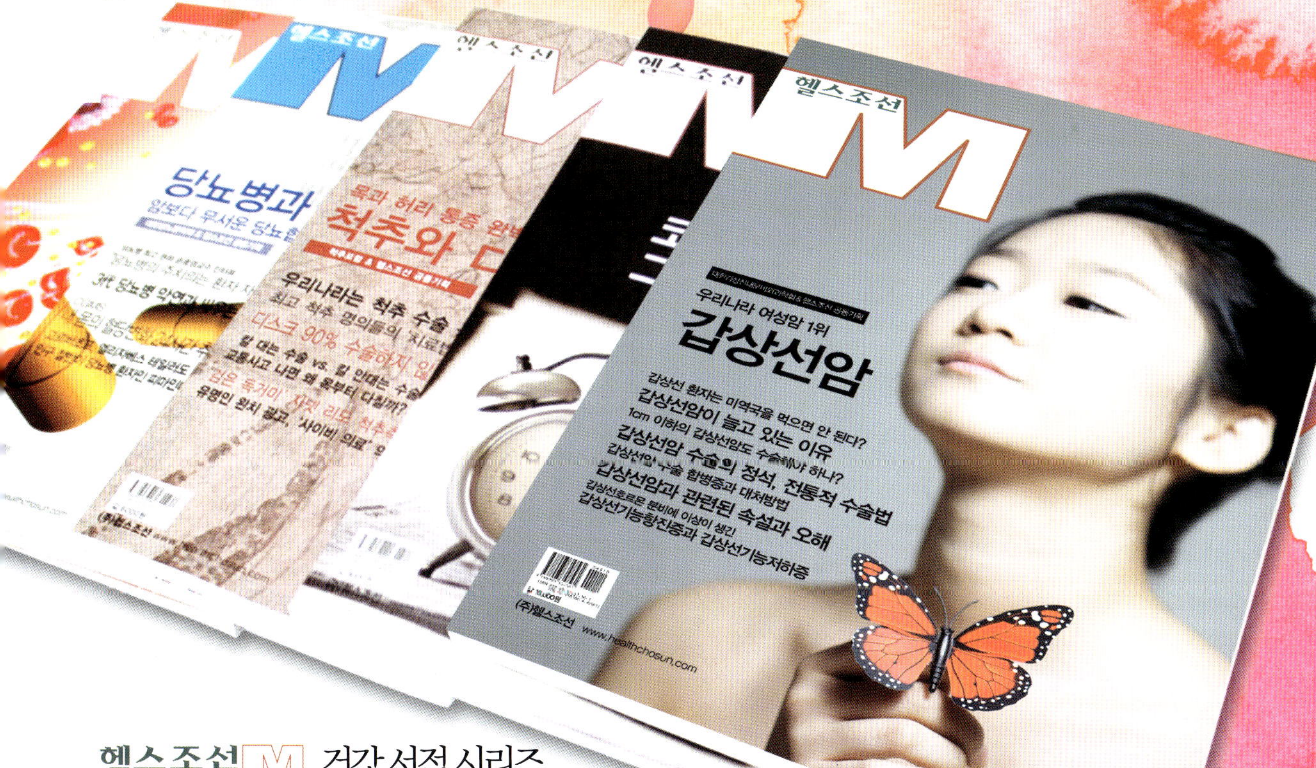

헬스조선 M 건강 서적 시리즈

'헬스조선 M – 갑상선암'을 발간하며…

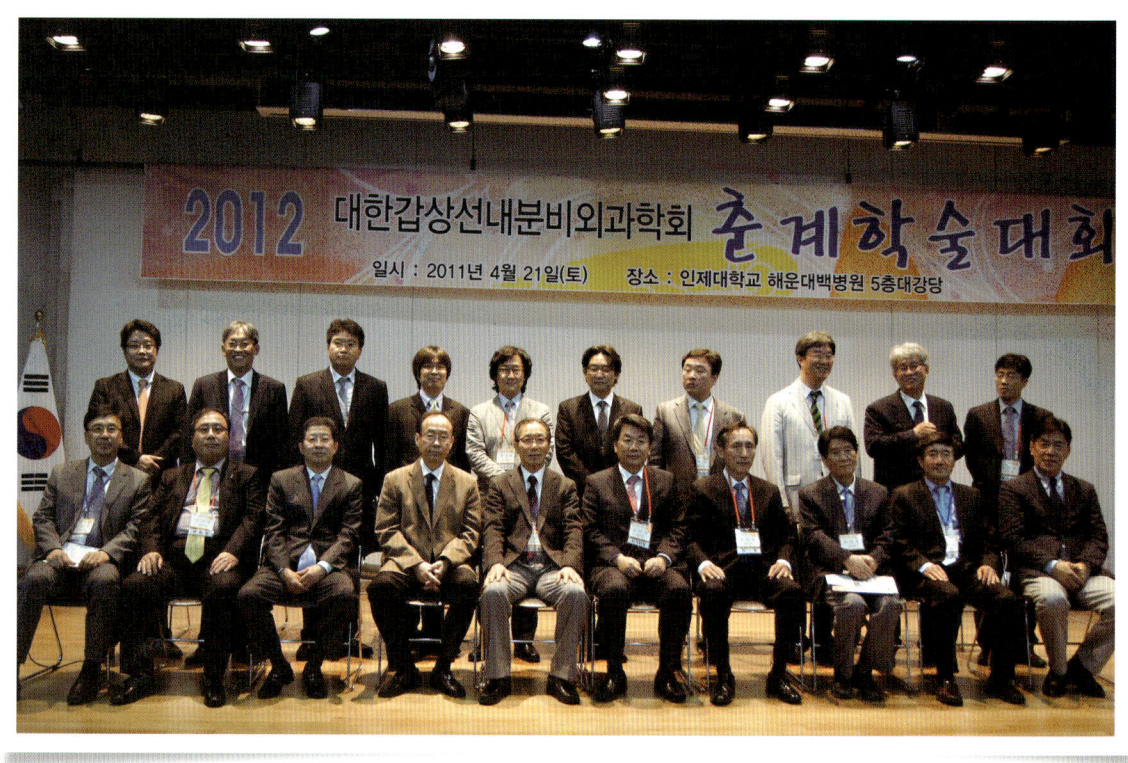

대한 갑상선 내분비 외과학회는 갑상선, 부갑상선, 부신 등 인체 내분비기관과 관련한 다양한 질환을 연구하고 치료하는 외과 전문가들의 모임입니다.

본 학회는 1996년 설립된 대한 내분비외과 연구회를 모태로 2000년 3월 11일 창립되었습니다. 창립 이후 매년 춘계 및 추계대회를 열고 국제학술대회에 적극적으로 참석하여 학술적 업적을 알리는 등 국내외에서 활발한 학술활동을 펼치고 있습니다. 그밖에 본 학회는 근래 들어 환자와 회원 간 소통에 많은 노력을 기울여 왔습니다. 갑상선 환자를 위한 각 지역 건강강좌나 음악회 등을 통해 환자와 소통이 좀 더 원활해졌고, 젊은 외과의사를 위한 워크숍이나 카데바 워크숍, 각종 연수강좌 등을 개최하여 회원 간 소통은 물론 학회의 인지도 및 갑상선 분야에서 외과의사의 역할을 알리는 데 큰 기여를 했다고 생각합니다.

이러한 노력 덕분인지 이제 일반인에서 갑상선암은 '여성에서 가장 흔하지만 경과를 걱정할 필요가 없는 암'으로 인식되었습니다. 그러나 환자 당사자에게는 꼭 그렇지 않은 것 같습니다. 암 진단 이후 수술 및 방사요오드 치료과정을 거치고 이후 계속되는 호르몬 약의 복용과 정기적인 검사는 환자 자신이나 이를 지켜보는 가족에게 결코 녹녹한 일이 아닙니다. 또 질병에 대한 궁금증으로 다양한 매체를 통해 정보를 얻어 보지만 일반인이 쉽고 정확한 그리고 질병 전반에 대한 정보를 얻기란 그리 쉽지 않습니다.

그런 의미에서 갑상선 질환 전반에 대해 내과 및 외과적 분야를 망라한 이 책을 발간하게 되어 매우 다행스럽고 기쁘게 생각합니다. 이 책은 갑상선 질환에 대한 기본지식에서 치료과정 이해, 치료 후 관리에 있어서 궁금한 사항들이 담겨 있습니다. 그리고 본 학회 회원의 많은 경험과 연구결과를 토대로 일반인도 쉽게 이해할 수 있도록 기술되었기에 갑상선 질환을 가지고 있는 환자는 물론 젊은 의학도에게 좋은 친구가 되어 줄 것입니다. 정성으로 쓴 이 책이 많은 분께 도움이 된다면 회원들에게 더 없는 기쁨일 것입니다.

집필진

강경호(한림의대 외과)
강선희(계명의대 외과)
강성준(원주의대 외과)
강수환(영남의대 외과)
김권천(조선의대 외과)
김상효(인제의대 외과)
김성용(순천향대 외과)
김성훈(동아의대 외과)
김이수(한림의대 외과)
김정한(성균관의대 외과)
김정수(가톨릭의대 외과)
김정훈(고신의대 외과)
김지수(성균관의대 외과)
남기현(연세의대 외과)
노만수(노만수 외과)
문병인(이화의대 외과)
박성환(대구 가톨릭대 외과)
박용래(강북삼성 외과)
박우찬(가톨릭의대 외과)
박정수(연세의대 외과)
박진우(충북의대 외과)
박해린(CHA의대 강남차 외과)
배금석(원주의내 외과)
배정원(고려의대 외과)
서영진(가톨릭의대 외과)
성태연(울산의대 외과)
소의영(아주의대 외과)

양정현(성균관의대 외과)
윤여규(서울의대 외과)
윤정한(전남의대 외과)
윤종호(울산의대 외과)
윤지섭(강북삼성 외과)
윤현조(전북의대 외과)
이광만(원광의대 외과)
이규언(서울의대 외과)
이수정(영남의대 외과)
이영돈(가천의대 외과)
이잔디(아주의대 외과)
이재복(고려의대 외과)
임치영(일산공단병원 외과)
장항석(연세의대 외과)
정기욱(울산의대 외과)
정웅윤(연세의대 외과)
정성후(전북의대 외과)
정종길(여수전남병원 외과)
정진향(경북의대 외과)
정파종(정파종 외과)
최준호(성균관의대 외과)
최운정(원광의대 외과)
한군택(부산의대 외과)
홍석준(울산의대 외과)

※가나다 순

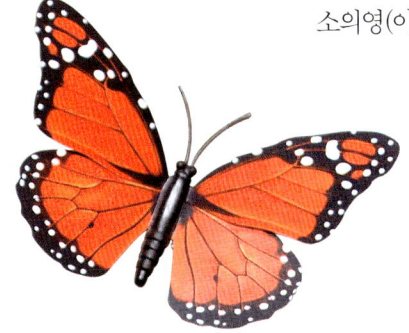

"갑상선암 원인 규명과 비수술적 치료법 연구를 위한 저변 넓히겠다"

"갑상선은 태아가 자라면서 생기는 첫 내분비 장기입니다. 의학적으로 설명할 순 없지만, 신이 인간을 만들었다면 사람이 에너지를 쓸 수 있도록 해 주는 것이 다름 아닌 갑상선호르몬이기 때문이지 않을까요." 대한갑상선내분비외과학회 회장인 소의영 교수(아주대학교 의료원장)는 갑상선에 대한 가치를 이렇게 설명했다. 갑상선암의 예후가 좋기 때문에 흔히 갑상선 자체의 중요성도 가볍게 여기는데, 갑상선은 선천적으로 사람이 살아가는 데 핵심적인 중요한 장기라는 뜻이다. 소 회장은 "갑상선은 갑상선호르몬을 만드는 비교적 단순한 장기이지만, 갑상선호르몬 생성 기능이 제대로 이루어지지 않는다면 무기력해지거나 이유 없이 살이 빠지는 등의 증상이 나타나 일상 생활을 제대로 할 수 없다"고 말했다. 소 회장이 갑상선과 갑상선암에 대한 정확한 정보를 들려줬다.

소 회장은 한때 논쟁이 됐던 '갑상선암 수술 필요성' 논란에 대해서는 단호하게 수술해야 한다고 밝혔다. 소 회장은 "갑상선암도 다른 암과 같은 과정을 똑같이 밟기 때문에 현대의학의 암 치료 원칙인 수술을 피할 수 없다"며 "몇 년 전 일본의 한 병원에서 초기 갑상선암 환자 중 수술하지 않은 케이스 가운데 상당수는 별다른 문제가 없었다는 결과를 내놓은 적이 있는데, 이는 순수히 연구 목적으로 진행한 결과일 뿐, 이 병원의 임상 발표를 근거로 환자들이 실제로 수술을 하지 않아도 된다고 주장하는 것은 잘못"이라고 말했다.

"갑상선암 걸렸다고 지레 겁먹을 필요 없다"

소 회장은 이어 "일반 갑상선암의 60~70%, 1cm 미만의 미세암일 경우도 40~50%는 임파선으로 전이되기 때문에 수술은 필수"라며 "갑상선암 중 1%에 해당하는 갑상선미분화암은 모든 암 중 성장 속도가 가장 빠르고, 수술로 떼어낸다고 해도 어딘가 숨겨져 있는 암이 있어 기대 수명이 5개월을 넘기지 못한다"고 말했다. 소 교수는 "다만, 95%가 넘는 일반 갑상선암은 다른 암에 비해 성장 속도가 느리고 수술 결과가 다른 암에 비해 현저히 좋기 때문에 갑상선암에 걸렸다고 해서 지레 겁부터 먹을 필요는

없다"고 말했다. 유방암의 세포가 1cm 가량 자라는 데에 5년이 걸린다면, 갑상선암 세포는 이보다 2~3배 가량 더 걸리는 것으로 알려져 있다.

소 회장은 로봇 수술에 대해서는 기본적으로 권장하는 의견을 보였다. "수술비용이 일반 수술보다 3~5배 정도 비싼 게 흠"이라고 전제한 소 교수는 "경제적 부담을 떼어 놓고 생각하면, 로봇 수술은 환자 입장에서는 미용적인 측면에서 좋고, 의사 입장에서는 더욱 안정적인 수술을 할 수 있어서 좋다"고 말했다. 그는 "로봇 수술은 갑상선 내부를 3차원 영상을 통해 보기 때문에 내시경 수술보다 좀 더 폭넓은 시야를 확보할 수 있다"고 말했다.

갑상선암 환자가 늘어나고 있는 이유에 대해 소 회장은 "10여 년 전만해도 갑상선 검사는 종합검진에서도 빠져 있는 경우가 많았는데, 초음파 등의 기기의 발달과 여성들의 유방암에 대한 관심이 높아졌다"며 "위치가 가깝기 때문에 유방암 검사를 할 때 갑상선 검사도 함께 이루어져 발견율이 높아진 것 같다"고 말했다.

양성으로 추정되면 조직검사 천천히 해도 돼

한편, 소 회장은 "갑상선암의 치료는 수술이 원칙이지만, 조직 검사를 하는 데에 있어서는 조금 시간

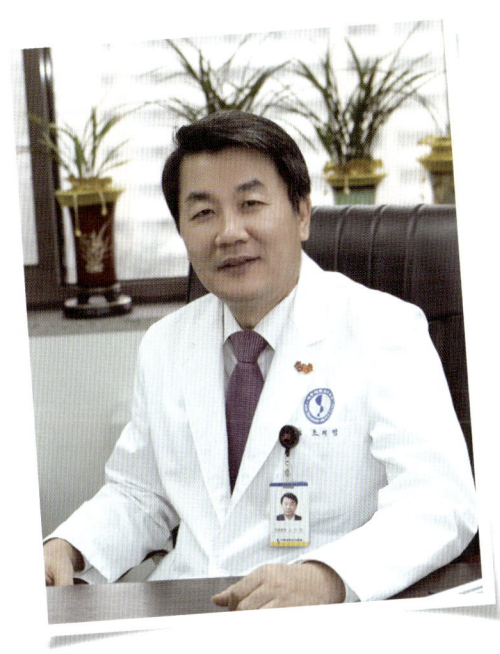

을 두고 지켜보는 게 낫다"고 설명했다. 그는 "갑상선에 나타난 종양의 크기가 1㎝ 미만이면서 악성으로 의심되지 않으면 굳이 조직 검사를 할 필요는 없다"며 "이런 경우는 6개월~1년 정도 경과를 관찰한 뒤 더 커지거나 하는 등의 변화가 있을 때 조직 검사를 해도 늦지 않는다"고 말했다. 이어 "갑상선에서 발견된 종양 중 암은 2~3%에 불과하며 대부분은 양성 종양인데, 양성 종양의 60% 정도는 크기의 변화가 없거나 반대로 줄어든다"고 말했다. 또 "30~40%는 종양의 크기가 커지기도 하는데, 이런 경우에는 비수술적 방법인 '고주파열 응고술'로 잘라내면 된다"고 말했다.

갑상선암 수술을 꼭 큰 대학병원에서 받으려고 몇 달 이상씩 기다리는 사람이 많다.

소 회장은 "갑상선암은 수술 난이도가 아주 높지는 않고 수술 뒤 항암제 치료를 하지않기 때문에 큰 병원과 중소병원의 수술 결과에 별 차이가 없다"며 "따라서 갑상선암 수술을 무조건 대형병원에서 받을 필요는 없다"고 말했다. 그는 이어 "수술 후 받는 방사성동위원소 치료는 대형병원에서는 보통 1년 이상 기다려야 하는데, 갑상선암이 폐나 간 등으로 전이된 환자는 비교적 빠른 시일 내 방사성 동위원소 치료를 받는게 중요하므로 이런 환자일수록 대형병원을 고집하지 말고 신속히 치료받을 수 있는 병원을 찾으라"고 말했다.

얼마 전 발생한 일본 원전 사고에 따른 요오드 섭취 논란에 대해 소 교수는 "만약 우리나라 어딘가에 그런 사고가 났다면 그 지역 주민은 어떤 형태로든 요오드 섭취를 하는 게 낫다"며 "그러나 일본에서 발생한 원전 사고의 피해를 막는다며 우리나라 사람이 일부러 요오드를 섭취한다는 건 아무 소용 없는 일"이라고 말했다. 이어 "참고로 말하자면 체르노빌 원전 사고에서 보여준 통계는 0~5세 이하의 영아의 경우 5년 이내, 15~18세 여성은 10년 뒤 갑상선암 환자가 급증한 만큼 어떤 지역에 원전 사고가 났다면 이 연령대에 해당하는 사람들은 더욱 주의할 필요가 있다"고 말했다.

"갑상선암 기초 연구 지원하겠다"

신임 학회장으로서의 각오에 대해 소 교수는 "이영돈 회장이 성공적으로 진행하고 있는 일반인을 대상으로 갑상선암을 올바로 알리기 위한 다양한 사업과 전공의를 대상으로 진행하는 카데바 수술 워크샵 등은 계속 이어나갈 것"이라고 말했다. 그는 이어 "현재 국내 갑상선암 의술은 테크니컬한 측면에서는 세계 톱 수준이지만 기초 연구는 조금 부족하다"며 "학회 차원에서 명확히 밝혀지지 않은 갑상선암의 원인을 규명하고, 수술이 아닌 약물치료 또는 유전자치료 등에 대한 연구 저변을 확대하고 싶다"고 말했다.

c o n t e n t s

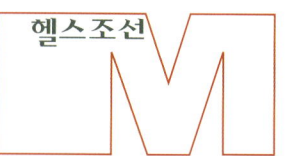

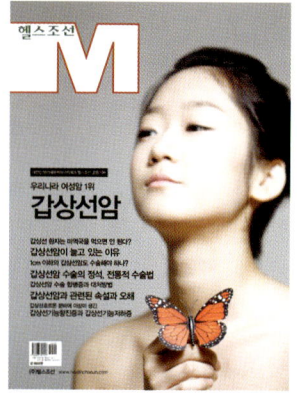

발행인 임호준
기획 대한갑상선내분비외과학회
진행 나정애
디자인 디자인 락
사진 헬스조선 · 강남차병원
일러스트 최덕규
인쇄 대일문화사
발행처 (주)헬스조선
주소 서울시 중구 태평로 1가 61번지
　　　조선일보사 업무동 3층
문의전화 02-724-7633 (편집)
　　　　　02-724-7664 (마케팅)
홈페이지 www.healthchosun.com
출판신고 2006년 1월 12일 제 2-4324
발행일 2010년 3월 18일
2판 4쇄 2013년 6월 1일

ISBN 978-89-93357-56-1 (04510)
　　　978-89-958500-4-6 (set)

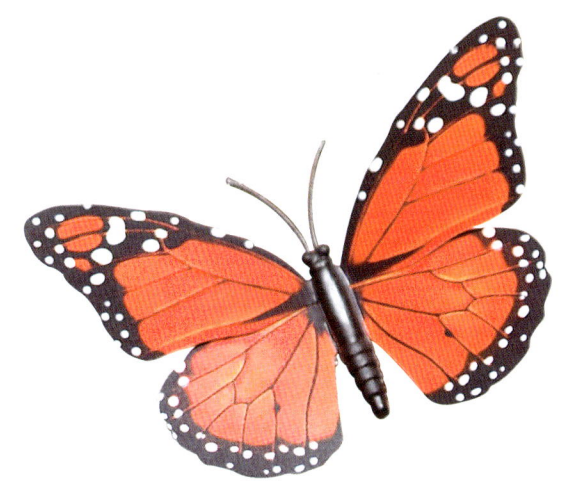

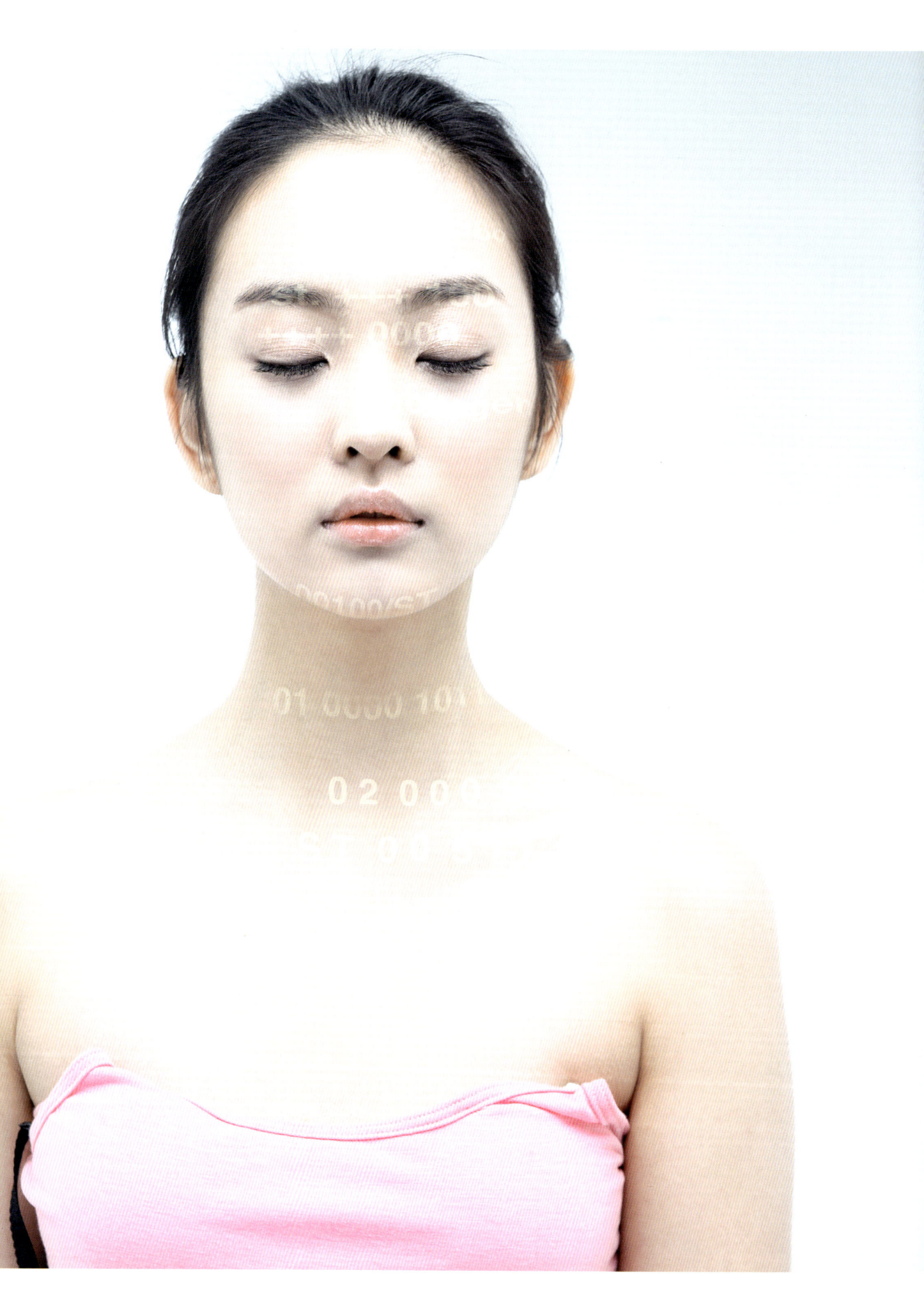

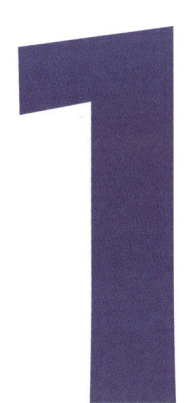

갑상선의 기능을 알고 질환을 이해한다

갑상선이란 무엇인가?

갑상선은 우리 몸의 대사와 자율신경계를 조절하는 갑상선호르몬을 만들어내는 중요한 기관이다. 갑상선 질환에는 갑상선호르몬이 정상보다 많이 나오거나 적게 나오는 갑상선 기능 이상이나 갑상선에 혹이 생기는 갑상선 결절이 있다. 이러한 질환은 혈액 검사, 영상 검사, 미세침흡인 세포검사 등을 통해서 진단할 수 있다.

갑상선의 구조와 기능

신진대사를 조절하는 갑상선

갑상선은 20g도 되지 않는 작은 기관이지만 우리 몸의 대사와 자율신경계를 조절하는 갑상선호르몬을 만들어내는 매우 중요한 역할을 한다. 갑상선에 문제가 생기면 갑상선호르몬 분비가 비정상적으로 많아지거나 적어져서 여러 가지 문제를 일으킨다. 우리 몸의 생존과 성장을 위하여 섭취한 영양분으로부터 에너지를 생산하고 필요 없는 물질을 몸 밖으로 내보내는 작용에 차질이 생기는 것이다.

나비처럼 생긴 갑상선

갑상선(甲狀腺, Thyroid)이라는 명칭은 방패를 뜻하는 그리스어인 'thyreos'를 따서 17세기 서양에서 처음 이름 지어졌으며, 방패 갑(甲)자와 모양 상(狀)자를 써서 갑상선, 또는 갑상샘이라고 번역됐다.

갑상선은 목의 전면 아래쪽에 위치하고 있다. 구체적으로는 목의 앞쪽에 돌출되어 흔히 목젖이라고도 부르는 갑상연골의 아래쪽이며, 기관(공기의 통로)의 앞과 옆을 나비 모양으로 감싸고 있다. 나비의 양 날개에 해당하는 부분을 '엽'이라고 하며, 좌엽과 우엽을 연결하는 나비의 몸통에 해당하는 부분을 '협부'라고 한다. 갑상선은 태아에서 처음 생길 때 목의 상부에서 생겨서 태아가 자람에 따라 점점 아래로 내려와서 목의 아래쪽에 자리를 잡는데, 일부 사람은 그 흔적이 남아 협부에서 위쪽으로 가늘고 길게 돌출된 부분이 있을 수 있다. 이를 '피라미드 엽'이라 부른다. 정상인의 갑상선 크기는 보통 한쪽 엽의 높이, 폭, 두께가 각각 5cm, 3cm, 2cm 정도 된다. 갑상선의 무게는 출생 당시 1~2g 정도이고, 유아기에 체중이 증가함에 따라 크게 늘어, 성인이 되면 전체 갑상선의 무게는 여자 16g, 남자 18g 정도다. 건강한 갑상선은 조직이 부드럽고, 두 겹의 근육으로 덮여 있어 밖에서 윤곽이 보이거나 잘 만져지지 않는다. 그러

나 그레이브스병이나 하시모토 갑상선염 등 갑상선 기능 이상으로 갑상선이 커지거나, 양성이든 악성이든 종양이 생기면 갑상선이 눈에 띄거나 만져질 수 있다. 이런 경우에는 병원을 찾는 것이 좋다.

갑상선의 구조

갑상선은 혈관분포가 매우 풍부한 기관이며, 이 때문에 과거에는 뇌로 가는 혈액을 보관하는 기관으로 오해를 받기도 했다. 갑상선의 양 옆으로 목의 큰 혈관인 경동맥과 경정맥이 있고, 이들과 연결된 동맥과 정맥이 갑상선 주변으로 복잡하게 얽혀 있다. 이런 이유로 갑상선 수술 시에는 출혈이 생기기 쉬워 각별히 주의해야 한다.

갑상선의 주위 림프절(림프관의 군데군데에 분포하는 결절들로 유해물질을 제거하는 역할을 함)은 크게 중앙경부 림프절과 외측경부 림프절로 나눌 수 있다. 중앙경부 림프절은 기도를 따라 갑상선 주위와 아래, 위로 분포하는 림프절을 말하고, 외측경부 림프절은 갑상선의 양 옆에 있는 경동맥의 바깥쪽에 있는 림프절을 말한다. 유두상 갑상선암과 수질암에서 림프절로 흔히 전이되므로 수술 시 림프절을 같이 절제해야 할 수도 있다.

혈관과 림프절 외에도 갑상선 주변에는 기도, 식도,

갑상선의 구조

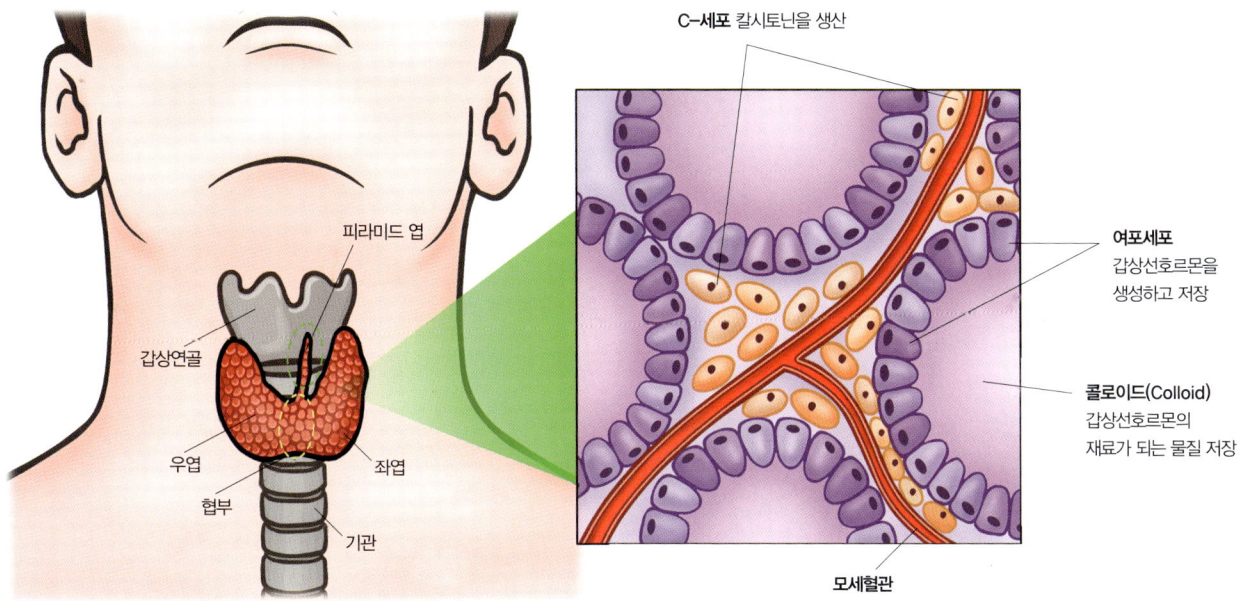

C-세포 칼시토닌을 생산

피라미드 엽

갑상연골

우엽

협부

좌엽

기관

여포세포
갑상선호르몬을
생성하고 저장

콜로이드(Colloid)
갑상선호르몬의
재료가 되는 물질 저장

모세혈관

부갑상선, 미주신경과 후두신경 등 인체의 중요한 기관들이 좁은 구역에 모여 있다. 따라서 갑상선 수술 시에 이러한 기관들이 손상되지 않도록 외과의사의 세심한 노력과 기술이 필요하다.

근대 외과 발전에 크게 기여했던 미국의 외과의사 핼스테드(Halsted)는 바로 이와 같은 이유 때문에 '갑상선 수술은 다른 어떤 외과 수술보다 외과의사의 기술을 요구한다'고 강조했다. 특히 갑상선의 양쪽에 두 개씩 작은 콩알만한 크기로 붙어있는 부갑상선과 갑상선에 매우 근접하여 주행하는 회귀 후두신경은 매우 민감하여, 세심한 주의에도 불구하고 수술 후 일시적인 기능저하가 흔히 나타날 수 있다. 부갑상선은 대개 갑상선 뒤쪽에 4개가 붙어 있는데, 사람에 따라 그 수가 다를 수 있다. 부갑상선은 주로 혈중 칼슘 수치를 조절하는 부갑상선호르몬을 분비하는 역할을 한다. 갑상선 수술 시 부갑상선이 같이 제거되거나 부갑상선으로 가는 혈관이 손상될 경우에는 수술 후 저칼슘혈증으로 손발이나 안면이 저린 증상이 나타난다.

갑상선을 현미경으로 들여다 보면 여포세포와 C-세포, 두 가지 종류의 세포로 이루어져 있다. 그 중 여포세포는 한 층의 공 모양으로 배열하여 '여포'라는 것을 형성하는데, 이 여포는 각 여포세포가 만든 갑상선호르몬을 내부에 저장하는 역할을 한다. C-세포는 이 여포의 바깥쪽에 있으면서 '칼시토닌(calcitonnin)'이라는 호르몬을 생산한다. 여포와 C 세포의 사이사이로 모세혈관이라는 아주 미세한 혈관이 있어서, 여포세포에서 생성된 갑상선호르몬과 C-세포에서 생성된 칼시토닌이 혈액 속으로 흘러 들어가게 된다. 갑상선에서 만드는 두 가지 호르몬인 갑상선호르몬과 칼시토닌의 역할은 다음에서 설명하겠다.

갑상선은 어떤 역할을 하나?

기껏해야 20g도 채 안 되는 기관이지만, 갑상선은 신체의 대사를 조절하는 데 매우 중요한 역할을 한다. 먼저 갑상선은 '갑상선호르몬'을 만들어낸다.

갑상선호르몬의 기능

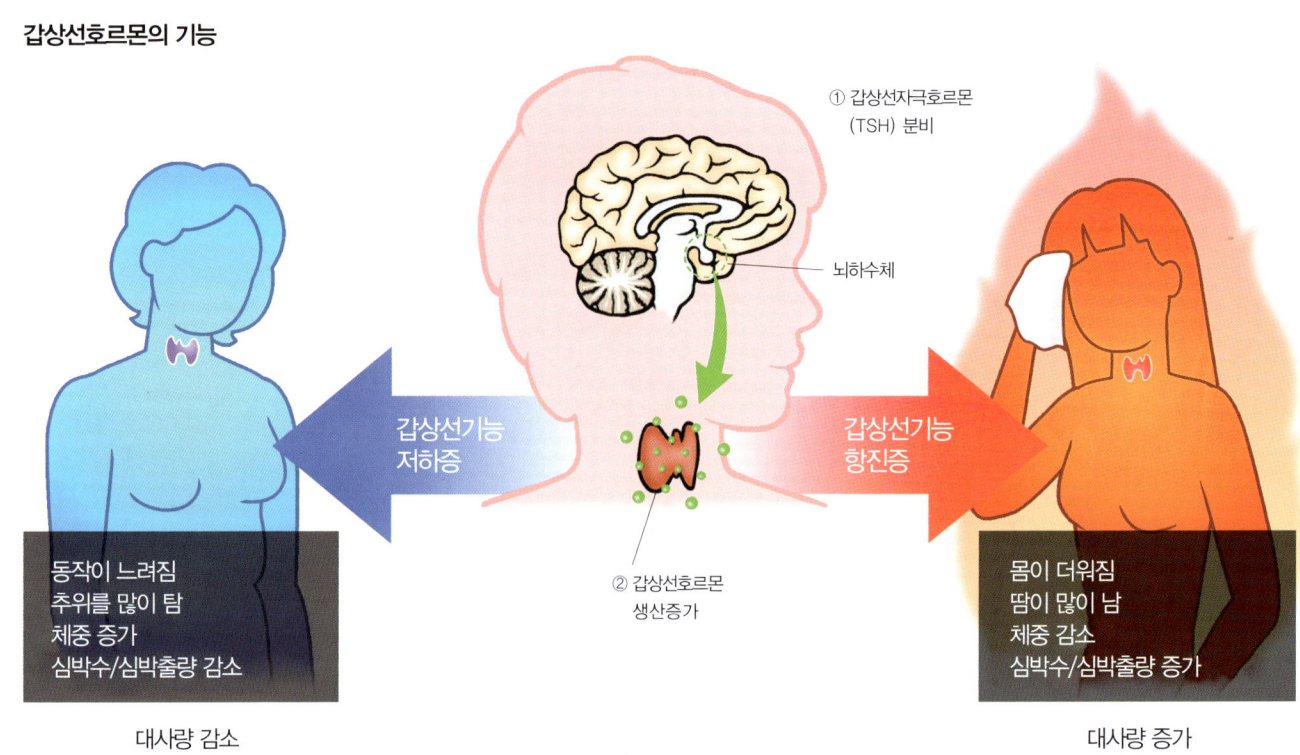

① 갑상선자극호르몬 (TSH) 분비

뇌하수체

갑상선기능 저하증

② 갑상선호르몬 생산증가

갑상선기능 항진증

동작이 느려짐
추위를 많이 탐
체중 증가
심박수/심박출량 감소

대사량 감소

몸이 더워짐
땀이 많이 남
체중 감소
심박수/심박출량 증가

대사량 증가

'호르몬'이란 혈액 속으로 분비되어 온 몸의 여러 기관의 기능을 조절하는 물질을 말하며, 호르몬을 분비하는 기관을 내분비기관이라고 한다. 즉, 갑상선은 내분비기관의 하나로 갑상선호르몬을 만들어 혈액 속으로 분비하는 것이다.

갑상선호르몬은 우리 몸의 여러 기관과 세포에 작용하여 신진대사(metabolism)를 조절하는 기능을 한다. 신진대사란 우리 몸이 생존과 성장을 위해 섭취한 영양분을 이용해 에너지를 생산하고 필요하지 않은 물질은 몸 밖으로 내보내는 작용을 말한다.

갑상선호르몬은 특히 태아 및 영유아기에 우리 몸의 여러 기관이 발생하고 성장하는 데 매우 중요한 기능을 한다. 이 시기에 갑상선호르몬이 부족하면 치명적인 후유증을 남길 수도 있다. 그러므로 임신 시에는 태아에게 영향을 주는 산모의 갑상선 기능이 정상인지 확인해야 한다. 드물지만 선천성 갑상선기능저하증이 있을 때에는 조기에 발견하여 치료하는 것이 매우 중요하다.

갑상선호르몬의 작용은 난로나 화로의 '통기구(공기가 드나들 수 있게 만든 창구)'에 비유할 수 있다. 통기구가 적절히 열려 있으면 연료를 태우면서 적당한 온도를 유지하는 것처럼, 적절히 분비되는 갑상선호르몬은 영양소를 이용하여 몸이 사용할 에너지를 만든다. 그러나 통기구가 많이 열려 있으면 연료를 많이 사용하여 뜨거워지는 것처럼 갑상선호르몬이 지나치게 많이 생성되는 갑상선기능항진증 환자는 에너지를 필요 이상으로 생산하여, 몸이 더워지고 땀이 많이 나며 체중이 줄고 심박수가 빨라져서 가슴이 두근거리는 증상이 생길 수 있다. 반대로 통기구가 닫혀 있으면 난로나 화로가 천천히 식는 것처럼 갑상선기능저하증 환자는 필요한 에너지를 충분히 생산하지 못하여, 동작이 느려지고 추위를 타며 몸이 붓고 체중이 늘며 피부 또한 건조해진다.

정상인의 갑상선은 뇌하수체의 '신호'를 받아서 갑상선호르몬의 생산과 분비를 조절하는데, '갑상선자극호르몬(Thyroid Stimulating Hormone, TSH)'이

갑상선 주위의 혈관계와 림프계

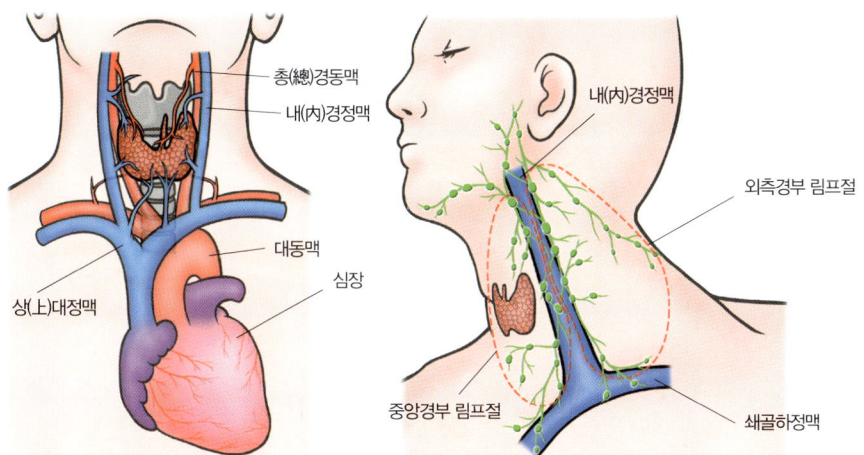

총(總)경동맥
내(內)경정맥
대동맥
심장
상(上)대정맥

내(內)경정맥
외측경부 림프절
중앙경부 림프절
쇄골하정맥

그 신호다. 뇌하수체는 뇌의 바닥에 위치하는 콩 모양의 장기로 혈액 속의 갑상선호르몬의 양을 감시한다. 혈액 속에 갑상선호르몬 양이 적으면 갑상선자극호르몬을 분비하여 갑상선이 더 많은 갑상선호르몬을 만들도록 자극하고, 반대로 갑상선호르몬의 양이 많으면 그 신호를 줄인다.

뇌하수체는 갑상선자극호르몬 외에도 여러 호르몬을 분비하는데, 뇌하수체에 종양이 생겨 성장호르몬이 과잉 분비되면 거인병 등을 일으킬 수 있다. 간혹 갑상선의 갑상선호르몬과 뇌하수체의 갑상선자극호르몬 사이의 균형이 깨지는 경우가 있다. 이럴 땐 그레이브스병(Graves' disease)이 생길 수 있는데, 피 속에 '갑상선자극항체'라는 것이 생겨서 갑상선자극호르몬과 상관없이 갑상선이 갑상선호르몬을 계속적으로 분비하도록 자극하여 결과적으로 갑상선기능항진증을 일으킨다. 반대로 하시모토 갑상선염(Hashimoto's thyroiditis)에서는 혈액 내에 갑상선 조직을 파괴하고 염증을 일으키는 항체가 생겨서 갑상선자극호르몬이 갑상선을 자극해도 갑상선호르몬을 충분히 만들어내지 못해 갑상선기능저하증을 일으킬 수 있다. 이러한 이유로 혈액 내의 갑상선자극호르몬 농도를 측정하면 갑상선기능항진증 또는 저하증을 진단할 수 있고, 갑상선암으로 갑상선을 절제한 경우에는 갑상선호르몬제의 용량이 적절한지 평가할 수 있다.

갑상선의 C-세포에서 만들고 분비하는 칼시토닌은 혈액 속의 칼슘량을 조절하는 일을 하지만, 칼슘 조절에 주도적인 역할을 하는 것은 부갑상선에서 생성되는 부갑상선호르몬이다. 칼시토닌은 보조적인 역할만 수행한다. 그러므로 갑상선을 모두 제거하는 수술을 받은 환자가 칼시토닌을 따로 섭취하지 않아도 전혀 문제가 없다.

갑상선암은 주로 갑상선의 여포세포에서 생겨나지만, 드물게 C-세포에서 생기는 갑상선수질암이 있을 수 있다. 갑상선수질암으로 수술을 받은 환자는 수술 후에 혈액 속의 칼시토닌의 양을 정기적으로 측정함으로써 병의 치료 정도를 평가하고, 재발을 감시할 수 있다.

요오드에 대한 오해와 진실

갑상선 환자는 미역국을 먹으면 안 된다?

갑상선 질환 환자가 가장 궁금해 하는 것 중의 하나는 요오드 섭취와 관련된 것이다. 요오드가 갑상선호르몬의 원료이다 보니 그만큼 오해도 많고, 이런저런 속설도 많다. 음식물로 섭취한 요오드가 우리 몸에서 어떻게 쓰이는지, 부족해도 넘쳐도 해가 되는 요오드는 갑상선과 어떤 관계가 있는지 알아본다.

갑상선 질환자가 가장 궁금해 하는 요오드

갑상선 질환으로 병원을 찾는 환자들이 가장 많이 질문하는 것 중의 하나가 미역, 김, 다시마 같은 해조류를 먹어도 되느냐 하는 것이다. 수년 전에 서울의 한 대학병원에 있을 때 갑상선암으로 수술을 받은 중년 여성이 검사를 위해서 방문한 적이 있다. 그 환자와 이런저런 이야기를 나누다가 대화의 주제가 자연스럽게 식이요법으로 접어들었다. 자신은 수술 후 미역, 김, 다시마, 생선 같은 해산물을 아예 먹지 않고 있다고 자랑삼아 말하는 것이었다. 깜짝 놀라서 그럴 필요는 없다고 잘 설명했지만 그녀는 해조류가 갑상선에 해롭다는 자신의 생각을 좀처럼 바꾸려 들지 않았다.

갑상선과 관련하여 아마도 해조류 즉, 요오드에 대한 것만큼 오해가 많은 것도 드물 것이다. 미역이나 김을 많이 먹으면 갑상선 질환에 걸리기 쉽다든지, 갑상선 환자들은 미역과 김 같은 해조류를 먹으면 안 된다든지, 갑상선 수술 후에는 평생 요오드 식이를 제한해야 한다는 등 갑상선 질환과 해조류에 대해서 이런저런 속설이 많이 떠돌고 있다. 또 갑상선암 환우들을 위한 인터넷 사이트에 들어가 보면 가

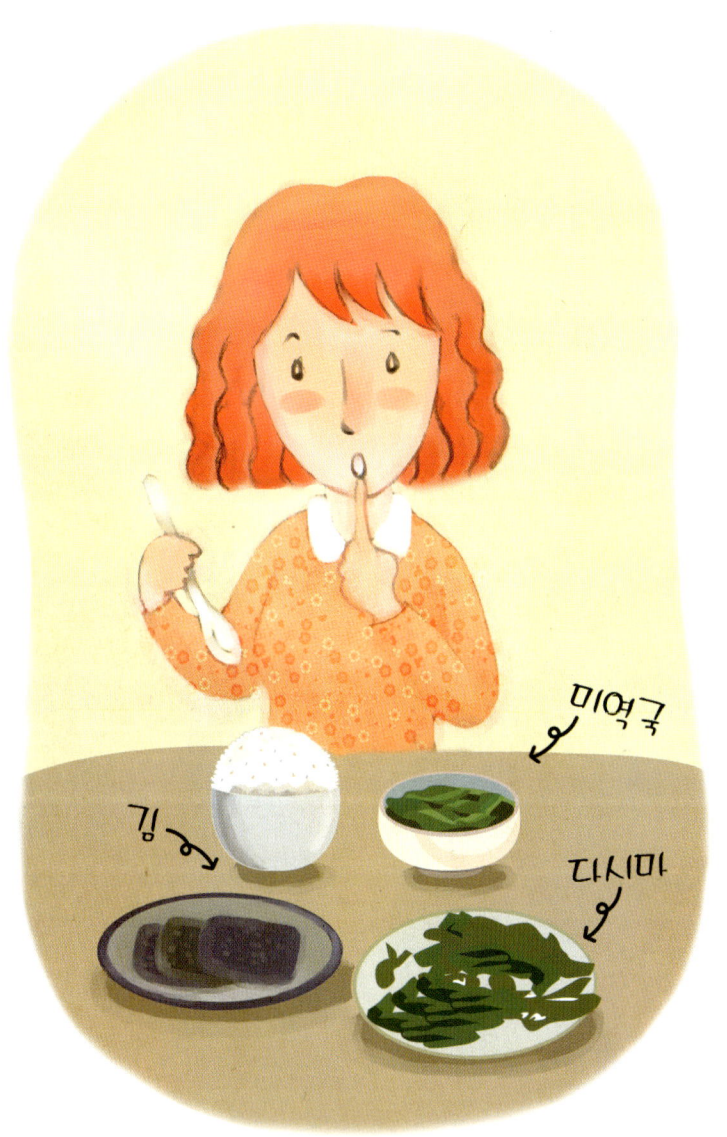

김

미역국

다시마

갑상선호르몬 합성. 요오드는 갑상선 내에 있는 갑상글로불린의 티로신기에 결합하여 갑상선호르몬(T3)을 합성한다. T3 합성에는 3분자의 요오드가 필요하다.

장 많은 분들이 질문하고 궁금해 하는 것이 바로 '요오드'에 관한 것이라 해도 과언이 아니다.

그러면 과연 요오드란 무엇일까? 요오드(iodine)는 할로겐족에 속한 비금속 원소로서 B. 쿠르투아라는 프랑스인이 1811년 해초의 재에서 처음 발견하였다. 요오드는 자연계에는 독립적으로 존재하지 않고 다른 유기물질과 결합된 화합물의 형태로만 존재한다. 요오드는 여러 가지 물질에 소량씩 들어 있으나 바닷물에는 다량 들어 있다. 따라서 미역, 김, 다시마 같은 해조류와 생선, 소금(천일염) 등 해산물 안에 많이 들어 있고 계란, 육류, 우유 등 다양한 식품 속에도 들어 있다.

요오드는 우리 몸에 꼭 필요한 미량원소(微量元素)다. 미량원소란 인체에 아주 미량이지만 꼭 필요한 원소를 말하는데 철, 구리, 아연, 망간, 요오드와 같은 것들이 여기에 속한다. 요오드는 우리 몸에 평균 14mg 정도 들어 있고 그 대부분은 갑상선 내에 존재한다. 요오드가 주로 갑상선에 존재하는 것은 갑상선호르몬을 만드는 데 필요한 주원료이기 때문이다.

갑상선호르몬의 주원료는 요오드

요오드는 어떻게 갑상선호르몬을 만들까? 해조류와 같은 음식을 통해서 체내에 들어온 요오드는 소장에서 흡수된 후에 혈액 속에 섞여서 온 몸을 순환하게 된다. 혈액 속에 있는 요오드가 혈류를 따라 갑

상선에 이르면 갑상선을 구성하는 세포들은 ATP라는 에너지를 사용하여 적극적으로 요오드를 세포 안으로 끌어당겨 흡수한다. 보통 세포가 어떤 물질을 흡수할 때는 세포 안과 밖의 농도의 차이에 따라 세포 밖으로부터 세포 안으로 스며들듯 흡수하는 것이 일반적인데, 요오드만큼은 갑상선 세포 내의 요오드 농도가 높은 경우에도 능동적으로 흡수한다. 그래서 갑상선 세포가 요오드를 흡수하는 것을 마치 덫을 놓아 짐승을 잡는 것에 비유하여 '요오드 포획(trapping)'이라고 말하기도 한다.

이렇게 갑상선에 들어온 요오드는 갑상선 여포 안에서 '갑상글로불린'이라는 분자와 결합하고 다시 중합의 과정을 거쳐 갑상선호르몬인 티록신(thyroxine)이 만들어진다. 이때 하나의 갑상선호르몬을 만들기 위해서는 3~4개의 요오드가 필요하다. 갑상선호르몬은 두 종류가 있는데 이중 요오드 세 개가 결합하여 만들어진 호르몬을 T3, 네 개가 결합된 호르몬을 T4라고 부른다. 즉, 요오드의 개수로 호르몬을 명명하는 것이다. 참고로 갑상선 수술을 받은 많은 환자들이 복용하는 신지로이드(synthyroid)라는 약제는 T4가 주요 성분이고, 콤지로이드(comthyroid)는 T3와 T4를 일정한 비율로 합쳐서 만든 약제다.

요오드는 우리 몸에서 어떤 역할을 하는가?

이상에서 언급한 바와 같이 요오드는 갑상선호르몬의 주된 성분이다. 이렇게 만들어진 갑상선호르몬은 체내의 대사를 조절하고 성장발달을 촉진하며 산소의 이용이나 포도당을 이용하는 효소계의 반응속도를 높여서 기초대사율을 조절하고 체온조절에 관여한다. 또한 교감신경을 자극하여 단백질, 지방, 탄수화물의 대사가 잘되도록 하며 심폐 기능에서는 호흡을 빠르게 하고 심장의 박동을 빠르게 한다. 갑상선호르몬은 태아의 정상적인 발달과 성장에도 필

수적이다.

요오드 섭취량은 갑상선 기능과 밀접한 관계를 가진다. 요오드 결핍이 있으면 갑상선호르몬 합성이 장애를 일으키게 되고, 그 결과 갑상선기능저하증이 발생하게 된다. 갑상선기능저하증이란 갑상선호르몬이 부족하여 몸이 붓고 여러 가지 증상을 나타내는 질환이다.

또 요오드 결핍으로 인하여 갑상선호르몬 합성이 감소하면 뇌하수체에서 갑상선자극호르몬이 증가하게 되는데, 그 결과 갑상선종(갑상선이 전체적으로 커지는 병)이 발생하게 된다. 그래서 요오드 섭취가 부족한 나라에서는 얼굴과 몸이 붓고 갑상선이 커지는 풍토병 갑상선종이 많이 발생하는 것으로 알려져 있다. 우리나라에는 이런 증상을 볼 수 없으나 바다가 없는 산악지역, 특히 중앙 아프리카, 알프스 산맥, 중국의 일부 지방, 네팔의 고산지대와 같은 곳에서는 지금도 갑상선종을 찾아볼 수 있다. 그러나 근래에 와서는 이러한 지역도 국가에서 소금에 요오드를 넣어 공급하기 때문에 요오드 결핍 지역이 크게 줄어들었다.

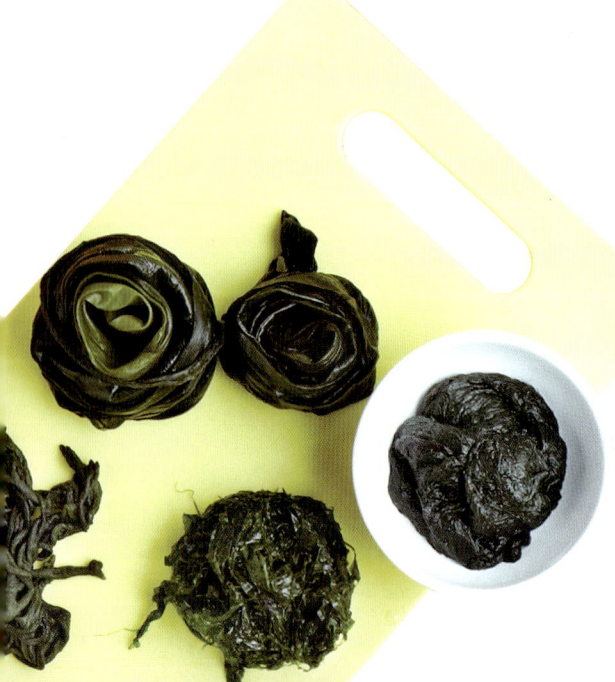

요오드 섭취 부족과 관련된 갑상선 질환은 이미 언급한 갑상선기능저하증, 갑상선종(결절성 갑상선종) 외에 어린이에게 크레틴병(cretinism)도 생길 수 있다. 크레틴병이란 요오드가 부족한 지역에서 나타나는 풍토병으로 소인증과 정신박약이 특징이다. 또 여포상 갑상선암의 발생도 증가하는 것으로 알려져 있다. 다행히 우리나라는 일본과 더불어 세계적으로도 해조류를 많이 먹는 나라에 속해서 요오드 섭취량은 충분하다.

그렇다면 요오드를 지나치게 많이 섭취하면 어떻게 될까? 요오드 섭취가 지나치게 많으면 갑상선기능항진증을 일으킬 수 있다. 일례로 일본의 홋카이도의 일부 해변 지역에서 너무 많은 양의 해조류를 먹고 심한 갑상선종이 발생한 경우가 보고된 바 있다. 그러나 보통 사람들이 며칠에 한 번 요오드가 풍부한 미역국이나 김을 먹었다고 해서 바로 갑상선기능항진증을 일으키거나, 반대로 요오드가 들어있는 음식을 며칠간 안 먹었다 해서 바로 갑상선기능저하증을 일으키지는 않는다. 그 이유는 우리 몸에는 요오드 섭취량이 증가하거나 감소하더라도 갑상선 기능을 늘 일정하게 유지하는 자율조절기능이 잘 발달되어 있기 때문이다. 다만 장기적으로 요오드 섭취가 부족하거나 과잉 상태일 때에는 위와 같은 이상을 초래할 수 있기 때문에 요오드를 적당량 섭취하도록 주의할 필요가 있다.

하루에 필요한 요오드 권장량은?

그러면 하루에 필요한 요오드 권장량은 얼마나 될까? 우리 몸에 필요한 요오드의 하루 요구량은 약 $0.1\sim0.15mg(100\sim150\mu g)$이다. 일반적인 해조류의 요오드 함유량은 미역국 $4\sim5$회 섭취 시 2.6mg, 구운 김 1장(2g) 당 0.75mg, 미역 1g

당 1mg, 다시마 1g 당 3~4mg로 알려져 있다. 임신 시에는 요오드 요구량이 $200\mu g$ (0.2mg)로 약간 증가한다.

우리나라는 일본과 더불어 요오드 섭취량이 세계에서 가장 높은 나라에 속해서 우리나라 국민의 하루 평균 요오드 섭취량은 1~10mg(평균 3mg) 정도 되는 것으로 조사된 적이 있다. 참고로 미국 등 북미의 국가는 요오드 하루 평균 섭취량이 $250\sim750\mu g$ 정도이고 유럽은 이보다 더 적다고 알려져 있다.

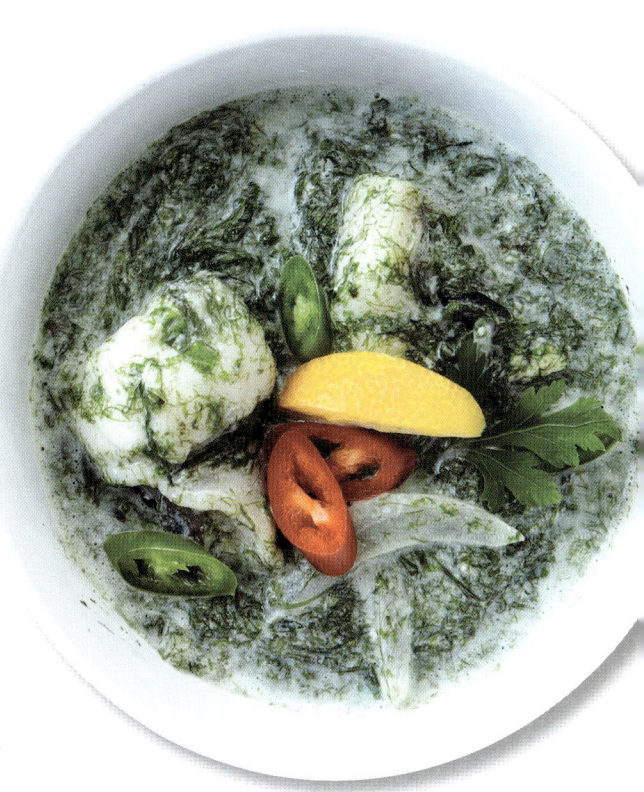

사용식품의 요오드 함량 (한국영양학회지 31(2) : 206~212, 1998)

식품명	마이크로그램	식품명	마이크로그램
다시마(건조중량 2g)	3581	저지방 우유 200mL 1개	34
마른 김 1장	71.4	바나나 우유 240mL 1개	50
갈치 작은 것 1도막	25	요구르트 65mL	9
꽁치 작은 것 1도막	65	액상요구르트 150mL, 플레인 1개	46
고등어 작은 것 1도막	33	액상요구르트 150mL, 딸기 1개	34
큰 멸치 1/4컵(15g)	33	호상요구르트 110mL, 딸기 1개	31
잔 멸치 1/4컵(15g)	34	숙주나물 익힌 것 1/3컵(70g)	9
마른 명태 작은 것 1도막	55	느타리버섯 100g(생것)	5
명태 작은 것 1도막	24	표고버섯 100g(큰 것 6개, 생것)	8
삼치 작은 것 1도막	45	바나나 중간 것 1개	9
굴 40g	50	사과 중간 것 1개	3
닭고기 100g	33	일반 토마토 1개	4
쇠고기 100g	23	방울토마토 중간 것 20개	4
계란 중간 것 1개	15	두유 200mL 1개	8
우유 200mL 1개	41		

면역시스템이 갑상선 기능 이상을 유발한다

자가면역성 갑상선 질환

자신의 면역기능이 신체를 구성하고 있는 장기를 공격해서 발생하는 질환을 자가면역 질환이라고 한다. 갑상선 질환도 일종의 자가면역 질환에 해당된다. 자가면역 질환과 관련된 갑상선 질환에는 그레이브스병, 하시모토 갑상선염, 위축성 갑상선염, 무통성 갑상선염 등이 있다.

"갑상선이 있다고 해서 왔어요." 환자들이 병원에 와서 이렇게 얘기하는 경우가 가끔 있다. 갑상선은 누구나 가지고 있는 장기인데, '갑상선이 있다'는 말이 무슨 뜻일까? 이 말에는 대개 이런 내용이 포함되어 있다. 첫째는 갑상선에 혹이 있는 경우다. 이 경우에는 수술을 해야 되는지 아닌지에 대한 감별을 위해 검사를 해야 된다. 둘째는 갑상선에 기능적 이상이 있는 경우다. 이 경우에는 기능항진증인지 기능저하증인지를 감별하기 위한 갑상선 기능 검사(혈액 검사)를 해야 한다.

면역시스템이 자신을 공격하는 자가면역 질환

그러면 갑상선 기능 이상은 왜 생기게 되는 것일까? 이 궁금증을 해결하기 위해서는 자가면역 질환에 대한 간단한 이해가 필요하다. 우리 몸 안에는 외부에서 병균이 침입했을 때 우리 몸과는 다른 물질을 인식해서 병원성을 없애는 역할을 담당하는 면역기능이 존재한다. 면역기능은 면역세포와 항체 등을 통해 외부에서 침입한 세균, 바이러스 등을 없애는 역할을 담당하는데, 한 나라를 지키는 군대와 같은 역할을 한다고 생각하면 된다.

그런데 이러한 면역기능이 반드시 외부에서 침입한 물질만을 공격하는 것은 아니다. 드물기는 하지만 우리 몸을 구성하고 있는 장기를 자신의 면역기

능이 공격하기도 한다. 이렇게 자신의 면역기능이 우리 신체를 구성하고 있는 단백질을 비정상적으로 공격해서 발생하는 질환을 자가면역 질환이라고 한다. 류마티스 관절염, 아토피, 당뇨병, 천식 등이 자가면역 질환에 포함되는 질병이다. 자가면역 질환과 관련된 갑상선 질환에는 그레이브스병, 하시모토 갑상선염, 위축성 갑상선염, 무통성 갑상선염, 산후 갑상선염 등이 있다.

자가면역성 갑상선 질환은 왜 생길까?

자가면역성 갑상선 질환의 발생원인은 크게 유전적인 원인과 비유전적인 원인으로 나눌 수 있다. 유전적인 원인으로는 면역세포, 면역글로불린, 면역세포 분비물질 등에 관여하는 유전자가 자가면역 질환을 유발하는 구조를 가지고 태어난 경우 발생할 수 있다. 비유전적인 원인으로는 호르몬, 감염, 식이, 독소 및 오염물질, 스트레스 등이 있다.

자가면역성 갑상선 질환이 여성에게 높게 발생하는 것으로 보아 여성호르몬과 관련이 있다고 생각된다. 산후 갑상선염이 출산 후 여성호르몬의 변화에 의한 면역계의 이상으로 인해 발생한다고 알려져 있는 것도 호르몬과의 관계를 보여주는 증거다. 스트레스의 역할은 명확히 밝혀지지는 않았지만 스트레스와 관련된 각종 호르몬의 변동이 관계있을 것

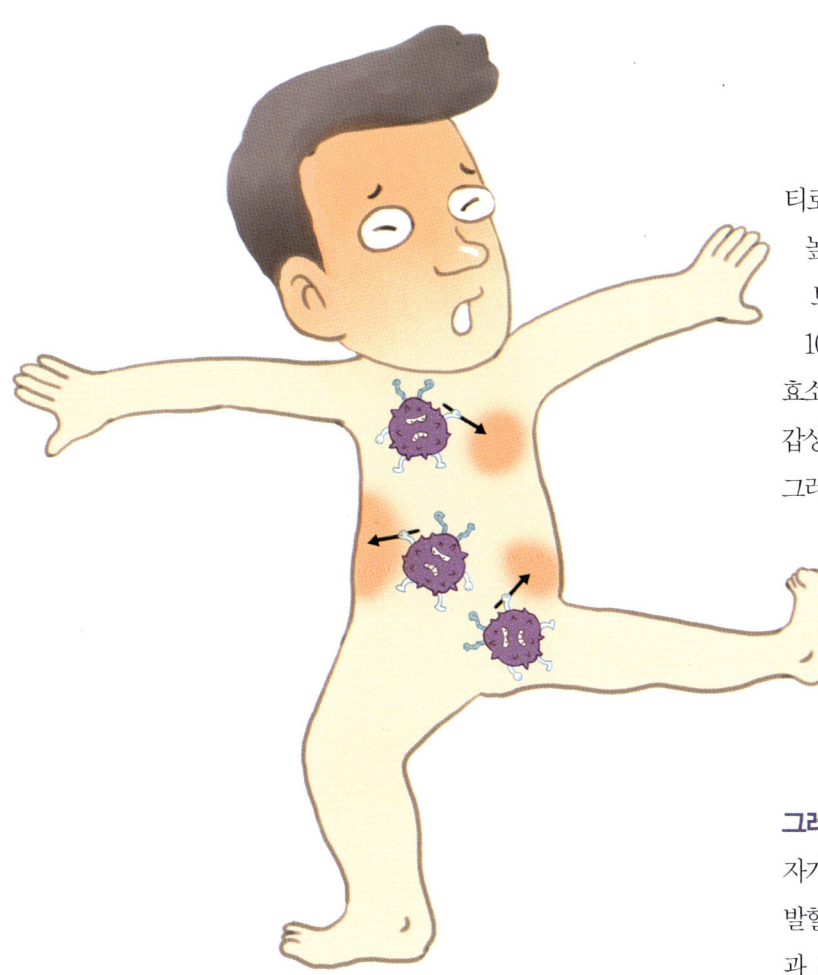

티로글로불린 항체나 항갑상선 과산화효소 항체가 높게 측정된다. 항티로글로불린 항체는 그레이브스병 환자의 67%, 하시모토 갑상선염 환자의 100%에서 양성으로 측정된다. 항갑상선 과산화효소 항체는 그레이브스병 환자의 87%, 하시모토 갑상선염 환자의 100%에서 양성으로 측정이 된다. 그러므로 이러한 두 가지 항체를 혈액 검사를 통해 측정하는 것이 자가면역성 갑상선 질환을 진단하는 데 크게 도움이 된다. 이 수치의 변화는 어느 정도 갑상선염 자체의 활성과도 관련이 있으므로 임상적으로 널리 사용되는 검사다.

그레이브스병과 하시모토 갑상선염

자가면역 갑상선 질환은 갑상선 기능의 이상을 유발할 수 있으므로 항진증을 유발하는 그레이브스병과 저하증을 유발하는 하시모토 갑상선염에 대해 간단히 알아보도록 하겠다.

그레이브스병은 일본에서는 바세도병으로 더 널리 알려져 있다. 갑상선호르몬을 세포 밖으로 분비하기 위해서는 뇌에서 만들어지는 갑상선자극호르몬이 갑상선 세포에 존재하는 갑상선자극호르몬 수용체에 결합해야만 된다. 이러한 갑상선자극호르몬 수용체에 다른 항체가 결합해서 갑상선자극호르몬과 같은 역할을 한다면 마찬가지로 갑상선호르몬을 분비시킬 수 있는데, 그레이브스병 환자에서는 이러한 항체가 많이 만들어져서 지속적으로 갑상선호르몬의 분비를 자극하여 갑상선기능항진증을 초래하게 된다.

갑상선기능항진증의 증상으로는 성격이 신경질적으로 변할 수 있고 안절부절 못하기도 하며 더위를 많이 타고 땀이 많으며 불면증, 심계항진(불규칙하거나 빠른 심장박동이 느껴지는 증상) 등을 보일 수 있다. 또 머리카락이 가늘고 잘 부서지며 근육이 약

으로 추정된다.

감염도 자가면역성 갑상선 질환을 유발하는 주목받는 원인 중 하나다. 감염이 갑상선 조직에 손상을 초래하여 갑상선 항원의 면역계 노출을 증가시키면 갑상선에 대한 항체를 과다 생성하게 하여 자가면역 갑상선 질환을 발생시킬 수도 있다. 동물실험을 통해서는 다량의 요오드를 섭취시킨 동물에서 갑상선염의 발생 빈도가 높아지는 것을 알 수 있었다. 요오드는 갑상선 특이 단백질에 대한 항원성을 증가시키고, 산소 대사물에 의해 반응성 요오드로 변화되어 갑상선 세포에 손상을 주기도 한다. 요오드를 충분히 섭취하는 지역에 사는 사람들은 요오드 섭취가 적은 지역의 사람들에 비해 갑상선 자가항체의 양성 빈도가 높다고 알려져 있다.

자가면역성 갑상선 질환의 진단

자가면역성 갑상선 질환을 가진 환자들은 혈중 항

해지고 손도 떨리며 대변을 자주 보는 경향이 있다. 입맛은 좋은데 체중이 줄어들게 되며, 여성의 경우에는 월경량이 줄어들고 간격이 길어진다. 갑상선이 커져 목 아래 부위가 튀어나와 보이기도 하고 안구돌출증도 생길 수 있다. 이러한 그레이브스병의 치료에는 크게 약물치료, 방사성 동위원소 치료, 수술적 치료가 있다. 각 치료법마다 장단점이 있기 때문에 환자의 상태에 맞는 적절한 치료 방법을 선택하는 것이 제일 중요하다.

반면에 하시모토 갑상선염은 일본인 하시모토의 이름을 따라 지어진 병으로 갑상선 세포 내에 마이크로솜(microsome)이라고 하는 세포 내 기관을 공격하는 항체가 만들어지면서 자신의 갑상선 세포를 지속적으로 공격하여 파괴하는 질병이다. 초기에는 갑상선 세포의 파괴로 인해 갑상선 세포 내 갑상선호르몬이 혈중으로 유리되어 기능이 일시적으로 항진될 수 있지만, 결국 체내 갑상선 세포가 점차 파괴되면 갑상선호르몬의 생성이 감소되어 갑상선기능저하증이 오게 된다.

이러한 하시모토 갑상선염은 중년 여성의 5~10%에서 진단되는 매우 흔한 질환이다. 갑상선호르몬이 부족하게 되면 신체의 신진대사가 느려지게 된다. 쉽게 피로하고 추위를 심하게 타며 의욕이 없고 정신집중이 잘 안 되며 우울하고 기억력이 감퇴한다. 피부가 건조하고 거칠게 변할 수 있다. 얼굴과 손발이 붓고 체중이 늘어난다. 말이 느려질 수 있고 위장관운동의 저하로 소화불량, 변비가 생길 수 있다. 여성의 경우는 월경량이 늘기도 하고 불임의 원인이 되기도 한다. 환자의 갑상선 기능 검사 결과를 참조하여 갑상선호르몬을 복용하면 쉽게 치료될 수 있다.

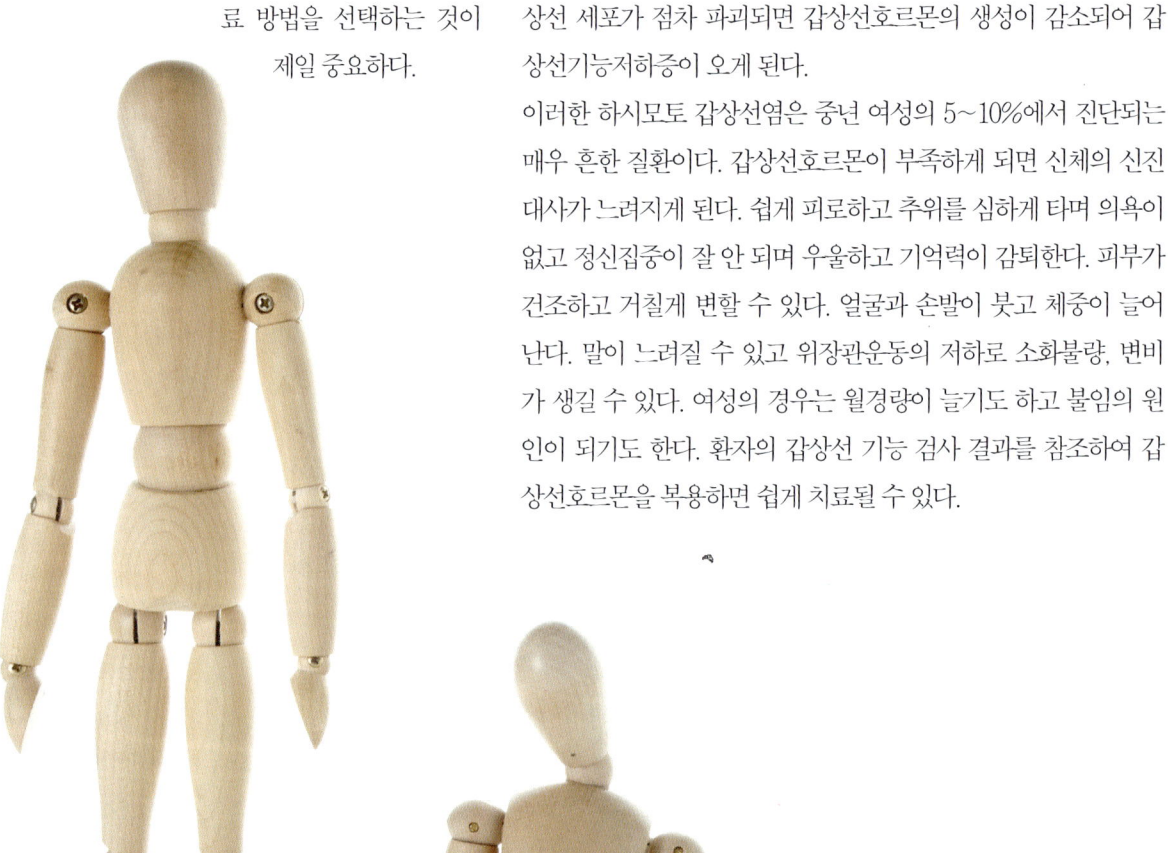

갑상선 질환

질환	갑상선종	결절	갑상선기능저하증	갑상선기능항진증	비고
하시모토 갑상선염	때때로	X (결절성 갑상선 질환과 구별이 어려움)	O	X	갑상선기능저하증의 가장 흔한 원인
그레이스브병	보통	X	X	O	갑상선기능항진증의 가장 흔한 원인
갑상선염(무통성, 산후, 아급성)	자주	X	O	O	갑상선기능항진증에서 갑상선기능저하증으로 진행되었다가 회복되는 것이 전형적임
요오드 결핍	O	X (오랜 시간 이후 발생할 수 있음)	O	X	세계적으로 가장 주된 갑상선기능저하증의 원인이지만 국내에서는 흔하지 않음
고립성 독성 선종	O	O	O	X	갑상선종은 양성종양에 의한 것임
단순 갑상선염	O	X	X	X	원인불명의 갑상선 확장. 갑상선 기능은 정상이다. 다결정 갑상선종
다결성 갑상선종	O	O	X	O	중독성 다결정 갑상선종으로 진행
중독성 다결절 갑상선종	O	O	X	O	노인의 갑상선기능항진증의 흔한 원인

혈액 검사, 영상 검사, 미세침흡인 세포검사 등

갑상선 질환을 진단하는 다양한 검사

일반적인 건강검진에는 대개 갑상선의 기능을 검사하는 혈액 검사가 포함되어 있다. 그 외에 갑상선의 모양을 직접 볼 수 있고, 그 안에 혹이 있는지 주변의 림프절은 괜찮은지 볼 수 있는 초음파 검사가 가장 보편적으로 시행되는 갑상선 검사 방법이다.

갑상선의 혈액 검사

갑상선호르몬과 갑상선자극호르몬

주위에서 '갑상선 기능 저하다' 또는 '갑상선 기능 항진이다'라는 말을 가끔 들을 수 있다. 이것은 '갑상선에 혹이 있다' 또는 '갑상선에 암이 있다'는 것과는 전혀 별개의 문제로 갑상선호르몬이 정상보다 많이 나오거나 적게 나온다는 의미다. 따라서 갑상선에 혹이 생겨서 갑상선호르몬의 분비가 늘어나거나 줄어드는 것이 아니라 항진증 상태나 저하증 상태에서도 결절이나 암은 발생한다.

갑상선 기능 검사는 우선 혈액 검사를 통해 이루어진다. 혈액 검사 항목으로는 T3(triiodothyronine), T4(thyroxine)와 같은 직접적인 갑상선호르몬과 TSH(thyroid stimulating hormone)이라는 갑상선자극호르몬의 측정이 있다. 우리 몸의 혈액 속에 T3, T4가 많아진다면 갑상선기능항진증이 되고 적어진다면 갑상선기능저하증이 되는 것이다. 갑상선자극호르몬(TSH)은 뇌하수체에서 분비되는 호르몬으로, 혈액 속에 갑상선호르몬이 많아지면 분비가 줄어들고 반대로 갑상선호르몬이 적어지면 분비가 늘어난다. TSH를 측정하여 정상범위에 있다면

갑상선 기능은 정상이라 할 수 있고 높으면 저하증, 낮으면 항진증이라 할 수 있다.

티로글로불린

티로글로불린(thyroglobulin)은 갑상선글로불린으로 불리기도 하는데, 일반인을 위한 건강검진에서는 큰 의미가 없지만 갑상선암 환자에서 매우 중요한 검사 항목이다. 티로글로불린은 갑상선호르몬을 만드는 여포세포에서 만들어지는 단백질의 하나로 갑상선호르몬을 만드는 데 꼭 필요하다.

하시모토 갑상선염(Hashimoto's thyroiditis)이나 갑상선기능항진증의 하나인 그레이브스병(Graves' Disease)에서는 혈액의 티로글로불린 수치가 올라갈 수 있다. 이 단백질은 갑상선암 환자에서 재발을 예측하는 중요한 종양표지자(tumor marker)로 이용되는데, 그것은 정상 갑상선 세포뿐 아니라 갑상선암 세포도 이를 만들 수 있어 수술로 갑상선을 모두 절제하여 정상조직이 다 제거되고 나면 암 세포에서만 합성되기 때문이다.

특히 수술 후 방사성 동위원소 치료를 하기 위해 갑상선호르몬제제를 복용하지 않고 갑상선자극호르몬이 올라가도록 기다리면 티로글로불린의 합성이

최대가 된다. 이때 티로글로불린을 측정하게 되는데 수치가 낮을수록 잔류암이 없다는 의미가 되고 재발 가능성 또한 낮게 된다. 반대로 수술 후 이 수치가 높게 측정되면 어디엔가는 잔류암이 있다는 의미이고 재발의 가능성 또한 높아진다. 따라서 티로글로불린은 현재까지 유두상암이나 여포상암과 같은 분화 갑상선암에서 가장 유용한 종양표지자로 이용되고 있다.

갑상선 자가항체

갑상선 자가항체는 하시모토 갑상선염이나 그레이브스병과 같이 갑상선에 대한 자가면역 항체에 의해 발생되는 질환에서 증가한다. 이와 같은 자가면역성 갑상선 질환에서는 항티로글로불린 항체나 항갑상선 과산화효소 항체가 높게 측정된다.

갑상선의 영상 검사

초음파 검사

갑상선은 유방과 같이 피부에 가까이 위치하고 있어서 초음파 검사로 전체적인 모양을 볼 수 있다. 초음파 검사는 암을 진단하는 데 있어 가장 중요한 검사인 미세침흡인 세포검사를 위해서도 꼭 필요한 검사다. 초음파는 흉부 촬영과 같이 방사선을 이용하지 않아 해가 없고, 최근에는 초음파의 해상도가 더 향상되어 널리 사용되고 있다.

갑상선 초음파 검사를 하면 물혹(cyst)인지 아닌지를 구별할 수 있다. 갑상선암 대부분은 특징적인 모양을 하고 있는데, 일반적인 암의 특징을 살펴보면 주변 갑상선보다 검게 보이고 경계가 뚜렷하지 않은 경우가 많으며 작은 석회 반점이 종양 안에서 관찰된다. 암이 의심되는 경우 이를 가는 바늘로 찔러 미세침흡인 세포검사를 하게 된다. 초음파만으로도 암인지 아닌지를 어느 정도 구별할 수 있지만 수술을 해야 되는지는 이 미세침흡인 세포검사의 결과에 따라 결정된다. 또 혈류를 측정하여 혈류가 많이 증가되어 있으면 암의 가능성이 높다고 할 수 있다.

초음파 검사에서 암의 가능성이 많이 떨어지는 혹이 발견되었다면 세포검사는 생략하고 초음파 검사를 주기적으로 시행하여 형태의 변화를 관찰하는 것이 좋다. 또 갑상선암의 수술 후에도 암의 재발을 발견하고 암의 위치를 찾는데 갑상선 초음파 검사는 중요한 역할을 한다.

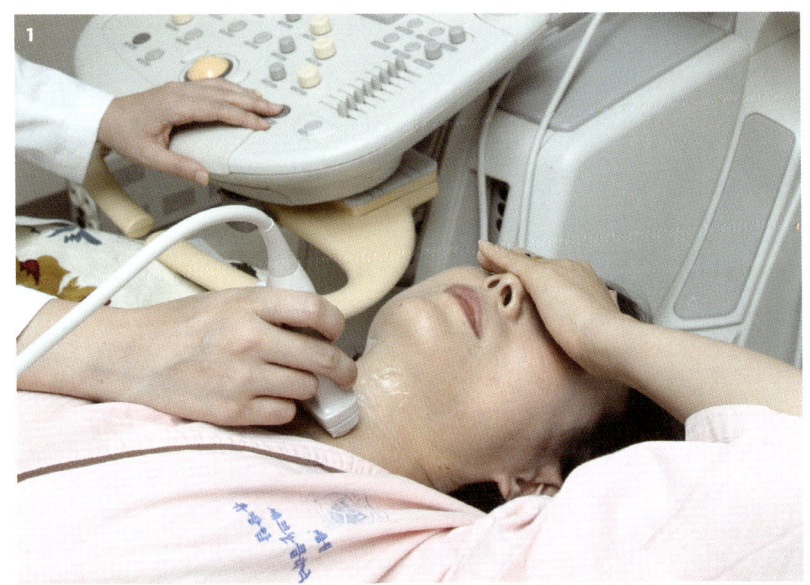

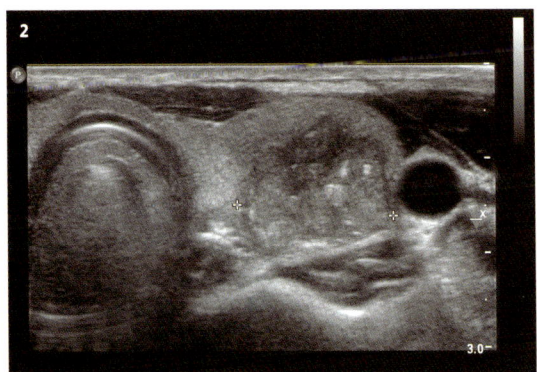

1 초음파 검사
2 갑상선암의 초음파 사진

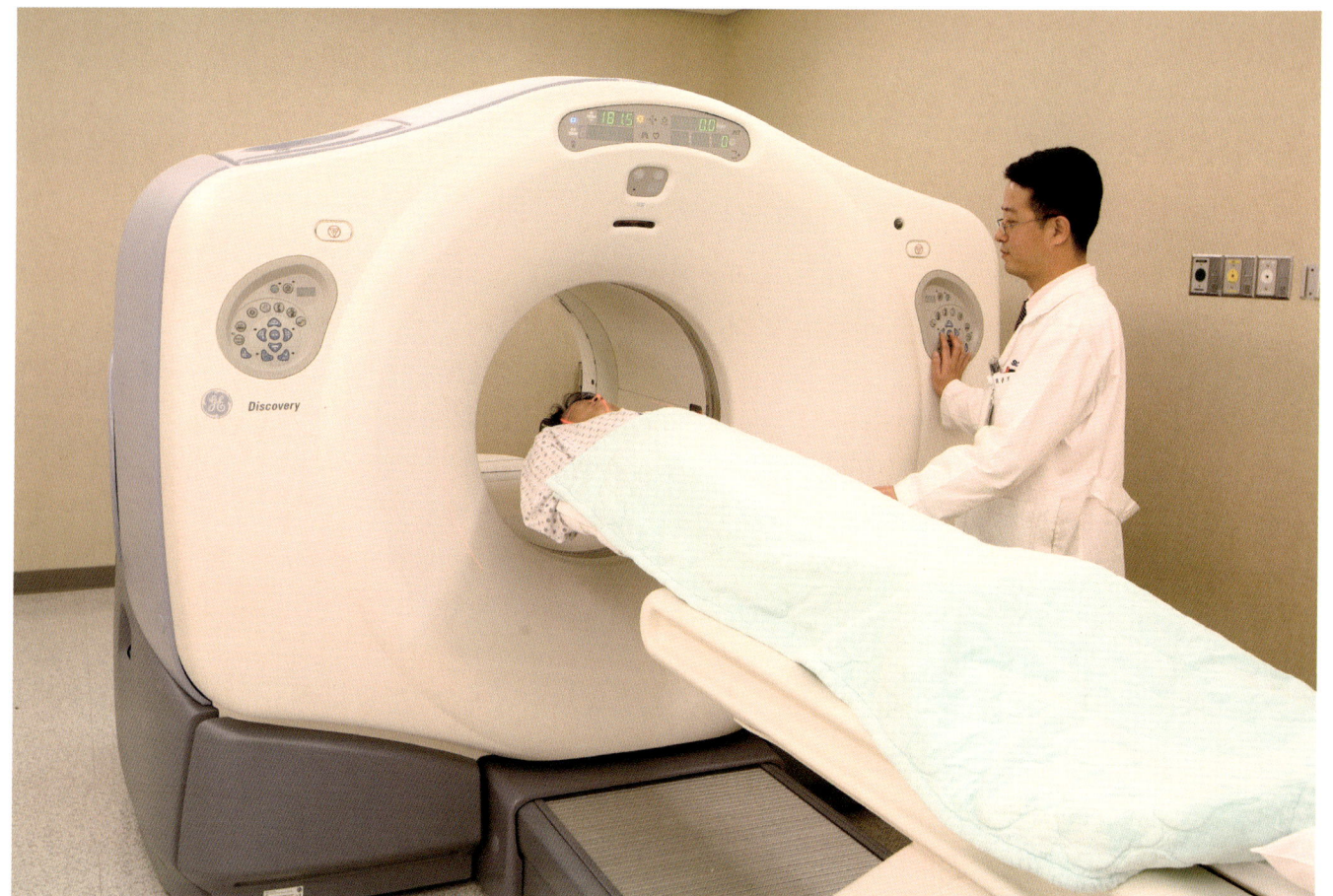
CT 검사 장면

CT 검사

갑상선 초음파 검사로 잘 만져지지 않는 결절(혹)의 모양을 보고 암이 의심되는 결절인지 아닌지를 판단할 수 있으나, CT(컴퓨터단층촬영)로 암인지 아닌지를 판정하기는 어렵다. 따라서 CT는 크기가 아주 작은 초기 갑상선암 환자에서는 큰 도움이 되지 않을 수 있다.

하지만 미세침흡인 세포검사를 통하여 암으로 판정된 경우에는 수술할 때 유용하게 이용된다. 기도, 혈관, 근육들을 포함한 목 주위 구조물을 다 볼 수 있으므로 수술 전에 기관(성대부터 기관지의 시작 부위) 또는 경동맥, 경정맥(뇌로 가는 혈관)과 같은 주변 조직으로 암이 침윤되었는지를 확인할 수 있다. 또한 림프절 전이가 있는지, 전이된 림프절이 어디에 있는지를 파악하는 데 도움이 된다. 그리고 암이 아닌 양성 결절이라도 크기가 매우 크다면 결절의 위치와 수술 범위를 결정하기 위해 CT 검사를 시행하기도 한다.

갑상선 스캔 검사

동위원소를 이용한 갑상선 스캔 검사는 이전에는 많이 이용되는 검사였으나 현재는 갑상선기능항진증인 경우에만 제한적으로 쓰이고 있다. 갑상선의 기능이 증가되어 있는 경우 갑상선의 기능이 전반적으로 증가되어 있는지 혹은 한 결절만 기능이 증가되었는지 알기 위해 시행한다. 후자의 경우라면 그 결절을 제거하는 수술적 치료가 가능하다.

요오드 전신 스캔

요오드는 여러 음식물에 소량 들어있는 물질로 대부분은 갑상선에 흡수되어 대사된다. 그런데 방사성 요오드는 정상 갑상선뿐만 아니라 유두상암과 여포상암 같은 분화 갑상선암 조직도 흡수할 수 있다. 따라서 갑상선암 수술로 갑상선을 거의 제거한 환자라면 방사성 요오드를 경구 투여하였을 때 암 조직에 흡수되어 전신 스캔 사진에 보이게 된다. 갑상선 주위가 아닌 부분에서 동위원소 섭취가 높아진다면 암의 전이로 생각할 수 있다.

또한 수술 후 남은 정상 갑상선 조직을 방사선이 파괴하여 티로글로불린의 측정이 더 정확한 종양표지자가 되도록 하는 이점도 있다. 수술 후 티로글로불린이 이전 검사에 비해 많이 높아진 경우 암의 재발을 진단하기 위해서 다시 이 검사를 하게 된다.

PET 검사

PET(양전자 방출 단층촬영)는 여러 암에서 전신 전이를 발견하기 위하여 널리 이용되는 검사다. 포도당 유사물질인 FDG(방사성 의약품)를 이용한 PET 검사는 암 조직과 같이 포도당의 대사가 증가된 조직에 흡수되어 FDG에 붙은 방사능이 사진에 보이게 되는 원리를 이용한 검사방법이다. 건강검진에서 시행한 PET 검사에서 갑상선에 이상이 발견되어 초음파 검사, 미세침흡인 세포검사를 통해 갑상선암이 진단되기도 한다. 수술 후는 티로글로불린이 높게 측정되어 재발이나 전이가 의심되나 방사성 요오드 전신 스캔 검사에서 암이 발견되지 않을 경우 암을 진단하는 데 PET가 이용된다.

수술 결정의 열쇠, 미세침흡인 세포검사

갑상선에서 발견되는 혹들을 모두 다 수술할 필요는 없다. 불필요한 수술을 예방하기 위해 시행하는 검사가 미세침흡인 세포검사(FNAC, fine-needle aspiration cytology)다. 가느다란 주사바늘로 혹에

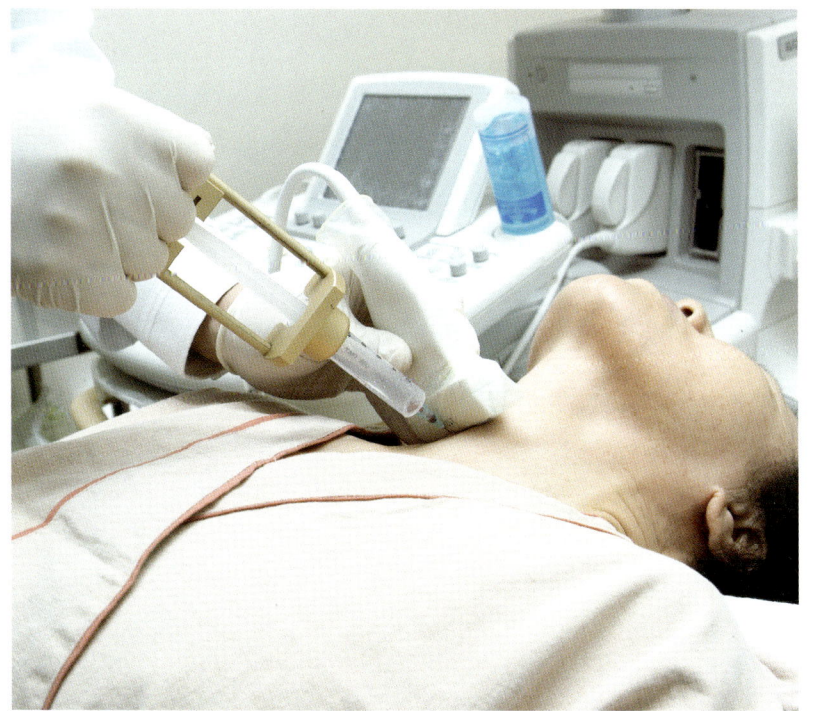

미세침흡인 세포검사
초음파 조영을 실시간으로 보면서 시행하는 것이 안전하고 정밀하다.

서 세포를 뽑아 병리 검사를 하여 수술 여부를 결정하는 자료로 쓴다.

숙달된 의사에 의해서 시행된 세포검사의 결과는 믿을 만하지만, 그렇지 못한 경우에는 정확도가 떨어진다. 검사결과 약 20~30%는 악성과 양성이 구별되지 않거나 불확실하게 나온다. 불확실한 결과가 나오면 수술 결정이 어려워진다. 불확실한 결과를 가지고 수술할 수는 없으므로, 대개 반복 검사를 하게 된다.

1차 검사에서 불확실하게 나오는 경우는 시료 채취 불량일 경우도 있지만, 여포종양과 같이 수술 전 악성도를 판정할 수 없는 경우가 대표적이다. 여포종양은 수술해 보면 약 40%까지 여포성암으로 나오기 때문에 세포검사에서 여포종양이 의심되면 혹의 크기와 모양 등을 고려하여 수술을 결정한다. 확실하지 않은 경우 더 큰 바늘로 조직검사를 다시 해 볼 수도 있고, 몇 가지 종양표지자 검사를 참고하게 된다.

미세침흡인 세포검사 암의 림프절 전이도 알 수 있으며 수술 방법과 범위의 결정에 참고가 된다. 시술은 초음파 조영 하에서 실시하며, 주사바늘로 채혈하듯 하기 때문에 그다지 아프지 않다. 필요하면 국소마취를 할 수도 있으나, 초음파 조영과 검체 채취가 어려워질 수도 있다. 시술은 몇 분 안에 끝나며, 시술 약 10~30분 뒤에는 귀가할 수 있다.

시술 후 출혈에 대한 우려가 있기 때문에 시술 부위를 손가락으로 충분히 압박해 주어야 한다. 시술 부위에 멍이 들면 며칠간 불편할 수 있는데 찜질해 주면 좋아진다. 출혈성 경향이 있거나 항응고제(아스피린, 쿠마딘 등)를 먹는 환자에게서도 시행할 수 있으나, 이 경우에는 미리 약을 조정하거나 가는 바늘을 이용하고, 더 오랫동안 시술 부위를 압박해야 한다. 목감기가 있는 경우는 증상이 나아질 때까지 시술을 미루는 게 좋다. 시술 때문에 암세포가 퍼진다는 증거는 없다.

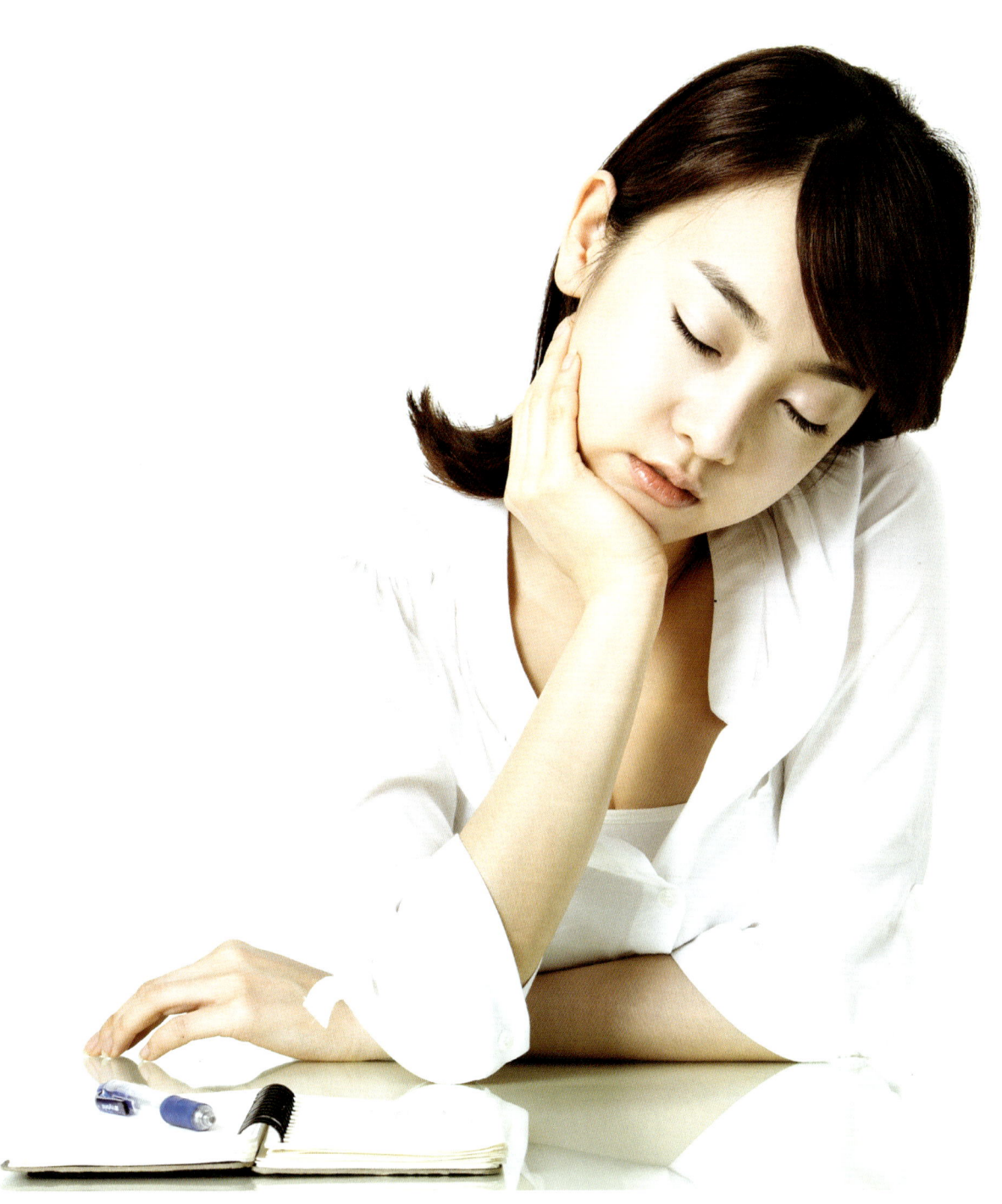

2

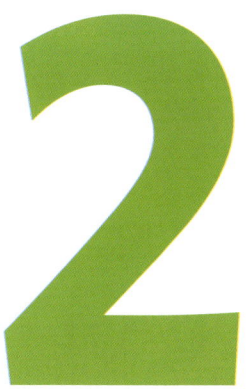

갑상선암의 원인과 현황, 종류, 병기 등에 대한 모든 것

여성암 1위, 갑상선암

우리나라 여성암 중 발생률 1위를 차지할 정도로 흔한 갑상선암은 흔히 천천히 자라고 예후가 좋은 '착한 암'으로 알려져 있다. 그러나 모든 갑상선암이 그런 것은 아니다. 정상세포의 모양과 기능을 어느 정도 갖추고 있느냐를 말하는 '분화' 정도에 따라서 그 예후가 다르다. 유두상암이나 여포상암 같은 분화가 좋은 암은 예후가 좋지만, 수두암이나 역형성암 같이 분화가 나쁜 암은 예후가 나쁘고 치료도 어렵다.

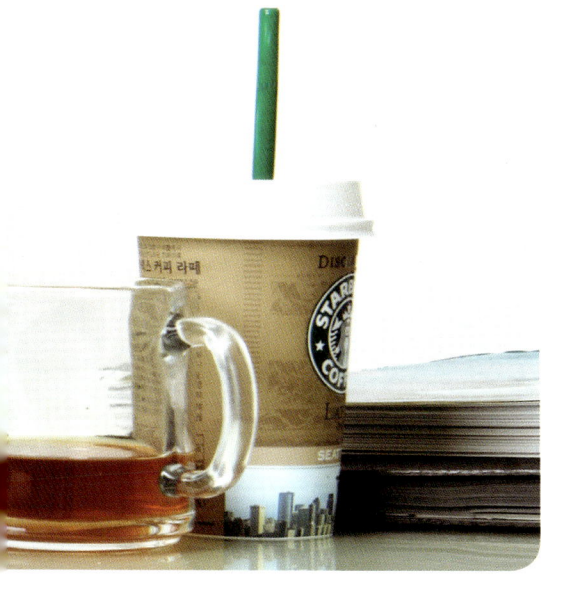

갑상선암의 현황과 특징

갑상선암은 우리나라 여성암 발생률 1위

우리나라 인구의 50% 정도는 갑상선에 혹을 가지고 있을 것으로 추정되며, 그중에서 5%는 갑상선암일 것으로 짐작된다. 우리나라의 갑상선암은 다른 나라와 비교했을 때 어떤 특징이 있는지, 얼마나 많이 발병하고 있는지 알아본다.

이미 많은 언론보도를 통해 알려진 바와 같이 갑상선암은 우리나라의 여성암 중 발생률 1위를 차지한다. 그렇다면 얼마나 많이 발생하기에 우리나라의 여성암 중 발생률이 1위이며, 또 다른 암들과 비교하여 얼마나 많이 발생하고 있는 것일까? 또 갑상선암은 어떤 나이에 가장 많이 발생할까?

이런 기본적인 갑상선암의 역학 통계는 갑상선암을 이해하는 데 가장 중요한 기본 지식이 된다. 또 우리나라의 갑상선암은 외국과는 다른 특징을 가지고 있다. 우리나라의 갑상선암의 발생 현황과 외국과 다른 특징들을 국립암센터 중앙암등록본부의 국가암 통계를 중심으로 살펴보자.

진단 기술의 발전으로 미세 갑상선암 진단 크게 늘어

국립암센터 내에는 중앙암등록본부라는 기관이 설치돼 있다. 중앙암등록본부는 우리나라의 모든 암의 발생자료를 전국의 병원의 협조를 받아 집계하고 있다. 2009년에 중앙암등록본부에서는 2006년도에서 2007년도까지의 우리나라 주요 암의 발생률 통계를 발표하였다.

이 통계에 의하면 우리나라에서는 2003년 약 12만 건에 비해 2006년 약 15만 건, 그리고 2007년에는 약 16만 건의 암이 발생하였다. 갑상선암은 2003년에는 7,386건, 2006년에는 1만 6,414건, 그리고 2007년에는 2만 1,178건이 발생하여 각각 전체 암 발생률 순위를 따지면 각각 6위, 4위, 그리고 2위에 해당한다.

2007년의 발생률만을 볼 때 우리나라에서 발생하는 암 중 1위는 위암이다. 2007년에 발생한 모든 암 16만 1,920건 중 2만 5,915건이 위암으로 약 16%를 차지하고 있다. 그 다음으로는 갑상선암(13.1%)이 2위를 차지하고 있고, 대장암(12.7%), 폐암(11.0%), 간암(9.2%) 순으로 유방암(6위, 7.2%)보다도 많이 발생하는 것으로 집계되었다.

집계방식이 다르기 때문에 직접 비교하기는 힘들지만 건강보험공단에서 진료비 청구에 기초하여 집계한 자료에서는 2006년 1만 3,972명, 2007년 2만 4,295명으로 갑상선암이 점점 늘고 있는 것을 알 수 있다. 갑상선암의 발생이 이렇게 증가하는 이유를 정확히 알 수 없지만, 원래 인구의 50% 정도는 갑상선에 혹을 가지고 있을 것으로 추정되고 그 중 약 5% 정도가 갑상선암일 것으로 생각된다. 그러므로 실제로 갑상선암의 발생이 증가했다기보다는 진단

기술의 발전으로 이전에 발견되지 않았던 작은 갑상선암들이 많이 발견되기 때문이라고 보는 것이 타당한 추정이다.

갑상선암은 여성에게 더 많이 발생한다

갑상선암은 남성보다 여성에게 더욱 많이 발생하는 것으로 알려져 있다. 2007년의 남녀 간 발생을 따져 보면 2만 1,178건 중 남성은 3,159건, 여성은 1만 8,019건으로 남녀 비는 약 1:5.7이다. 즉, 여성이 남성보다 약 6배 더 많이 발생하였다. 그러므로 여성만 따로 떼어놓고 생각할 경우에는 전체 암 중 갑상선암이 차지하는 비중이 더욱 높다. 앞서의 통계를 다시 인용하면 2007년에 여성에서 발생한 암은 모두 7만 6,663건이다. 이 중 갑상선암은 1만 8,019건으로 전체 여성암의 23.5%를 차지하여 여성암 중 압도적인 발생률 1위다.

유두상 갑상선암
한쪽 갑상선에 두 개의 갑상선 유두상암이 생겼다. 유두상 갑상선암은 두 개 이상의 병변이 생기는 경우가 흔하다. (노란 화살표)

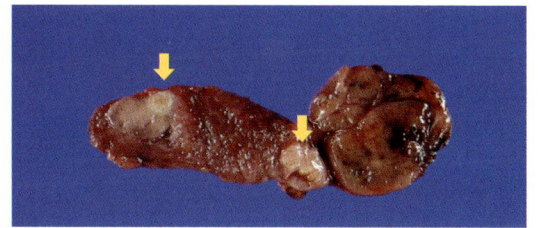

왜 갑상선암이 여성에서 더 많이 발생하는지는 아직 알려져 있지 않지만 일본의 경우 약 1:5 정도, 미국의 경우 1:3 정도로 여성에서 더 많이 발생한다. 다만 우리나라에서는 여성의 비중이 외국에서보다 더 높은 것을 알 수 있다. 이는 여성이 남성에 비해 건강검진을 더 많이 받기 때문일 것이라 생각한다. 실제로 국립암센터에 내원한 환자의 경우 2003년부터 2008년까지의 종합적인 통계를 내어보면, 남자와 여자의 비율이 약 1:5.4정도가 된다. 이 환자들 중 2005년까지는 남자의 58%만이 건강검진을 통해 갑상선암을 진단받았지만, 2006년 이후에 내원한 남자환자들 중 건강검진을 통해 갑상선암을 진단받

은 비율은 89%로 증가한다. 이를 통해 2006년부터의 남녀비율은 1:4 정도로 미국의 경우에 근접한 비율을 보인다. 즉, 남자도 건강검진을 통해 초음파로 갑상선암을 진단할 경우 생각보다 많은 수가 이 암을 가지고 있을 것이라고 추정할 수 있다.

외국보다도 더 많이 발생하고 더 빨리 증가한다

갑상선암의 발생률은 외국보다 굉장히 높다. 미국의 경우 나라가 크기 때문에 국가통계는 나와 있지 않지만, 미국 국립암연구소에서 집계하는 SEER라는 표준화된 데이터베이스를 이용하여 나라 전체의 발생률을 추정한다. 암의 발생률을 비교하기 위해서는 연령을 감안하여 보정한 인구 10만 명당 발생률을 가장 많이 이용하는데, 미국의 경우 2005년도에 남자는 10만 명당 4.5명, 여자는 10만 명당 14.5명 정도의 발생률을 보였다. 같은 2005년도의 우리나라의 발생률을 보면 남자 10만 명당 6.8명, 여자 10만 명당 44.8명으로 여자의 경우 미국보다 약 3배, 남자도 약 1.5배 많이 발생하는 것을 알 수 있다. 2007년의 우리나라 통계와 2005년의 미국통계를 비교해 본다면, 우리나라는 10만 명당 남자는 11.6명, 여자는 64.8명으로, 여자의 경우 미국보다 약 3.7배, 남자도 약 2.6배 많이 발생하는 것을 알 수 있다. 갑상선암의 발생이 빠른 속도로 증가하고 있는 것은 전 세계적으로 공통된 현상이지만, 특히 우리나라의 증가 속도는 외국에 비해 매우 빠르다. 미국의 경우 연간 백분율 증가치(APC, annual percentage change, 전년도에 비해 몇 %가 증가하였는지 나타내는 수치)를 보면 전체적으로는 1999년부터 2005년까지 연간 7.7%(남자 6.9%, 여자 8%) 증가한 반면, 우리나라에서는 1999년부터 2007년까지 연간 25.6%(남자 24.5%, 여자 26.0%) 증가하였고, 1999년과 2007년을 비교하여 볼 때 630% 발생이 증가하였다.

그림 2 성별 주요 암종 발생분율(2007)   (단위 : %)

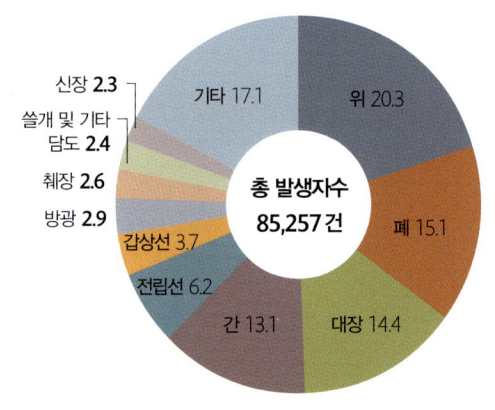
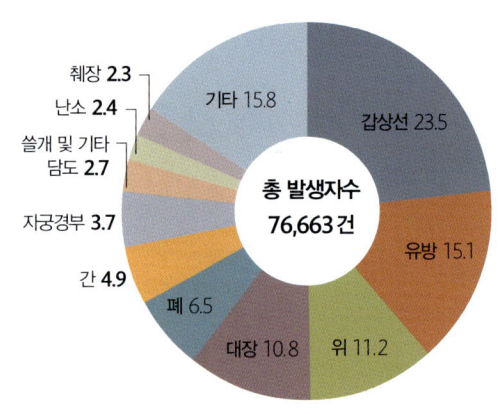

젊은 나이에도 많이 발생하며
유두상 갑상선암이 대부분

우리나라에서 갑상선암이 가장 많이 발생하는 연령은 여자의 경우 45세에서 59세다. 이 연령대에서는 10만 명당 150명 정도가 발병한다. 그런데 간암이나 폐암, 대장암, 위암 등이 30세 이전에는 거의 발생하지 않는 것과는 달리 갑상선암은 10만 명당 25명 정도의 발생률을 보인다. 젊은 연령에서도 상대적으로 흔하게 갑상선암이 발병하는 것이다. 실제로 15세에서 34세까지 여성에 발생하는 암 중 발생률 1위는 갑상선암이다(그림4, 그림5).

다행스러운 점은 여러 가지 갑상선암 중 가장 치료가 잘 되는 유두상 갑상선암의 비중이 높다는 점이다. 외국의 교과서에는 갑상선암 중 유두상 갑상선암이 약 85% 정도를 차지하는 것으로 되어 있다. 하지만 2002년의 중앙암등록 통계 자료에 의하면 우리나라의 유두상 갑상선암은 전체 암 중 92.1%다. 이는 가까운 일본의 경우 유두상 갑상선암이 전체 갑상선암 중 85.7%를 차지한 것과 비교해도 더 높은 비율이다.

요약하면 갑상선암은 우리나라에서 가장 빠르게 증가하고 있는 암이며 특히 여성에서 증가세가 두드러진다. 하지만 실제로 발생이 증가하고 있다기보다는 진단이 더 많이 되고 있는 것으로 보인다. 또한 우리나라의 갑상선암은 대부분 치료가 잘 되는 유두상 갑상선암이다. 실제로 우리나라 갑상선암의 5년 상대 생존율은 95~99% 정도로 미국과 비교해도 떨어지지 않으며 일본의 92%, 유럽의 87%와 비교해도 좋은 치료성적을 보이고 있다(그림6). 그러므로 전문가와의 상의를 통해 적절한 치료방침을 정하고 치료를 받는다면 두려워할 필요는 없다.

그림 3 주요 암종의 연령표준화발생률 추이(여자)

* P <.05

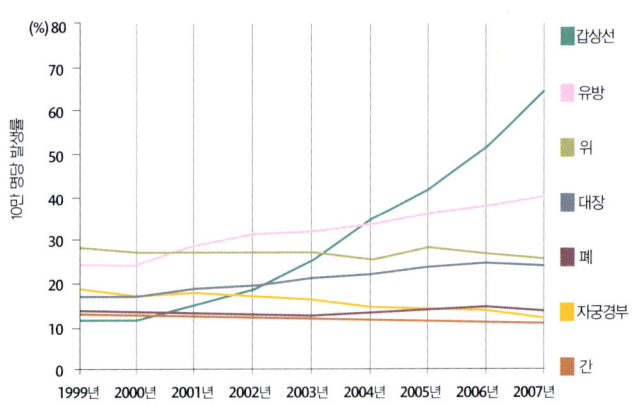

암종	발생년도		연간 변화율 (%)
	1999	2007	
갑상선	11.9	64.8	26.0 *
유방	24.5	39.9	6.6 *
위	28.3	25.7	-0.7
대장	17.1	24.3	5.3 *
폐	12.9	13.7	1.2 *
자궁경부	18.6	12.2	-4.9 *
간	12.6	10.9	-1.6 *

자료 국립암센터

그림 4 주요 암종의 연령군별 발생률(여자, 2007)

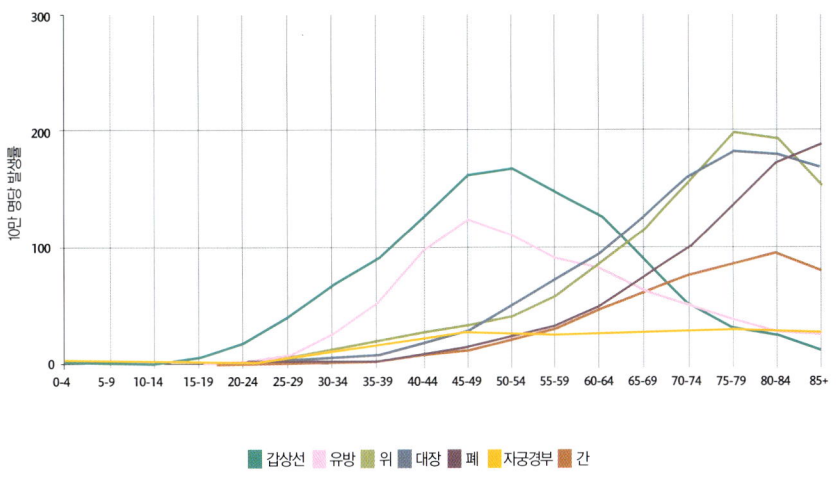

범례: 갑상선 유방 위 대장 폐 자궁경부 간

그림 5 연령군별 암 발생 순위(여자)

(조발생률, 단위 : 10만 명)

순위	0-14세군	15-34세군	35-64세군	65세 이상
1	백혈병 (3.8)	갑상선 (35.3)	갑상선 (135.1)	대장 (154.4)
2	뇌 및 중추신경계 (1.9)	유방 (9.8)	유방 (92.8)	위 (153.6)
3	비호지킨 림프종 (0.8)	위 (4.7)	위 (37.8)	폐 (113.7)
4	난소 (0.7)	자궁경부 (4.7)	대장 (36.7)	간 (74.5)
5	신장 (0.5)	난소 (3.0)	자궁경부 (23.4)	갑상선 (55.6)

자료 국립암센터

그림 6 주요 암의 5년 생존율 국제비교

(단위 : %)

암종	한국('96-'00)	한국('01-'05)	한국('03-'07)	미국('99-'05)	캐나다('98-'00)	일본('97-'99)
모든암	44.0	53.1	57.1	66.1	60	54.3
위	46.6	57.3	61.2	25.7	22	62.1
간	13.2	19.4	21.7	13.1	14	23.1
자궁경부	80.0	80.9	80.5	70.6	75	71.5
대장	58.0	66.1	68.7	65.2	59/61*	65.2
갑상선	94.9	98.0	98.8	96.9	97	92.4
유방	83.2	88.0	89.5	89.1	87	85.5
폐	12.7	15.6	16.7	15.6	15	25.6
췌장	7.6	7.4	7.6	5.5	6	6.7
전립선	67.2	78.6	82.4	99.7	94	75.5

*결장 / 직장

자료 국립암센터

Medical Focus

분화에 따라 예후가 다른 갑상선암

갑상선암의 종류와 병기는 어떻게 구분하나?

대체로 갑상선암은 천천히 자라는 암, 예후가 좋은 암, 사망하지 않는 암 등으로 알려져 있지만 모든 갑상선암이 다 그런 것은 아니다. 일부 갑상선암 중에서는 악성도가 매우 심해 생존율이 낮은 암도 있다. 이와 같은 암을 '분화가 나쁘다'고 표현한다. 갑상선암은 어떤 종류가 있으며, 병기는 어떻게 분류하고 있는지 상세히 알아본다.

갑상선암 분화에 따라 예후가 다르다

대부분의 갑상선암은 갑상선의 여포세포에서 발생하는데, 이들의 대부분은 '분화가 좋은' 갑상선암으로 유두상암, 여포상암 등이 여기에 속한다. '분화가 좋다'는 말은 정상세포가 암세포로 바뀌더라도, 원래 암이 생기기 전의 정상세포의 모양과 기능을 어느 정도 그대로 갖고 있는 상태를 일컫는다. 반대로 '분화가 나쁘다'는 말은 암세포가 원래 발생한 정상세포와는 아주 다른 모양과 기능을 갖고 있는 상태를 말한다.

사람이 괴물로 변해 가는 과정을 예로 들어 보자. 변화되어가는 초기 상태에는 어느 정도 사람의 모습을 갖고 있지만(즉, 분화가 좋다), 완전히 괴물로 변하면 처음의 인간의 모습은 전혀 알 수가 없게 된다(즉, 분화가 나쁘다). 분화가 좋은 암은 성질이 비교적 온순하여 치료하면 예후(얼마나 오랫동안 재발이 없는가, 또는 재발이 있든 없든 얼마나 오래 살 수 있는가 등)가 아주 좋다. 반면 분화가 나쁜 암은 악성의 정도가 심하다는 것이므로 예후가 나쁘다.

갑상선의 부여포세포(C-세포)에서도 암이 발생하는데, 여기서 생기는 암이 수질암이다. 여포세포에서 생기는 암과는 성질이 다르며, 예후가 비교적 좋지 않다.

갑상선에서 발생하는 암을 분화도가 좋은 순서로 나열하면 다음과 같다.

1 유두상암 현미경으로 들여다보면, 암세포가 자라는 모습이 젖꼭지 모양과 같기 때문에 붙여진 이름이다(그림 1).

2 여포상암(그림 2)

3 허슬세포암 이 병을 처음 명명한 허슬(Hurthle)이란 사람의 이름을 따라 붙여진 병명이며, 여포상암의 변형이다.

4 수질암 위에서 언급한 것처럼 부여포세포에서 발생한다.

5 림프암(임파암) 갑상선 안에 있는 림프절에 암이 생기며, 몸의 다른 부위에서 생기는 림프암과 같은 암이다.

6 역형성암 미분화암이라고도 하며, 예후가 아주 좋지 않다. 가장 악성이다.

그림 1 유두상암

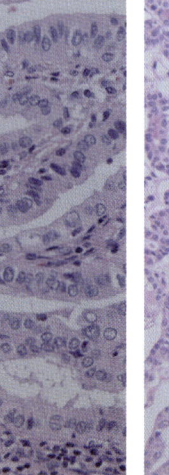

그림 2 여포상암

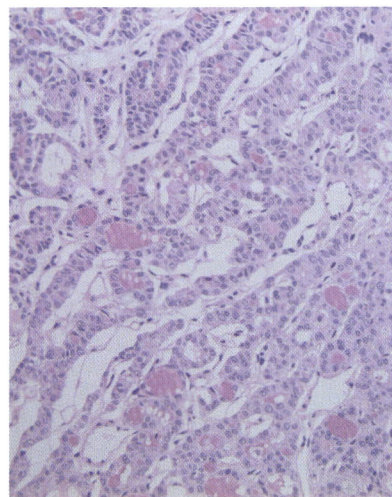

갑상선암의 병기는 나이에 따라 달라져

갑상선암 환자들이 가장 많이 물어보는 것 중 하나가 "현재 암이 몇 기인가?"라는 것이다. 통상 갑상선암의 병기는 미국암연합위원회(AJCC, American Joint Committee On Cancer)에서 제정한 분류를 따른다.

갑상선암은 다른 암과는 달리 병에 걸렸을 때의 나이가 가장 중요하다. 45세를 기준으로 나누는데, 만약 45세 이하이고 원격전이가 없으면 암의 크기, 목의 림프절 전이 여부와 상관없이 무조건 1기라고 한다. 원격전이 즉, 갑상선에서 먼 곳인 폐나 간, 뼈로 암이 퍼졌다면 2기라 한다. 즉, 45세 이하에서는 암이 멀리 전이가 되었어도 2기이므로 예후가 좋다. 다른 암 같으면 이런 경우 4기 암이 되어 예후가 아주 나빠진다.

그러나 45세가 넘으면 다른 암과 같이 1기부터 4기까지 나눈다. 따라서 45세가 넘으면 다른 암에서와 같이 갑상선암에서도 암의 크기, 암이 주위 조직으로 뚫고 나갔는지의 여부, 림프절 전이, 원격전이 상태를 종합적으로 세세히 따져서 병기를 결정한다.

암의 크기는 2cm 이하, 2~4cm, 4cm 이상의 세 가지로 나누어 2cm 이하이면 1기, 2~4cm이면 2기, 4cm 이상이면 3기가 된다. 그러나 암이 2cm 이하라 하더라도 만약 갑상선을 싸고 있는 얇은 막을 뚫고 나가면 3기가 된다.

림프절(임파선) 전이 여부란 목의 중앙 부위 즉, 갑상선과 기관지 주위의 림프절(중앙경부 림프절)과 목 옆쪽에 있는 목정맥 주위의 림프절(측경부 림프절)로 암이 퍼져갔는지 여부를 따지는 것이다. 일단 중앙경부 림프절로 암이 전이되면 3기가 되며, 측경부(목의 옆쪽) 림프절에 전이가 있으면 4기가 된다. 4기 암도 세부적으로 A, B, C로 나눈다.

원격전이는 위에서 언급한 대로 폐, 뼈, 간으로의 전이를 말한다. 원격전이가 되면 제 4C기가 되어 예후는 나빠지지만 다른 암처럼 절망적인 상태는 아니다. 다음은 갑상선암의 병기를 쉽게 요약한 표이다.

갑상선 암의 병기

	45세 이전	45세 이후
1기	원격전이가 없는 모든 갑상선암	암의 크기가 2cm 이하이면서 갑상선 피막을 뚫고 나가지 않았으며 림프절 전이가 없는 경우
2기	암의 크기에 상관없이 원격(폐, 뼈, 간 등) 전이가 있을 때	암의 크기가 2cm보다 크지만 4cm보다 작으면서 갑상선 피막을 뚫고 나가지 않았으며 림프절 전이가 없는 경우
3기	–	암의 크기가 4cm 보다 큰 경우, 또는 어느 크기의 암이라도 현미경 검사 상 갑상선 피막을 뚫고 나간 경우, 또는 어느 크기의 암이라도 중앙경부(기관지 주위 등)에 림프절 전이가 있는 경우
4기	–	A 어느 크기의 암이라도 갑상선 주위의 기관지, 식도, 회귀 후두신경 등을 침범한 경우, 또는 어느 크기의 암이라도 측경부(목의 옆쪽, 목정맥 주위) 림프절에 전이가 있는 경우 B 어느 크기의 암이라도 목 뒤에 있는 척추막을 침범하거나 암이 목동맥을 둘러싼 경우, 또는 세로칸(종격)의 혈관을 침범했을 때 C 어느 크기의 암이라도 원격전이가 있을 때

유두상 갑상선암과 여포상 갑상선암

갑상선암의 90%를 차지하는 분화암

갑상선암의 90%를 차지하는 분화암은 유두상암과 여포상암이 있다. 분화암이란 성숙한 정상세포에 가까운 양상을 띠고 있음을 의미한다. 여포세포에서 분화된 여포상암은 갑상선 세포와 같이 티로글로불린이나 소량의 갑상선호르몬을 생산하고, 성장 속도도 느린 편이다. 그 결과 미분화암보다 치료 성적이 좋은 경우가 많다.

갑상선암은 현미경으로 관찰되는 병리조직의 모양, 암의 기원세포 및 분화 정도에 따라 구분한다. 종류에 따라 병의 예후, 암의 퍼지는 방식, 치료법 등의 모든 임상경과가 달라진다. 즉, 암의 발생하는 부위만 갑상선으로 같을 뿐, 임상적으로 전혀 다른 종류의 질환이다.

갑상선암은 우선 여포세포에서 기원한 암과 부여포세포에서 기원한 암(수질암)으로 나눌 수 있으며, 여포세포에서 기원하는 암은 다시 분화암과 미분화암으로 구분한다. 분화암은 전체 갑상선암의 90% 이상을 차지하고 있는데, 이와 같은 여포세포 분화암으로는 유두상암과 여포상암이 있다. 미분화암(역형성암)은 전체 갑상선암의 1~2%를 차지하며 60대 후반에 가장 빈도가 높다. 예후가 매우 나빠서 대부분 진단받은 후 1년 이내에 사망한다.

암의 분화도는 암세포의 성숙도를 말한다. 현미경상으로 암세포를 관찰하면 분화암은 정상세포를 많이 닮아 있고, 미분화암은 정상세포와 거의 닮지 않은 미성숙한 형태를 보인다. 이 둘의 중간 단계인 암도 있을 수 있다. 분화암은 여포세포로 불리는 갑상선 세포와 유사하기 때문에 갑상선 세포와 같이 티로글로불린을 생산하고, 소량의 갑상선호르몬을 만

들며, 천천히 성장한다. 그 결과 분화암은 재생산이나 전이가 적어 일반적으로 미분화암보다 더 예후가 좋은 편이다. 분화암과 미분화암을 구분하는 이유는 미분화암이 분화암에 비해 분열 속도가 더 빠르고 퍼져나가는 속도도 더 빠르기 때문이다. 결과적으로 미분화암은 분화암에 비해 치료 성적이 좋지 않은 경우가 많다.

갑상선암의 70~80%를 차지하는 유두상 갑선상암

유두상 갑상선암은 갑상선 분화암 중 가장 많은 암으로 갑상선 상피조직에서 생기는 악성종양이다. 현미경으로 보면 유두처럼 작은 돌기를 가지고 있어서 유두상암이라 불리게 됐다. 비율은 전체 갑상선암의 70~80% 정도를 차지하고, 우리나라 갑상선암의 80~90%를 차지하는 가장 흔한 암이다. 병기에 따라 다르지만 갑상선암 중에서 가장 천천히 자라고, 치료가 잘 되고, 예후가 가장 좋은 암으로 갑상선암을 '착한 암'으로 알려지게 만든 장본인이다.

유두상 갑상선암은 건강검진의 증가와 진단기술의 발달로 급속히 발생률이 증가하고 있다. 남성보다 여성에서 2~3배 정도 많이 발생하며, 40대의 젊은

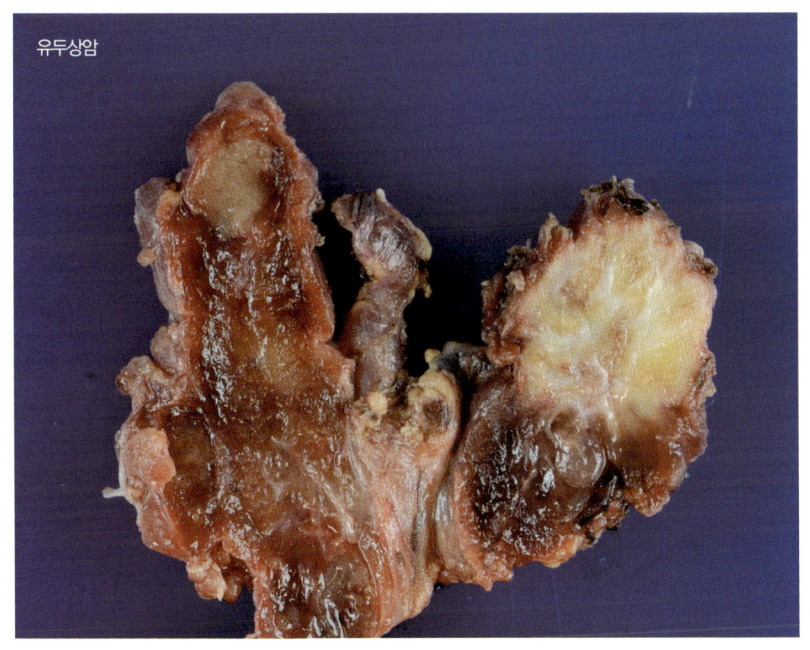
유두상암

갑상선암의 종류

구분 1 (기원한 세포)	구분 2 (분화 여부)	암 종류	비중
여포세포	분화암	유두상암 여포상암	90% 이상
	미분화암	역형성암	1~2%
부여포세포		수질암	3%

여성에게 많이 발생한다. 위험요인으로는 과거 X-선 촬영 등으로 목 부위가 방사선에 많이 노출된 환자에게서 발생 빈도가 높다. 유전은 되지 않는 것으로 알려져 있으나 일부에서는 가족력을 동반한 경우도 있다. 증상이 없는 경우가 대부분으로 자신이나 다른 사람에 의해, 또는 건강검진에서 의사에 의해 우연히 발견되는 통증이 없는 목의 종괴가 가장 흔한 증상이다.

목의 앞부분에 결절이 있으면 갑상선암을 의심해야 한다. 최근에 갑자기 결절이 커진 경우, 기도나 식도를 눌러 호흡곤란 증상이나 음식물을 삼키기 힘든 증상이 있는 경우, 목소리 변화가 동반된 경우, 주위 임파선이 만져지는 경우 갑상선암일 가능성이 높다. 최근에는 목의 종괴를 호소하는 환자의 경우보다 건강검진에서 초음파 검사를 통하여 우연히 발견한 갑상선 결절이 검사 후 암으로 진단되는 경우가 더 많다.

유두상암은 여포상암과 함께 분화도가 좋은 암(분화 갑상선암)에 속한다. 분화가 좋다는 것은 암세포가 정상 갑상선 세포의 특징을 많이 가지고 있다는 뜻이다. 또한 다중심성(갑상선 내 여러 곳에 암이 있는 것)이 흔해서 30~40%에서 다발성을 보인다. 즉, 반대 엽에도 유두상암이 존재하거나 한 엽에 여러 개의 유두상암이 존재할 수 있다. 한쪽에만 있는 줄 알았던 암이라도 약 20%에서는 갑상선 전절제술 후 반대쪽 엽에서도 암이 발견되는 경우가 있다. 그리고 유두상암의 경우 림프절 전이가 비교적 흔하게 발생한다. 림프절 전이에는 갑상선 부근의 중앙경부 림프절 전이와 목의 옆쪽에 있는 측경부 림프절 전이, 두 가지로 나눌 수 있는데 유두상암의 경우 대부분에서 중앙경부 림프절을 1차적으로 침범한다.

1cm 이하의 유두상암을 미세유두상암이라 부르는데, 최근 건강검진이나 다른 신체검사에서 우연히 발견되는 경우가 많다. 미세유두상암은 상대적으로 좋은 예후를 보여 갑상선 부분 절제술을 시행하는 경우도 있지만, 미세유두상 갑상선암도 림프절 전이 빈도나 주변조직 침윤 소견, 경부 림프절 재발 등에서 유두상암과 차이가 없다는 보고도 있어 현재 더 많은 연구가 진행되고 있다.

유두상암이 의심되면 먼저 갑상선 기능 검사와 초음파를 시행하게 된다. 갑상선 기능 검사에서는 대부분 정상 소견을 보인다. 초음파 소견 상 앞뒤가 긴 모양, 침상경계, 현저히 낮은 에코, 미세석회화가 있는 경우 갑상선암을 의심하게 되며, 동시에 미세침흡인 세포검사를 시행하게 된다. 기도나 식도 등의 주변 조직으로의 침범 및 경부 림프절 전이를 보기 위해서 CT, MRI를 비롯한 정밀한 검사를 시행할 수 있다. 앞서 언급한 미세침흡인 세포검사는 유두상 갑상선암을 진단하는 기본적인 검사이면서 비교적 정확한 검사다. 또한 검사방법도 비교적 간단해 큰 부담 없이 검사를 받을 수 있다. 미세침흡인 세포검사에서 유두상암의 진단 정확도는 90% 이상으로 보고되고 있다. 갑상선 절제술 및 갑상선 주변 림프절 절제술이 기본적인 수술법이며, CT와 초음파 검사에서 목의 다른 곳에 림프절 전이가 의심되는 경우에 해당 부위 림프절 절제술을 추가로 시행한다.

유두상암은 병의 진행 속도가 느리고 예후가 좋다. 예후는 처음 암이 발견될 당시의 나이, 암의 크기, 갑상선을 둘러싸고 있는 피막을 뚫고 주위 조직을 침범하였는가, 전이가 있는가, 수술로 완전히 제거되었는가에 따라 달라진다. 환자가 남자이거나 고령일 때, 암의 크기가 크고 주변조직에 침범이 있거나 다른 부위에 전이가 된 경우, 변종의 암세포인 경우에는 예후가 나빠지고 재발할 수도 있다. 치료를 제대로 받았을 때 정상 수명을 유지하는 환자도 많고, 어느 정도 진행되어도 10년 후 사망률이 5~10% 정도다.

유두상암은 수술 부위 및 경부 림프절에서 국소 재발하는 경우가 있고, 드물게는 폐 및 뼈로 전이하는 경우도 있다. 재발 및 전이가 있는 경우 침범 부위와 정도에 따라 다양한 치료법이 있는데, 전이가 되었을 때 갑상선호르몬만 복용하여도 10년 후 사망률이 50%에 이를 정도로 다른 암에 비하여 상당히 예후가 좋다.

혈액을 통해서 전이가 이뤄지는 여포상 갑상선암

여포상 갑상선암은 갑상선 분화암 중 두 번째로 많은 암으로 갑상선 상피의 악성종양이다. 비율은 전체 갑상선암의 10%를 차지한다. 약 3 대 1의 비율로 여성에서 많이 발생하고 유두상 갑상선암보다는 연령대가 높은 50세 이상에 주로 나타난다.

또 유두상암보다는 약간 더 예후가 나쁘다. 하지만 여포상암도 천천히 자라며, 정상 갑상선 세포처럼 요오드를 흡수하는 성질을 가지고 있어 분화 갑상선암이라고 한다. 유두상암은 주로 림프절을 통해 전이가 이루어지는 데 반해 여포상암은 혈액을 통해 전이가 이루어진다.

여포상 갑상선암의 임상증상은 유두상 갑상선암과 마찬가지로 주로 통증이 없는 혹이 가장 흔하다. 비록 대부분의 환자들은 악성이 아닌 양성종양을 가지고 있지만, 다결절성 갑상선종을 가진 환자들의 10%가량에서 여포상암이 발생할 수 있다. 림프절 침범은 매우 드물고, 경부 림프절 비대증은 5% 미만에서 발생한다. 목이 쉬는 경우나 딱딱하게 고정된 경부의 혹은 이미 진행이 많이 된 암으로 나쁜 예후를 보이지만, 그 비율은 매우 낮다. 기도나 다른 장기로의 원격전이가 있는 공격적인 암인 경우에는

AJCC 6판의 TNM 병기에 따른 예후

	TNM병기	10년 사망률
1기	45세 미만 _ 다른 장기에 전이 없음 45세 이상_ 2cm 이하 & 다른 장기에 전이 없음	1.7%
2기	45세 미만_ 다른 장기에 전이 있음 45세 이상_ 2~4cm & 피막 내 침범 & 전이 없음	15.8%
3기	45세 이상_ 피막 침범 또는 중앙경부 림프절 전이 또는 다른 장기 전이	30%
4기	45세 이상_ 다른 장기 전이 또는 측경부 림프절 전이	60.9%

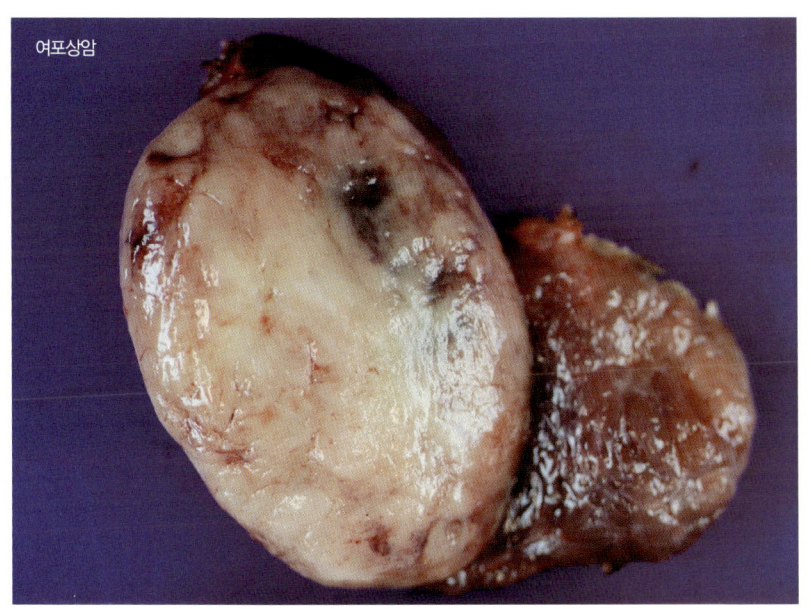
여포상암

경부와 흉부의 CT, MRI를 비롯한 정밀검진이 필요하다. 혈액 검사 상에서는 정상적인 갑상선 기능을 나타낸다.

갑상선암은 일반적으로 갑상선기능항진증이나 갑상선기능저하증을 나타내지는 않는다. 여포상암을 비롯한 갑상선암에서 갑상선중독증을 동반한 경우는 약 2% 정도로 보고되었다. 수술 전 방사선학적 검사로 종양의 침범 정도를 측정할 수 있고, 초음파 검사로 크기와 다결절 여부를 알 수 있다. 방사성 요오드 검사는 종양이 기능을 하고 있는지 아닌지의 여부를 알려 준다.

세포핵의 형태를 구별하는 미세침흡인 세포검사로 비교적 쉽게 진단이 되는 유두상 갑상선암과는 달리, 여포상암에서는 수술 전에 미세침흡인 세포검사가 큰 도움이 되지 않는다. 그 이유는 여포암의 진단에는 혈관, 갑상선 피막, 림프선의 침범 여부가 필요하지만 미세침흡인 세포검사에서는 이것을 쉽게 확인할 수 없기 때문이다.

결절(살갗 밑에 비정상적인 조직이 생겨서 강낭콩 또는 그보다 크게 겉으로 솟아난 것)로 나타나는 갑상선 양성종양에는 갑상선 여포선종과 결절성 갑상선종이 있다. 결절성 갑상선종은 미세침흡인 세포검사에서 양성으로 나타나 진단에 어려움이 없으나 여포선종의 20~30%는 미세침흡인 세포검사에서 여포상 갑상선암과 감별이 안 된다. 따라서 갑상선 여포선종은 갑상선암의 확률이 5~15%인 여포종양이라는 군으로 분류되고, 현재까지는 수술을 통해 조직을 얻는다. 일반적으로 수술로 결절이 있는 갑상선을 떼어내어 병리검사를 해 본 후에 여포상 갑상선암으로 진단되면, 예후가 좋은 초기 암을 제외하고는 다시 수술을 통해 나머지 절반을 제거해야 하는 번거로움이 있다.

치료는 종양이 있는 부위만 절제하는 갑상선 일엽 절제술(한쪽 엽만 제거하는 수술)을 시행하고, 최종 검사에서 여포암으로 판정되면 필요에 따라(고위험군에 속하는 경우) 나머지 갑상선을 제거하는 수술을 시행한다. 대개 수술 직후엔 수술 부위의 유착이 심하므로 수개월 후에 잔존 갑상선 절제술을 시행한다. 나이가 많고 암의 크기가 크고 세포의 분화도가 나쁜 경우 등이 고위험군에 속한다.

여포상 갑상선암의 예후는 유두상 갑상선암보다는 약간 나빠서 10년 후 사망률이 10~20% 정도다. 일반적으로 예후를 결정하는 인자는 유두상 갑상선암과 동일하게 취급되나, 유두상암과 다른 점이 몇 가지 있다 여포상 갑상선암의 병리학적 진단은 혈관이나 림프절 또는 결절의 피막을 침범하였을 때 양성인 갑상선 여포선종과 구분하여 진단하게 된다. 따라서 림프절 또는 혈관의 침범을 보이거나 결절의 피막 침범이 심할수록 예후가 나쁘고, 암세포의 모양이 정상세포와 많이 다를수록 예후가 나쁠 것으로 판단한다. 또한 광범위하게 침범한 여포상암은 폐와 뼈, 기타 고형장기로의 원격전이가 좀 더 많다.

허슬세포암은 여포상암의 변종이라고 생각되는 암으로 여포상암과 치료방법 등이 같지만, 예후는 조금 더 나쁘고 진행이 빠르다.

갑상선수질암과 역형성암

예후가 나쁘고
치료가 어려운 미분화암

수질암은 다른 갑상선암과 달리 C-세포에서 발생한 암으로 흔한 유두상암이나 여포상암과 비교 시 경과와 예후가 나쁘다. 갑상선암 중 1% 정도를 차지하는 역형성암은 어떤 암보다 공격적이고 예후도 나쁘다. 이와 같은 미분화암은 분화암에 비해 예후가 나쁘고 치료 성적 또한 좋지 않다.

갑상선의 부여포세포에서 발생하는
갑상선수질암

크게 4종류의 갑상선암 중에서 3개의 갑상선암(유두상암, 여포상암, 역형성암)이 갑상선의 여포세포에서 기원하는 것과 달리 수질암은 갑상선의 C-세포(부여포세포)에서 발생한다. 따라서 흔한 유두상암이나 여포상암과는 경과도 다르고, 예후도 다르기 때문에 진단과 치료에서 차별화된 전략이 필요하다. C-세포가 칼시토닌(calcitonin, 혈액 속의 칼슘량을 조절하는 갑상선호르몬)의 분비를 담당하기 때문에 수질암은 특징적으로 혈액에서 칼시토닌의 상승이 관찰되고, 이것은 수술 후 재발 여부를 평가하는 데 유용한 도구로 사용된다. 갑상선수질암은 유두상암이나 여포상암에 비해 더 공격적이지만, 역형성암만큼 공격적이지는 않다.

갑상선암의 약 3%를 차지하는 수질암의 약 80%는 유전적 요인 없이 자연발생하는 산발형이고, 나머지 20%는 유전적으로 발생하는 가족형이다. 가족형은 비정상 유전자(RET 종양유전자)가 대물림되어 발생하는 것으로 어린 나이에 양측성 내지 다발성으로 발병하는 경우가 많다. 간혹 갑상선수질암, 부신, 부갑상선 종양 등이 함께 발병하는 다발성 내

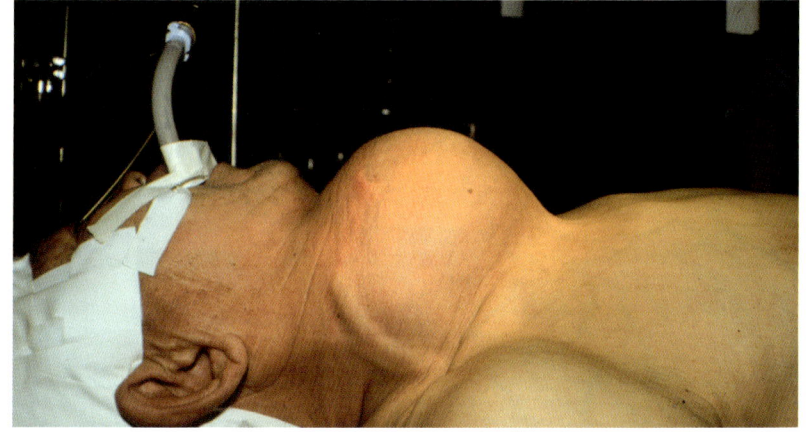

목에 거대한 종괴를 형성한 미분화암으로 진단 후 3개월 만에 사망

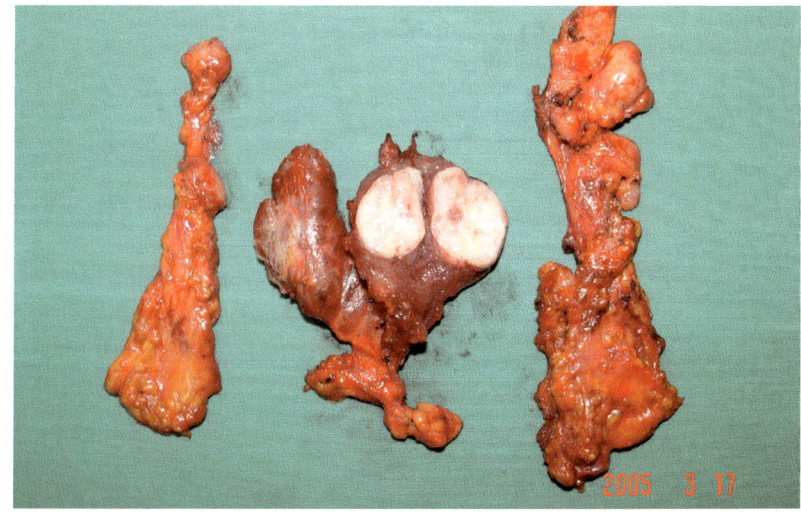

갑상선수질암 수술 사진으로 갑상선 전절제와 양측 경부 청소술을 시행했다

분비 종양증후군이라는 특수한 유전적 질환과 연관이 있는 경우가 있다. 특이하게 전혀 다른 유전적 질환이 없이 유전되는 가족성 수질암이 나타나기도 한다. 가족형에서는 약 90%에서, 산발형에서는 약 30%에서 수질암이 다발성, 양측성으로 나타나므로 기본적으로 갑상선 전절제술을 해야 한다.

수질암은 주변 림프절로 전이가 흔히 일어나고 전이된 병소를 남겨 놓을 경우 예후 역시 불리한 상황에 이르게 되므로, 수술 시 갑상선 주변 림프절(중앙경부 림프절) 청소술이 추가되어야 한다. 양쪽 목(측경부) 림프절에 대해서도 최근 임상적으로 전이가 증명되지 않더라도 암이 생긴 부위의 측경부 청소술은 기본이며, 나아가 반대측 측경부 청소술까지 시행하자는 주장이 많아지고 있다. 이렇게 함으로써 수술 후 완치율을 높일 수 있다는 것이다.

수술 후 갑상선수질암의 종양지표인 혈청 칼시토닌 농도가 측정되지 않을 정도로 낮게 나오는 것이 이상적일 것이나 많은 환자에서 종양이 없음에도 불구하고 높은 농도를 유지한다. 원인은 주로 경부와 종격동(가슴 부위)의 림프절 전이 때문이고 간, 폐, 뼈 등의 전이도 원인이 된다. 컴퓨터단층촬영(CT), PET 스캔 등의 첨단 진단 방법을 동원해서 재발 혹은 잔여 종양의 위치를 파악하려고 하나 어려운 경우가 많다.

수질암은 방사선치료나 항암치료 등 수술 후 보조요법이 잘 듣지 않는 암이다. 방사선치료는 국소 진행이 심하거나 림프절 전이가 심할 경우 시도할 수 있다. 또 수술 후 잔류암이 존재하여 칼시토닌이 높게 나올 경우 고려할 수 있다. 하지만 아직 효과에 대해서는 회의적인 견해가 대부분이다. 항암 화학요법은 절제가 불가능한 진행성 암에서 고려할 수 있지만, 역시 만족스러운 효과는 얻기 힘들다. 최근 몇 가지 방사성 동위원소(123I-MIBG, 111In-octreotide)가 수질암에 흡착되는 것이 확인된 후 향후 치료목적으로 사용될 가능성에 대한 연구가 진행되고 있지만, 아직 임상에서 활용하기에는 어려운 실정이다.

1993년 수질암의 원인 유전자로 RET 종양유전자(proto-oncogene)의 돌연변이가 발견된 이후 임상에서 활발하게 활용되고 있다. RET 종양유전자의 변이가 확인되면 수질암의 발생 가능성이 매우 높으므로 예방적 갑상선 전절제술을 시행한다. 소아에서도 5~6세가 되면 부작용의 우려 없이 안전하게 시행할 수 있다.

보조 요법이 잘 듣지 않고 재발 잘 돼

갑상선수질암도 분화암보다는 나쁘지만, 성장속도가 느려 비교적 양호한 예후를 보인다. 메이오클리닉(Mayo clinic, 미국 미네소타 주 로체스터에 있는 권위있는 암 병원)의 보고에 따르면 이들의 5년, 10년 후 생존율이 90%와 86%라고 하였다. 가족형 수질암의 경우엔 발병을 예측할 수 있어 조기에 치료가 가능하여 좋은 예후를 보인다. 한 연구에서는 세밀한 경부 림프절 청소술을 통해 혈청 칼시토닌 농도가 정상화되었다고 하였지만, 이러한 생화학적 수치의 정상화가 생존율의 향상과 비례하지는 않는다고 하였다.

갑상선수질암의 재발 위험도는 약 30% 이상으로 보고되고 있다. 이런 경우에는 수술만이 유일한 치료법이지만 재수술의 성공 확률 역시 낮아서 약 30% 정도에서만 종양지표가 최저로 감소되는 성공을 거둘 수 있는 것으로 보고되어 있다.

이와 같이 갑상선수질암은 방사선치료나 항암치료 등 대부분의 수술 후 보조요법이 잘 듣지 않고 재발할 경우 아주 곤란한 지경에 이를 수 있으므로 처음 수술이 가장 중요하다. 또 정교한 수술 전 검사를 통해 확실한 계획을 수립해서 정확한 범위 내에서 수술이 이뤄지도록 하는 것이 무엇보다도 중요하다 하겠다.

어떤 암보다 가장 위험하고 공격적인 역형성암

역형성암은 갑상선암의 1% 정도를 차지하는 매우 드문 암인데, 어떤 암종보다도 가장 공격적이고 위험한 암이다. 전 세계적으로 보고된 바에 따르면 대부분 진단일로부터 1년 내에 사망하게 되는 것으로 알려져 있을 정도로 예후가 불량한 암이다.

이 암은 분화 갑상선암에서 역형성 과정(탈분화 과정)을 거쳐 발생한다. 이 과정은 오랜 시간이 지나면서 여러 가지 이유로 유전자의 변이가 생기기 때문에 일어나는 것이라 인정되고 있으며, 대략 20~30년 정도가 걸리는 것으로 생각된다. 따라서 환자들은 거의 70~80대의 고령층인데, 아주 오래 전부터 갑상선암이 있었지만 치료를 받지 않았다고 하는 사람들이 대부분이다.

기존에 갑상선에 혹이 있었으나 크게 불편하지도 않고 변하는 것 같지 않아서 방치했지만, 어느 순간부터 갑자기 폭발적으로 혹이 커져서 숨쉬기가 곤란할 정도가 되었다고 하는 것이 이 환자들에게 나타나는 전형적인 증상이다. 그러나 젊은 층에서도 간혹 발생하는 경우가 있기 때문에 미분화암으로의 변이 과정이 아주 오랜 시간이 필요한 것만은 아니라는 견해도 조심스럽게 제기되고 있다.

암세포의 분화가 나빠지는 역형성 과정을 거치고 나면 예후가 매우 좋은 분화 갑상선암(유두상암과 여포상암)과는 판이하게 다른 공격적인 진행을 보이고, 림프절 전이와 전신 원격전이가 매우 흔하게 나타난다. 이러한 전이는 급속히 진행되고 치료 과정 중에서도 멈추지 않아 결국에는 어떠한 치료도 불가능한 상태에 이르게 된다. 이러한 까닭에 초기 분화암이 발견되면 시간을 오래 끌지 말고 빨리 수술을 하는 것이 좋다는 권고를 하게 되는 것이다.

진단 당시 이미 근처의 주요 생명 기관(기관, 식도, 주요 동·정맥 등)으로 암이 침범하고 폐, 뼈, 간 등으로 전신 전이가 나타나므로 수술이 불가능한 경우가 대부분이고, 수술은 진단 목적으로 조직검사를 하거나 종양의 부피를 조금 줄여주는 정도 외에는 의미가 없다.

보조적인 치료로는 방사선 요법, 고분할 방사선 요법, 항암치료, 이들 방법의 병합요법이 시도되고 있으나 어느 것도 효과적인 성과를 얻은 증거는 없다. 일부에서 조기 진단이 되고 광범위한 절제가 가능했던 환자에게 여러 가지 치료를 결합한 다병합 요법을 시행하여 2년 이상의 생존을 보고한 바도 있지만 장기적인 치료 효과는 미지수다.

최근 유전자 치료의 관심이 높아지면서 특히 몇몇 유전자 치료에 대한 연구가 진행되고 있으며, 바이러스를 매개로 한 유전자 전달요법이나 특수한 물질을 사용해서 미분화암 세포를 재분화하는 방법도 연구 중이나 아직은 희망적인 결과가 없어 더 기다려 봐야 할 것으로 생각된다. 아주 초기의 미분화암을 치료한 후에 재발하는 경우를 볼 수는 있지만, 과연 이것을 재발이라고 해야 할지, 암이 지속적으로 진행된 것이라고 봐야 할지 판단하기가 어려운 것이 사실이다.

이상과 같이, 미분화암은 어떠한 치료에도 반응하지 않고 치명적인 암이므로 역형성 과정을 거치기 전 분화암 단계에서 적극적으로 치료를 하는 것이 중요하다.

More Tip

언제부터 인류의 목에 혹이 생기기 시작했을까?

갑상선에 생기는 병은 생각보다 오래 전부터 사람들에게 알려져 왔다. 최초의 갑상선 질환은 기원전 2700년경 중국 문헌에 기록된 목의 결절이다. 또 고대 로마와 중세시대의 문헌에도 갑상선 혹에 대한 기록이 많다. 해산물을 구하기 어려운 유럽의 알프스 지역과 같은 산간 지역에서는 요오드 결핍과 연관되어 갑상선에 큰 혹이 많았다고 기록되어 있다.

이처럼 갑상선 질환 중에서 가장 먼저 알려지기 시작한 것이 갑상선 혹이다. 그리스 사람들은 이 병을 기관지에 생긴 혹이라고 생각했기 때문에 '기관지 주머니'라는 뜻으로 '브롱코실(bronchocele)'이라고 불렀다. 이러한 병칭은 거의 19세기까지 통용되었다.

그만큼 갑상선 질환은 인류에게 친숙한 질환 중의 하나로, 갑상선의 해부학적 구조나 생리 등은 오래 전부터 중요한 의학 주제 중 하나였다.

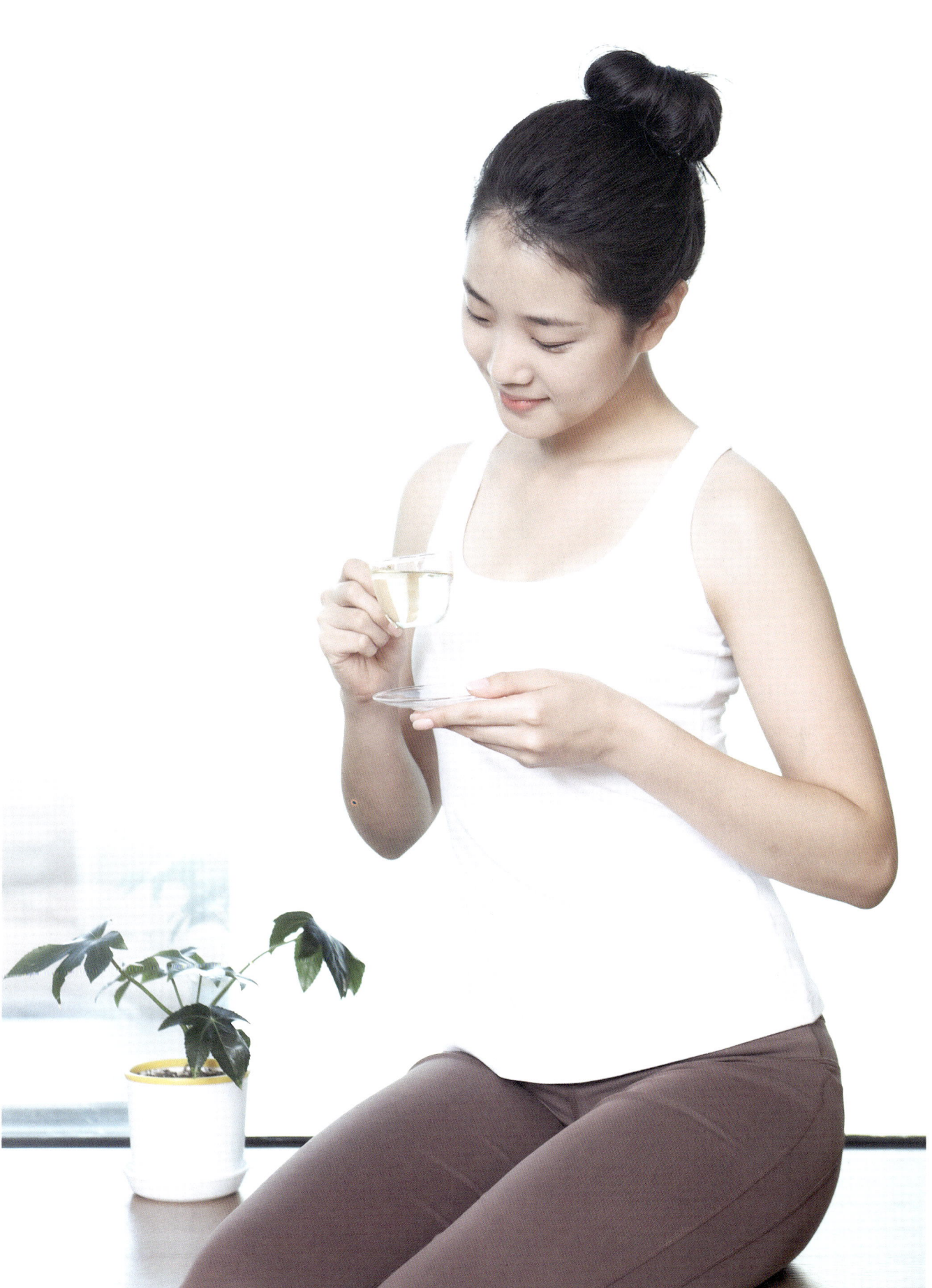

유전자 발현의 이상과 환경적인 요인, 그리고 유전

갑상선암은 왜 생기나?

갑상선암은 가족력과 관련있는 암 중 하나다. 유두상암, 여포상암과 같은 분화암에서는 5% 정도가 가족력과 관련된 암 발생이 관찰된다. 특히 수질암에서는 25% 정도가 유전적인 요인이 작용한다고 보고 있다.

암의 근본적인 원인은 유전자 발현의 이상

암이 왜 생기는지에 대한 의문은 오랜 시간 의학자들의 중요한 연구과제였다. 그 동안 이와 관련하여 방대한 지식이 쌓여 왔지만 여전히 풀어야 할 숙제가 많이 남아있다. 암이 왜 발생하며 어떻게 진행하는지를 알 수 있다면 그 원인을 제거해서 이를 예방할 수도 있고, 적절한 시기에 적절한 방법으로 치료할 수 있으며, 따라서 환자의 치료 경과가 어떠할지 예측할 수도 있을 것이다.

우리 몸의 여러 가지 기능은 크고 작은 단백질의 작용을 통해 조절되는데, 이런 단백질을 만드는 청사진은 유전자에 기록되어 있다. 유전자의 정보는 여러 가지 복잡한 단계를 거쳐 단백질을 만드는 데 사용된다. 이렇게 유전자의 정보가 단백질을 만들고, 나아가서 신체 기능에 영향을 미치는 것을 '유전자 발현'이라고 한다. 종양 중에서도 암은 여러 가지 원인으로 발생하는데, 그 근본적인 원인은 유전자 발현의 이상이다. 다시 말해 암은 세포가 죽고 사는 것을 관장하는 중요한 유전자 발현에 이상이 생기면서 발생한다. 유전자 발현의 이상은 유전자 자체가 변화하여 잘못된 정보를 기록하고 있어 발생하기도 하지만, 유전자의 정보가 단백질로 바뀌는 복잡한 과정에서 오류가 생겨 발생하기도 한다.

과거에는 유전자 발현의 이상만으로 종양의 발생을 설명하려고 했지만, 현재는 환경적인 요인이 상호작용하여 발생한다고 생각하고 있다. 즉, 아주 강력한 유전자 발현의 이상이 있는 경우에는 그 자체로도 종양이나 암을 유발할 수 있지만, 그렇지 않은 경우에는 종양이 쉽게 발생할 수 있는 유전적 요인을 가지고 있는 사람이 특정한 환경적 요인에 노출되었을 때 암이 더 잘 발생한다는 것이다.

갑상선암의 원인도 다른 암과 마찬가지로 갑상선 세포의 염색체(유전인자) 변화로 지속적인 세포의 증식과 전이에 의한 것이다. 갑상선에 발생할 수 있는 종양은 가장 양호한 선종에서부터 분화 갑상선암, 분화가 나쁜(암세포가 원래 발생한 정상세포와 아주 다른 모양과 기능을 갖고 있는) 갑상선암, 인체 암 중에서 가장 경과가 나쁜 암의 하나인 역형성 갑상선암까지 다양하다. 분화 갑상선암의 경우에도 갑상선의 어떤 세포에서 발생하느냐와 어떤 유전자 결함을 가지고 있느냐에 따라 유두상암, 여포상암, 수질암, 림프종 등 서로 다른 독특한 형태의 암으로 진행하는데, 각 단계에서의 독특한 유전자 변형이나 형태의 변화는 자세하게 연구되어 있다.

갑상선암에서 관찰되는 유전자 이상으로는 BRAF와 RAS 유전자에 발생한 돌연변이, RET와 TRK 종양유전자의 활성화, RET/PTC와 PAX8/PPARgamma 유전자의 재조합, p53 종양억제유전

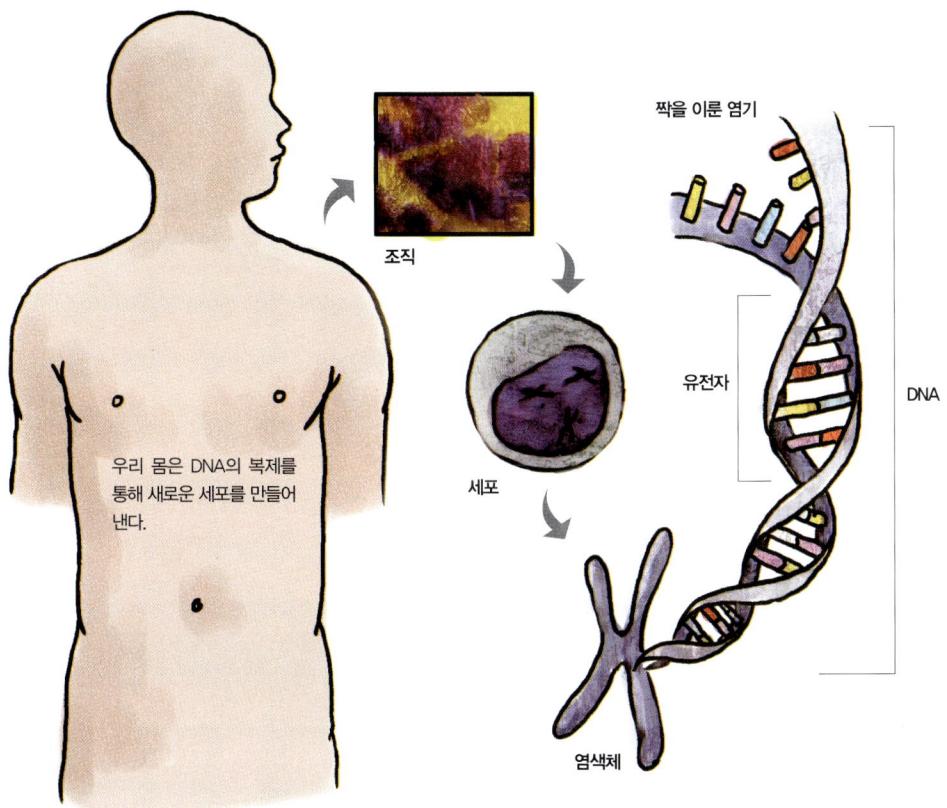

조직

세포

염색체

짝을 이룬 염기

유전자

DNA

우리 몸은 DNA의 복제를 통해 새로운 세포를 만들어 낸다.

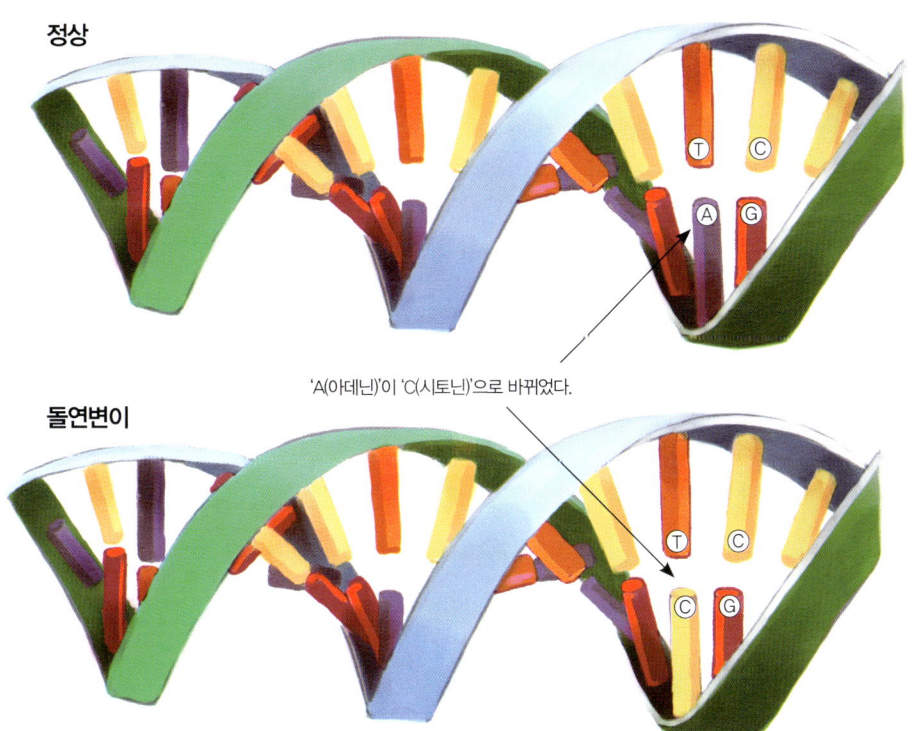

정상

돌연변이

'A(아데닌)'이 'C(시토닌)'으로 바뀌었다.

DNA를 구성하는 염기 서열의 변화가 돌연변이를 의미한다.

자의 돌연변이 등이 있다. 그러나 이런 변화를 일으키는 근본 원인에 대해서는 잘 알려져 있지 않다.

갑상선암을 일으키는 환경적 요인

역사적으로 몇 가지 환경적 요인이 갑상선암의 발생과 연관이 있는 것으로 밝혀졌지만, 현재의 우리 생활에서는 중요한 암 발생 원인으로 보기 어렵다. 외부 혹은 내부 방사선이 갑상선암을 일으킬 수 있다는 것과 음식물에 요오드가 부족한 지역에 연관되어 발생이 증가한다는 것을 제외하고는 구체적으로 알려진 것이 없다.

요오드는 갑상선호르몬을 만드는 데 반드시 필요한 원소로 갑상선 기능과 밀접한 관계를 가진다. 과거 요오드 섭취가 잘되지 않았던 시절에는 갑상선에 혹이 많이 생겼다. 아직도 히말라야 등의 내륙 오지에서는 요오드 결핍에 의한 갑상선 혹을 흔히 볼 수 있다. 이렇게 요오드가 부족한 지역의 사람들은 갑상선 비대가 흔하고 나아가서 갑상선 종양이나, 암의 발생이 높은데, 특히 여포상암과 역형성암의 빈도가 높다. 이들 지역에서 요오드 공급이 이루어진 후 여포상암과 역형성암의 빈도가 현저히 줄어든 것으로 보아, 요오드 결핍으로 인한 갑상선 비대는 종양 발생의 중요한 원인이라 생각된다. 그러나 지금은 식수나 식품 등에 요오드가 첨가되어 요오드 결핍 지역이 거의 없어졌으며, 특히 우리나라와 같이 삼면이 바다로 되어 있어 해조류 섭취가 원활한 지역에서는 요오드 결핍에 의한 질병을 찾기 더욱 어렵다.

요오드와 더불어 방사선 노출은 갑상선암을 발생시키는 중요한 환경적 요인이다. 방사선 노출의 위험이 잘 알려져 있지 않던 시절에 얼굴이나 목에 방사선을 쬔 어린이들이 성인이 되어 갑상선암이 잘 발생한다는 것은 오래 전부터 알려져 왔다. 특히 1986년 체르노빌 원전 폭발 사고는 이런 사실을 극명하게 잘 보여준다. 이 사고로 방사성 물질에 노출된 사람들 중에서도 특히 어린 아이들에게서 갑상선암 발생이 폭발적으로 증가하였다. 방사선에 노출되면 갑상선의 유전자 일부가 잘리고 이것이 다시 붙게 되는데, 이 때 정상적인 위치가 아닌 다른 위치에 가서 붙게 된다. 결과적으로 제 위치가 아닌 부분에서 잠재해 있는 유전자 정보가 발현되면서 암이 발생한다고 생각된다. 이렇게 방사선 노출과 연관되어 발생하는 갑상선암은 거의 예외 없이 유두상암이다. 따라서 직업적으로나 치료 목적으로 상당 기간 동안 상당량의 방사선에 노출될 경우에는 특별한 보호 장구를 착용하는 것이 바람직하다. 그러나 진단 목적으로 시행하는 일반적인 방사선 검사에서는 보호장구까지 착용할 필요는 없다.

유전에 의해서도 갑상선암이 발생할 수 있어

흔치는 않지만 갑상선암이 가족 내에서 집중적으로 발생할 수 있다. 흔히 진단되는 유두상암, 여포상암 등의 분화 갑상선암에서는 전체의 약 5%에서 가족력이 관찰된다. 본인을 중심으로 부모, 형제 · 자매, 자식의 3대(직계)에 걸쳐서 갑상선암 환자가 2명 이상 있으면 가족성 비수질성 갑상선암이라고 하는데, 3명 이상 있는 경우에는 갑상선암에 잘 걸리는 유전적 요인을 가지고 있을 가능성이 매우 높다. 이런 가족은 다른 가족에 비해 암이 아니더라도 갑상선의 종양(혹)이 빈번히 발생하는 경향이 있는데, 이것은 이들이 같은 환경에 노출되더라도 유전적으로 쉽게 종양을 만들 수 있는 소질을 가지고 태어났음을 의미한다.

현재까지 많은 연구를 통해 원인 유전자를 밝혀내기 위해 노력했다. 그 결과 몇 가지 후보를 가려내는 데 성공했지만, 아직 환자를 찾아내거나 치료하는 데 이용될 만큼 명확하게 규명해내지는 못하였다. 연구자에 따라 다른 견해를 보이기는 하지만 이런

유전성 수질암과 같이 유전성 갑상선암을 가진 가계의 모식도

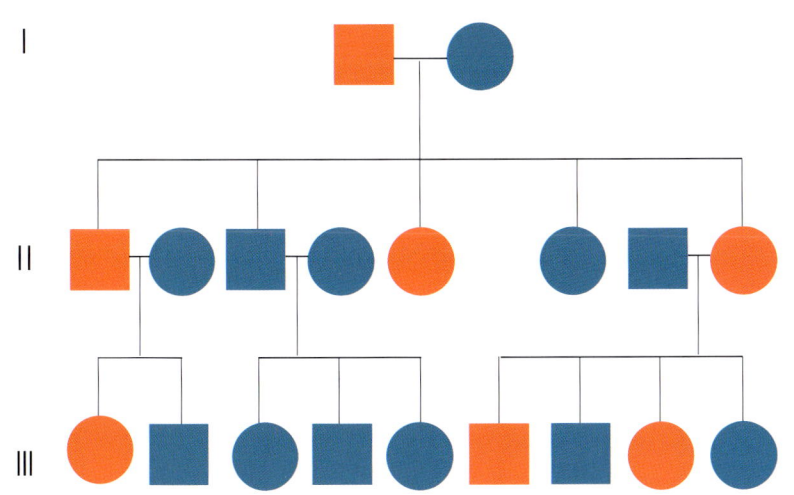

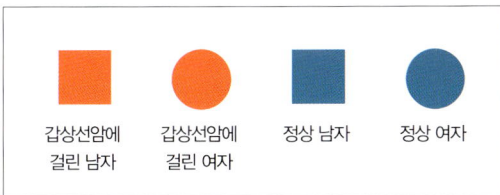

갑상선암에 걸린 남자	갑상선암에 걸린 여자	정상 남자	정상 여자

가족성 비수질성 갑상선암은 일반 갑상선암에 비해 더 공격적이며, 치료 후 재발이 많고, 생존율을 감소시킬 수도 있다고 하여 더 적극적인 치료의 대상이 된다.

가족성 비수질성 갑상선암이 다소 빈도가 높긴 하지만, 유전되는 갑상선암의 대표적인 경우는 수질암이다. 비록 수질암이 전체 갑상선암의 1~3%를 차지하는 드문 암이긴 하지만, 약 25% 정도에서 가족성으로 발생한다. 수질암은 RET 종양유전자가 돌연변이를 일으켜 발생하는데, 갑상선의 일부에서만 이런 변화가 생기면 유전되지 않지만, 몸의 모든 세포에서 이런 변화가 생기게 되면 자녀에게 유전된다. RET 종양유전자의 돌연변이가 몸의 모든 세

포에서 나타나면, 가족성 수질암이나 제2형 다발성 내분비 종양의 형태로 나타난다. 제2형 다발성 내분비 종양은 갑상선수질암을 근간으로 하여 부신의 갈색종, 부갑상선 증식증, 점막의 신경종 등이 수반되는 질병 증후군이다.

현재 유전자 검사를 통해 유전성 수질암 환자를 가려낼 수 있으며, 환자 가족 중에서 어떤 사람이 치료의 대상이 되는지를 알아볼 수 있다. 나아가서 RET 종양유전자 돌연변이의 종류에 따라 완전하지는 않지만 언제 암으로 발병하며, 수반되는 질병들과의 상호 관계나 치료 경과를 예측할 수 있다.

그 밖의 원인들

이외에도 정확한 인과 관계를 알 수는 없지만, 갑상선에 양성종양을 가진 경우나 체질량지수(몸무게를 체중의 제곱으로 나눈 값)가 35kg/m² 보다 높은 고도 비만의 경우, 갑상선암의 위험이 약 2~4배 증가한다고 알려져 있다.

일반적으로 갑상선암이 남성보다 여성에서 발생비율이 4배가량 높다. 하지만 그 이유는 아직 명확하게 밝혀지지 않았다. 또한 아직까지 경구 피임약이나 여성호르몬제 복용 등이 갑상선암의 발생 위험을 증가시킨다는 뚜렷한 증거는 없다.

갑상선암과 음식에 있어서 몇 가지 언급되는 채소가 있다. 양배추, 브로콜리, 고추냉이 등 십자화과 채소류다. 십자화과 채소류에는 갑상선종을 유발하는 물질인 티오글루코시드와 항산화물질이 같이 함유돼 있다. 일부 동물실험에서는 십자화과 채소류가 갑상선암의 발생을 증가시켰으나 사람은 갑상선암이 발생하지 않았다. 따라서 아직까지 십자화과 채소류의 효과에 대해서는 논란이 많다. 반면, 십자화과 이외의 일반 채소류의 섭취는 갑상선암의 발생을 억제하는 것으로 나타났다. 과일류, 커피, 차는 갑상선암의 발생과 관련 없는 것으로 알려져 있다.

Medical Focus

갑상선암의 증상과 진단

갑상선암이 의심되면 어떻게 하나?

갑상선암은 결절에서부터 진행되는 경우가 많다. 따라서 증상이 없는 갑상선 결절이라도 초음파 검사 등에서 발견되면 갑상선암이나 다른 질환의 여부를 알아보기 위해 검사를 추가적으로 하게 된다. 갑상선암을 진단하는 혈액 검사와 영상 진단법은 어떤 것들이 있는지 간략하게 소개한다.

갑상선암은 증상이 없다?

갑상선암은 전형적으로 통증이 없는 목의 혹(결절)으로 시작된다. 대부분의 경우 특이한 증상이 없으나 갑상선암이 커짐에 따라 여러 증상을 유발할 수 있다. 이러한 증상으로는 갑작스러운 결절의 크기 증가로 인한 동통(쑤시듯이 아픈 통증)을 들 수 있다. 암이 진행됨에 따라 크기가 커지게 되면 주위 조직이 압박을 받아 목이 쉬거나 음식을 삼킬 때 불편함을 느낄 수 있으며 심한 경우 호흡곤란까지 유발할 수 있다. 또 주위의 림프절을 침범한 경우에는 커져 있는 림프절이 만져지기도 하며, 때로 객혈(기관지나 폐 등의 호흡기로부터 피가 나오는 것) 등의 증상이 나타날 수 있다.

이러한 증상들은 고분화 갑상선암에서는 상대적으로 흔하지 않으나, 역형성 갑상선암(악성도가 매우 높은 갑상선암)이나 갑상선 림프종에서는 초기 증상으로 나타나는 경우가 많다. 특히 역형성 갑상선암은 종양의 성장속도가 빨라 병원을 처음 내원할 때부터 목의 혹을 비롯하여 목소리의 변화, 호흡곤란 및 연하(음식물을 삼키는 것)곤란을 호소하는 경우가 많다.

갑상선암도 다른 암과 마찬가지로 다른 장기로 원격전이 될 수 있는 특징을 가지고 있다. 흔한 원격

전이 장소는 폐, 뼈 및 뇌 등이 있다. 폐로 전이가 된 경우 대부분 환자는 증상이 없으나 20% 정도의 환자에서는 호흡곤란과 객혈이 있을 수 있다. 뼈로 전이된 경우 동통이나 골절 등을 유발할 수 있고, 뇌 또는 척수로 전이가 되면 이에 따른 신경장애로 인한 증상이 나타날 수 있으나 흔한 소견은 아니다.

최근 우리나라의 경우 갑상선 결절에 대한 관심이 높아지고 초음파와 같은 진단법 발달 및 미세침흡인 세포검사가 상용화됨에 따라 조기에 진단되는 갑상선암이 많아졌다. 특히 여성의 경우 유방검진과 같은 검진 프로그램을 국가적으로 시행하여 유방 초음파 검사와 함께 갑상선 초음파 검사를 받는 경우가 많아졌다. 이로 인해 현재 치료를 받기 위해 병원을 찾는 갑상선암 환자들 대부분은 특이 증상이 없는 무증상 갑상선암 환자다.

하지만 이러한 증상이나 징후가 갑상선암에만 해당되는 특징적인 것은 아니다. 즉, 감염이나 갑상선의 양성 결절 또는 신체의 다른 부위에 이상이 있어도 비슷한 증상이 나타날 수 있다. 따라서 위와 같은 증상이나 징후가 있는 경우 의사를 찾아서 검사하는 것이 좋다. 이때 의사는 갑상선암뿐만 아니라 다른 가능성 있는 원인을 찾기 위해 검사를 하게 되

는데, 여러 증상이나 소견들 중 갑상선 결절과 함께 아래에서와 같은 소견을 보일 때 갑상선암을 의심하게 된다.

갑상선 결절에서 갑상선암을 의심할 수 있는 소견들

환자의 특징	결절의 특징
20세 이하이거나 70세 이상	크기가 큰(4cm 이상) 결절
남자	갑자기 커지는 결절
두경부 방사선치료 병력	매우 단단하게 만져지는 결절
가족 중에 갑상선암 환자가 있을 때	주위 조직과 붙어 잘 움직이지 않는 결절
초음파 검사에서 이상 소견	목소리의 변화
PET 검사에서 발견된 갑상선 결절	호흡곤란, 삼킴곤란
	결절과 함께 목의 림프절이 만져질 때

갑상선암이 의심되면 어떻게 하나?

위와 같은 증상으로 병원을 찾은 결과 갑상선암이 의심되는 경우, 우선은 신체 진찰을 시행하게 되고 동시에 과거의 병력이나 가족들의 병력을 확인하게 된다. 그리고 갑상선이나 다른 부위의 문제를 찾기 위해 혈액 검사와 더불어 영상을 얻기 위한 검사를 시행하게 된다. 이러한 검사방법들은 앞선 장에서 이미 설명이 되었으므로 여기서는 간략히 진단 과정을 소개하고자 한다.

① 신체 검사

환자가 병원을 찾게 되면 가장 먼저 의사는 몸의 변화를 자세히 살피게 된다. 이때 목 부위의 진찰을 통해 갑상선 결절의 유무를 확인하고 목의 림프절 등을 만져보아 비정상적인 결절 등이 있는지 확인한다. 동시에 갑상선의 단단한 정도를 파악하며, 갑상선의 결절이 확인되면 결절의 단단한 정도, 주위 조직과의 유착 유무를 평가한다.

② 혈액 검사

결절을 평가하기 위해 일차적으로 혈액 검사를 통해 갑상선 자극호르몬(TSH), 갑상선호르몬(T4) 또는 갑상선 항체를 측정한다. 이 검사를 통해 갑상선의 기능을 평가할 수 있으며 갑상선염 등과의 감별진단에 도움을 받게 된다. 대부분의 갑상선암은 혈액 검사에서 정상소견을 보이며 갑상선 기능이

증가된 경우에는 갑상선암보다 양성종양의 가능성이 높다. 가족력에서 갑상선수질암이 의심되는 경우에는 혈중 칼슘 및 칼시토닌이라는 호르몬을 측정한다. 갑상선 기능 검사에 이상소견이 있는 경우 방사성 동위원소 스캔을 시행하며, 정상인 경우 가는 주사바늘을 이용하여 미세침흡인 세포검사를 시행한다.

③ 갑상선 초음파

최근 보편화된 고해상도의 갑상선 초음파는 갑상선 질환, 특히 결절의 크기, 위치 및 종양의 특성을 파악하는 데 있어 가장 민감한 검사방법 중의 하나다. 초음파 검사만으로는 양성 갑상선 결절과 갑상선암을 정확히 구분할 수 없지만, 다음 단계인 미세침흡인 세포검사를 시행할 때는 초음파가 큰 도움이 된다. 초음파를 통해서 위치를 파악하면서 시행하면 미세침흡인 세포검사의 정확도를 높일 수 있는 장점을 가지고 있어 현재 갑상선 질환의 진단에 있어 빼놓을 수 없는 검사다.

④ 미세침흡인 세포검사

신체 검사에서 갑상선암이 의심되거나 갑상선 초음파 검사 결과 이상소견을 보일 때 시행하는 조직검사법이다. 가는 주사바늘이 달린 주사기를 의심되는 부위에 찔러 조직을 흡인하여 현미경을 통해 세포를 관찰하여 병을 진단하는 방법이다. 현재의 진단방법 중 갑상선 결절이 양성인지 암인지 구별하는 가장 좋은 방법으로 약 95% 이상의 정확도를 가진 것으로 알려져 있다. 결과적으로 갑상선 결절이 있을 때 이에 대한 치료방향은 미세침흡인 세포검사의 결과에 따라 결정된다.

⑤ 방사성 동위원소 스캔

혈액 검사를 통해 갑상선 기능 이상이 확인된 경우(특히 갑상선자극호르몬이 감소된 경우), 갑상선 질환의 진단에 도움을 줄 수 있는 검사방법이다. 하지만 갑상선 결절의 진단에 있어 방사성 동위원소 스캔의 유용성은 제한적이다. 즉, 대부분의 환자는 갑상선 기능 검사와 초음파 검사 및 미세침흡인 세포검사를 통해 기능의 이상을 평가할 수 있고 이를 통해 갑상선암의 진단이 가능하기 때문에 방사성 동위원소 스캔은 잘 사용하지 않는다.

⑥ 컴퓨터단층촬영(CT), 자기공명영상(MRI)

앞의 진단 방법을 통해 갑상선암으로 진단된 경우 암의 진행 정도를 평가하는 데 이용된다. 이 검사를 통해 목의 림프절 전이를 더욱 정확히 평가할 수 있고, 기관이나 회귀 후두신경과 같은 주요 장기와의 관계를 세밀하게 볼 수 있다.

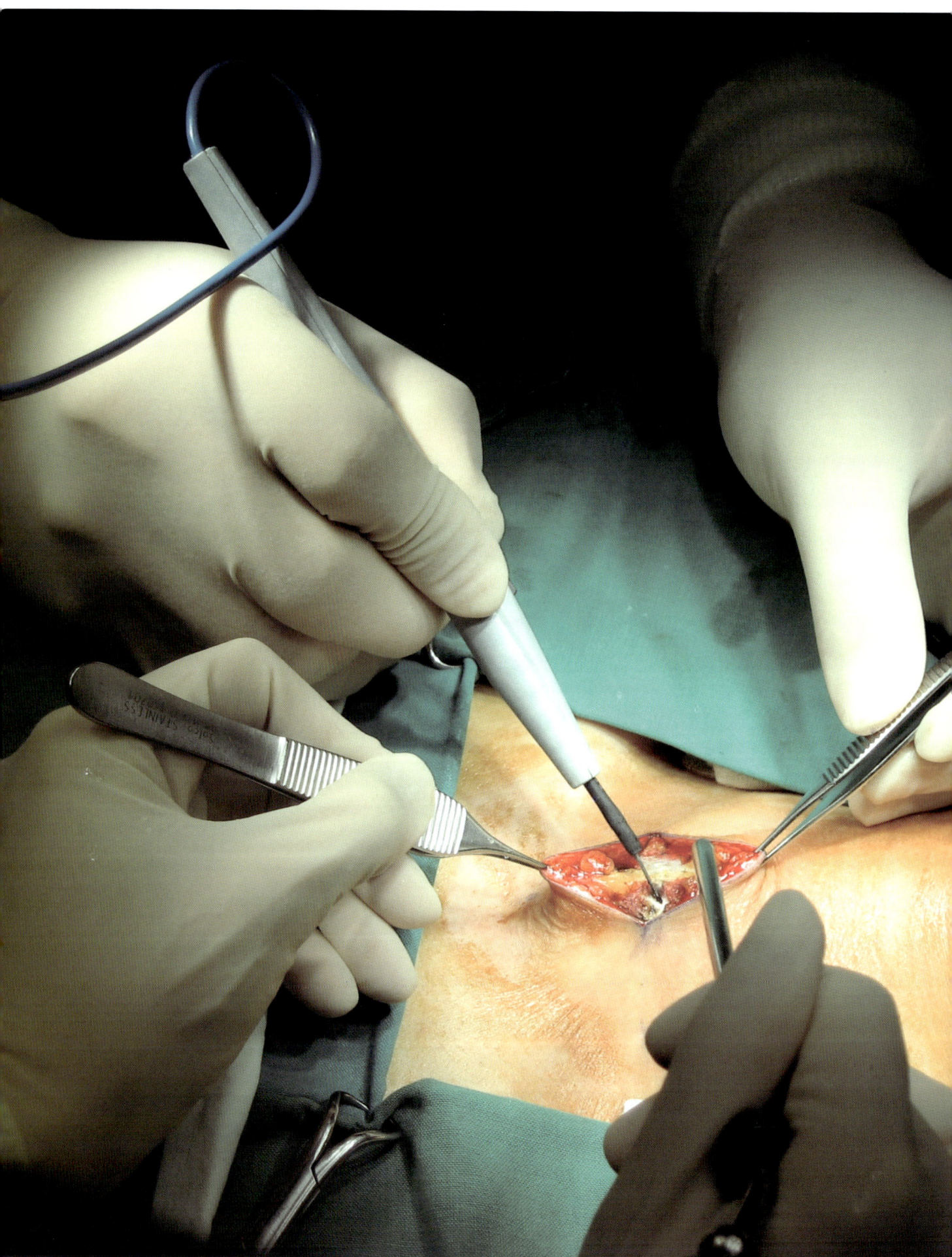

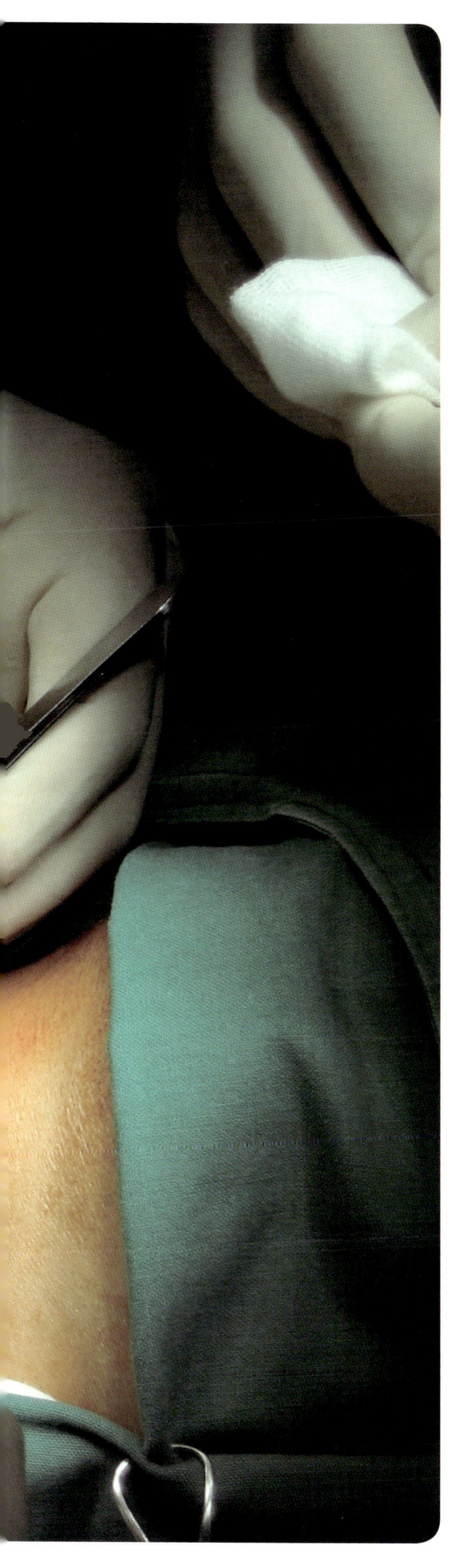

3

갑상선암을 치료하는 최고의 방법을 찾는다

갑상선암 수술, 어떻게 하나?

갑상선암의 가장 전통적인 수술법은 암이 생긴 갑상선과 그 주위 림프절까지 모두 제거하는 갑상선 절제술이다. 최근에는 미용적 측면을 고려하여 내시경이나 로봇을 이용한 수술을 하는 경우도 있다. 갑상선암의 수술법과 수술 후 합병증의 대처방안을 알아본다.

암이 생긴 갑상선과 주위 림프절을 모두 제거한다

갑상선암 수술의 정석, 전통적 수술법

최근에는 로봇이나 내시경을 이용한 갑상선암 수술도 시행되고 있지만, 그래도 전통적인 방식의 절개를 통한 갑상선암 수술법이 기본을 이루고 있다. 지금으로부터 100여년 전 스위스의 코허가 개발한 수술법으로, 그는 임상의사로서는 전무후무하게 갑상선 수술법으로 노벨의학상을 받기도 했다. 암이 생긴 갑상선과 그 주위 림프절까지 제거하는 전통적인 갑상선 절제술은 어떤 경우에 어떻게 시행되는지 소개한다.

갑상선암 치료의 원칙은 암 조직 제거

갑상선암이라고 진단을 받으면 환자는 '암'이라는 소리에 하늘이 노랗고 마치 세상이 끝나는 것과 같은 큰 충격을 받는다. '설마 그럴 리가… 오진이 아닐까?' 하는 마음으로 이 병원 저 병원을 돌아다니며 '병원 쇼핑'을 한다. 최종적으로 암이라는 확진을 받으면 '내가 죽고 나면 어린 아이는 어떻게 하나?', '철 없는 남편은 누가 돌보나?' 하는 근심걱정으로 며칠밤을 지새운다. 어느 정도 걱정을 가라앉히고 나면 이번에는 '어떻게 수술받지 않고 치료하는 방법은 없을까?', '수술한다면 어느 병원이 잘할까?' 등과 같은 현실적인 문제를 해결하기 위해 인터넷에서 이곳저곳을 방황하다 결국 병원을 찾게 된다. 그런데 병원에서 만나는 의사마다 말이 달라 헷갈리기 짝이 없다. 전통적 수술법, 최소침습 수술법, 내시경 수술법, 로봇보조 수술법 등 여러 갑상선 수술법 중에서 어느 방법을 선택할지, 갑상선을 다 제거하는 갑상선 전절제술을 선택할지, 한쪽 갑상선 날개를 떼는 반절제술을 받을지, 갑상선암이 퍼지는 장소인 림프절을 어느 정도까지 떼어내야 되는지… 도무지 어떻게 하는 것이 옳은 것인지 환자들은 쉽게 가늠하기가 어렵다. 또 의사들이 사용하는 말은 왜 그렇게 어려운지 머리 속이 어지럽다.

결론적으로 말해서 거의 모든 암에서 그렇듯이 암 치료의 원칙은 일단 수술로 완벽하게 암 조직을 제거하고 혹시 인간의 눈이나 영상 사진에서 보이지 않게 남아있을 수 있는 아주 미세한 현미경적인 암 세포를 죽이기 위해 보조적으로 항암요법을 적용하는 것이다. 갑상선암도 예외 없이 마찬가지다. 우선 암이 생긴 갑상선과 그 주위 림프절을 제거한 후, 수술 후 보조치료로 방사성 동위원소 치료와 갑상선 호르몬 약을 복용하는 것이 기본이다.

1cm 크기의 암인데도
갑상선 전체를 떼어 내는 이유는?

환자들이 가장 많이 의아해 하는 질문은, "암의 크기가 1.0cm 정도의 작은 크기이고 한쪽 갑상선엽(나비의 한쪽 날개에 해당하는 부위)에 국한되어 있는데, 암덩어리만 떼어내지 왜 멀쩡하게 보이는 반대편 갑상선엽까지 떼어내고 그것도 모자라 주위에 있는 림프절까지 청소하는 수술을 하느냐?"라는 것이다. 이는 암이 퍼져나가는 경로를 이해하면 의문이 풀릴 것이다.

어떤 종류의 갑상선암인가에 따라 암이 퍼져가는 모

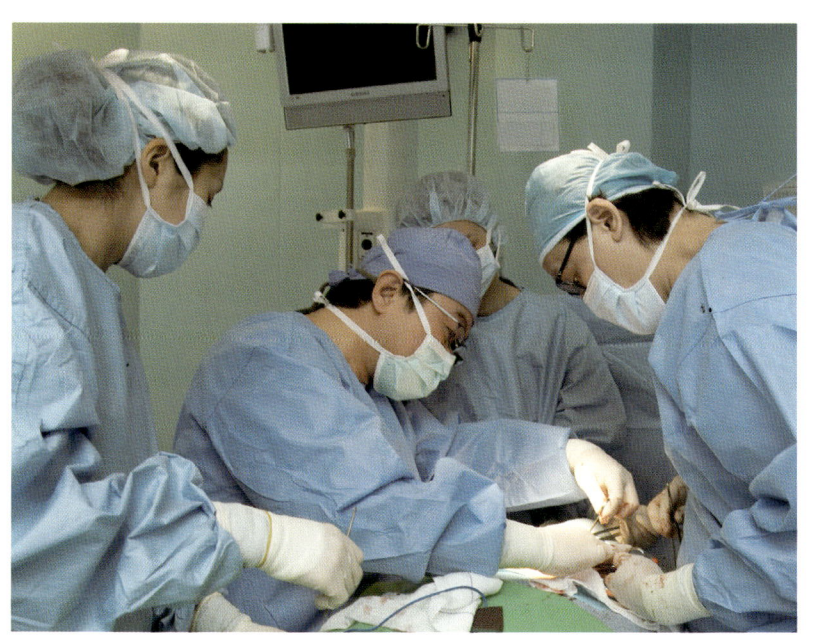

된다. 여포상암은 림프절로 퍼지는 것보다는 혈관을 타고 폐, 뼈 등으로 멀리 퍼지는 특성을 가지고 있다. 갑상선 주위에는 수많은 혈관, 림프관, 신경들이 복잡하게 얽혀있고, 숨을 쉬는 기도가 바로 뒤에 붙어 있으며, 음식이 넘어가는 식도도 인접해 있다. 또 갑상선 뒷면에는 팥알보다 작은 부갑상선이 붙어 있는데, 이 부갑상선은 갑상선으로 들어가는 혈액에 기생해서 그 기능을 유지하고 있다.

갑상선 뒷면에는 또 다른 중요한 장기가 위치하고 있는데 바로 목소리를 내게 하는 성대로 가는 후두 신경으로, 가느다랗게 붙어서 지나가고 있다. 따라서 암이 진행하여 갑상선막을 뚫고 나가면 바로 이웃하고 있는 신경, 부갑상선, 혈관, 기도, 식도 등을 침범하여 점점 더 치료가 어려워지게 된다.

양에 조금씩의 차이가 있지만 우리나라에서 가장 많은 유두상 갑상선암을 보면, 한쪽 갑상선엽에 암이 생기면 이 암덩어리가 그 자리에서 커지면서 퍼져나가기도 하지만, 갑상선 안에 있는 무수한 림프관을 따라 암세포가 여기저기 눈에 보이지는 않게 퍼지고 나중에는 갑상선 주위 림프절(중앙경부 림프절)로 퍼지게 된다. 다음 단계로 옆목 내경정맥을 따라 산재해 있는 림프절(측경부 림프절)로 퍼지고, 더 진행하면 폐, 뼈, 뇌 등으로 멀리 퍼지기도 한다.

전체 갑상선암의 80%가량을 차지하는 유두상암은 여포암과는 달리 암의 초기 단계에서부터 주위 림프절로 잘 퍼지는 특성이 있다. 물론 암이 진행될수록 그 정도는 심해진다. 암 수술의 원칙은 보이는 암덩어리만 떼어내는 것이 아니다. 그 암세포가 퍼지는 경로가 되는 림프관과 림프절, 이들을 포함한 연조직, 암이 퍼져있는 주위 조직(혈관, 근육, 식도벽, 기관 연골, 때로는 신경조직의 광범위한 절제 등)을 하나하나씩 따로 떼어내는 것이 아니라 한꺼번에 몽땅 넓게 절제하는 것이다. 이렇게 하지 않고 보이는 암덩어리만 떼어내면 얼마 가지 않아서 곧 재발하게

재발률 낮고 수술 후 치료하기 쉬운
갑상선 전절제술

갑상선암 수술 중에서 가장 작은 수술 범위는 암이 위치하는 한쪽 갑상선엽과 그 주위에 있는 중앙경부 림프절을 절제해 내는 것이다. 일반적으로 암의 크기가 1.0cm보다 작은 미세 갑상선암은 이렇게 수술한다. 미세암이라도 암이 갑상선막을 침범했거나 주위 장기를 파먹어 들어갔다든지, 암의 위치가 기도나 식도 근처에 있다든지, 2개 이상 여러 개가 있다든지, 미분화 암세포 등 공격적인 암세포라든지, 유전자 검사 및 분자생물학적 검사에서 나쁜 예후를 나타내는 소견이 있다든지, 림프절이나 폐나 뼈로 멀리 퍼져 있다든지 하면 갑상선을 다 들어내는 갑상선 전절제술과 주위 림프절 청소술을 한다. 목의 옆쪽 림프절까지 퍼져 있으면 그 림프절이 소속되어 있는 목 안쪽에 분포하는 정맥의 림프절과 옆목의 뒤편에 있는 림프절까지 들어내는 광범위 림프절 청소술까지 시행한다.

때로는 갑상선 아래쪽 림프절이 기도의 전면이나

측면을 따라 종격동(흉골과 쇄골 아래쪽 양쪽 폐로 싸여 있는 공간으로 림프절, 큰 혈관들과 심장이 위치해 있음)까지 퍼져있을 수도 있는데, 이때는 종격동까지 열어야 하는 대수술이 필요하다. 물론 미세암일 때보다 1.0cm 이상으로 진행된 암일 때 이런 경우를 더 자주 볼 수 있다.

미국갑상선학회는 1.0cm 이상 되는 암은 갑상선 전절제술을 할 것을 권고하고 있다. 일부에서는 갑상선암의 위험인자를 따져 저위험군에 속하는 환자는 일엽절제술을 하고, 고위험군에 속하는 환자에서만 전절제술을 하자고 하고 있으나 소수의 주장에 그치고 있다. 2007년 미국 통계로는 82.9%의 환자가 전절제술을 받고 있었으며, 한국은 약 70% 내외, 일본은 20% 내외가 전절제술을 받고 있었다. 전절제술과 일엽절제술을 비교하면 수술 후 20년 이상 장기간 관찰했을 때, 재발률에서 전절제술이 월등히 좋은 성적을 보이고 있다. 또한 수술 후 방사성 동위원소 치료를 하기가 쉽고 재발 여부를 알 수 있는 검사가 쉬워지기 때문에 갑상선 수술을 전문으로 하는 외과의사와 내분비과의사는 전절제를 선호하는 경향이 있다.

갑상선암은 느리게 자란다고 하여 '거북이 암'이라고만 생각하거나 수술 이외의 다른 방법으로 치료하다가 적절한 치료시기를 놓쳐 암이 기도나 식도, 또는 경동맥을 침범했다든지 하면 정말로 고치기가 어렵게 된다. 또 순하고 착한 암이 나쁘고 사악한 암으로 변하기도 한다. 첫 수술을 철저하게 하지 못하여 재발이 된 경우에서 이럴 때가 종종 있다.

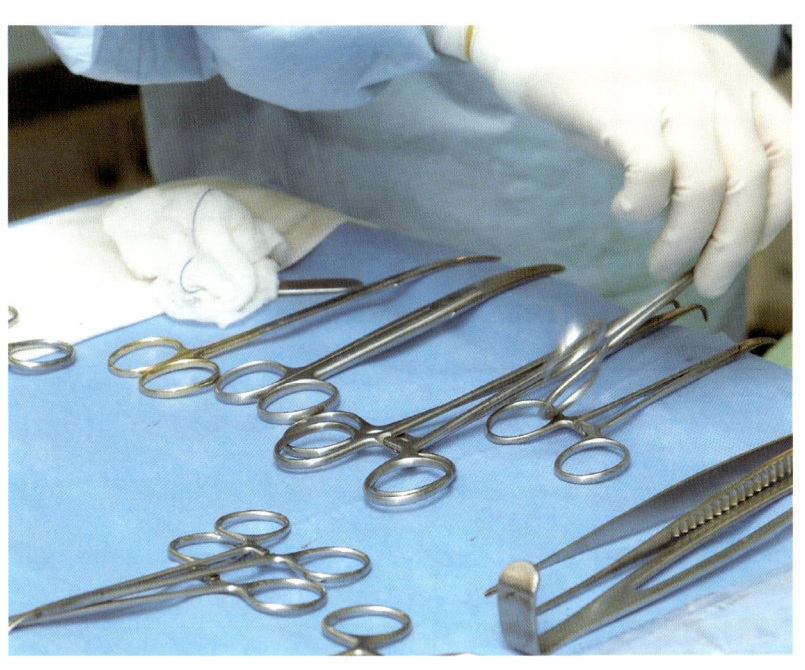

미용 강조하다 암 수술 원칙 간과해서는 안 돼

갑상선암은 어떤 암보다도 재발이 잘되는 암으로 알려져 있다. 수술 후 5년, 10년 재발률은 수술을 전절제를 하든 일엽절제(반절제)를 하든 큰 차이를 보이지 않으나 20년, 30년 후에는 큰 차이를 보인다.

미국에서 수술 후 30년 동안 추적관찰한 결과 무려 30%의 재발률을 보이고 있었고, 이중 2/3는 10년 이내에 재발한 것으로 조사되었다.

다른 종류의 암은 재발이 되면 다시 고칠 수 있는 확률이 적어 재발과 사망률이 비례하는 경향이 있으나, 갑상선암은 재발이 되더라도 다시 고칠 수 있는 확률이 높기 때문에 재발이 되었다고 크게 실망할 필요는 없다. 그러나 재발에서 사망으로 발전할 수도 있기 때문에 재발은 환자 자신에게는 엄청난 스트레스가 되는 것이 틀림없다.

그러면 어떻게 하는 것이 좋은가? 첫 수술을 받을 때 재발이 가장 적게 일어나는 수술 방법을 선택하는 것이 무엇보다 중요하다.

일반적으로 갑상선암은 여성 환자가 많고 수술 부위가 남의 눈에 보일 수 있는 목이기 때문에 외모를 중시하는 우리나라에서는 미용적으로 티가 나지 않게 수술을 해달라고 요구하는 경우가 많다. 그래서 각 병원마다 수술 절개선을 경쟁적으로 작게 하려고 노력하고, 절개선이 작게 나오면 실력있는 병원으로 생각하는 환자도 있다. 과연 그럴까?

암 수술의 원칙에 따라 암 조직은 철저하게 제거를 하되, 이왕이면 예쁘게 그리고 되도록이면 티가 덜 나게 하는 수술이 잘된 수술임에는 틀림이 없다. 하지만 주객이 전도되어 미용적인 면만 강조되고, 암 수술의 원칙은 무시하는 '우'를 범해서는 안 된다. 암 수술을 받을 때는 무엇보다도 수술받는 목적을 먼저 생각해야 된다. 한동안 최소침습 갑상선 절제술을 개발하여 사용하던 때도 있었으나 암 수술에서는 이보다는 '철저한 제거'가 더 중요하다고 생각되어, 현재에는 초기암을 제외하고는 잘 사용하지 않고 있다.

이런 관점에서 볼 때 갑상선암 수술은 지난 100년 이상 전 세계적으로 사용되고 검증된 전통적 갑상선 절제술이 가장 안전하고 믿을 수 있는 수술법으로 인정되고 있다. 전통적 갑상선 절제술은 스위스의 코허(Theodore Kocher)가 개발한 수술법이다. 100년 전인 1909년, 코허는 임상의사로서 전무후무하게 갑상선 수술법 개발로 노벨의학상을 받았다. 현재 사용되는 갑상선 수술은 100년 전보다 많이 개선된 것이지만 기본 근간이 변한 것은 아니다.

전통적 갑상선 절제술, 어떻게 하나?

① 우선 목 전면 아래 흉골과 쇄골 위쪽 부위에 목주름(목주름이 없으면 미래에 생길 목주름 선으로 예측되는 선)을 따라 적절한 길이의 절개선을 넣는다. 보통은 흉골에서 손가락 두 개 넓이 정도 위쪽의 목주름을 따라 절개하는 것이 가장 일반적이다. 절개선이 흉골에 너무 가까이 있으면 흉터가 두껍게 나오고, 반대로 흉골에서 윗쪽으로 너무 멀리 떨어져 있으면 흉터는 가늘게 나오나 목의 중간에 있으므로 눈에 잘 띄는 경향이 있다. 절개선의 길이는 암의 진행 정도에 따라 짧기도 하고 길어지기도 한다.

② 갑상선을 싸고 있는 띠근육층 위에서 피부를 넓게 박리한다. 띠근육이 위에서 아래까지 잘 보이도록 박리한다. 이때 피부로 들어오는 감각신경이 같이 박리되기 때문에 수술 후 목 앞 부분의 피부 감각이 남의 피부처럼 둔해진다. 하지만 둔해진 감각은 수술 후 수개월에서 수년 사이에 서서히 회복된다.

③ 띠근육의 중앙 부위, 이른바 '아담의 사과'라고 불리는 갑상연골 맨 윗쪽에서 흉골이 있는 부위까지 세로로 길게 열어 바로 아래층의 갑상선이 잘 노출되도록 한다. 이때 띠근육을 가로로 절단하여 갑상선 노출을 더 넓게 하기도 하나, 암덩어리가 아주 큰 경우 외에는 잘 사용하지 않는다. 수술 후 이 띠근육이 기도연골과 직접 붙어버리는 유착현상이 일어나 음식을 삼키거나 말할 때 당기는 느낌이 생길 수 있다. 요즈음에는 유착방지제를 써서 이를 막아보려는 노력을 하고 있다.

④ 띠근육을 옆으로 당겨 암이 있는 갑상선을 완전히 수술시야로 나오도록 노출시켜 갑상선으로 들어오고 나가는 수많은 동맥과 정맥을 일일이 잡고 처리한 후 한쪽 갑상선을 절제한다. 이때 갑상선 뒷면, 기도와 식도 사이에 목소리를 관장하는 후두신경이 실처럼 가늘게 혈관들과 뒤엉켜 있고 또 수많은 림프절로 둘러싸여 있어 이 신경을 온전하게 보존하는 데 고도의 기술이 필요하다. 암의 진행 정도에 따라 신경의 위치가 달라지고 암이 신경을 둘러싸고 있거나 직접 침범해 있을 때는 이 신경을 처리하기가 어렵다. 신경의 위치는 오른쪽과 왼쪽이 다르며 사람마다 다르다. 갑상선암 수술 후 목소리가 변할 수 있다는 것은 바로 이 신경 때문이다.

⑤ 유두상 갑상선암은 수술 전 영상 사진에서 림프절 전이가 없는 것처럼 보여도 실제로는 현미경적으로 미세하게 갑상선 주위 림프절로 전이가 된 경우가 많으므로, 갑상선 절제를 할 때는 처음부터 이 림프절을 동시에 절제해 낸다. 여포상 갑상선암은 림프절 전이가 적으므로 육안으로 전이가 없으면 절제하지 않는다. 갑상선 수술 후 재발이 가장 잘되

는 부위는 바로 림프절이므로 처음부터 이 림프절을 깨끗이 청소해야 한다.

이때 회귀 후두신경 외에 보존해야 할 중요 장기로 부갑상선이라는 것이 있다. 부갑상선은 4개가 있는데 그 크기가 팥알보다 작으며 개인마다 다르고, 갑상선 뒷면에 붙어 있으면서 림프절들 속에 묻혀 있기 때문에 육안으로 잘 안 보이는 수가 많다. 또 혈액공급을 갑상선 혈액공급원에서 받기 때문에 갑상선 절제와 림프절 청소를 하고 나면 부갑상선의 기능이 떨어져 혈액 속의 칼슘이 모자라 손발이 저리고 쥐가 난다. 암이 진행되어 수술이 커지고 림프절 청소술의 범위가 커질수록 이런 현상이 잘 생긴다. 림프절 청소술을 철저히 하자니 부갑상선이 걱정되고 부갑상선을 온전히 살려 두려니 림프절 청소가 부실해 재발이 우려되는 기로에 설 때가 많다.

⑥ 갑상선 전절제를 해야 하는 경우는 반대편 쪽 수술도 같은 방식으로 진행한다.

⑦ 림프절 전이 정도가 심해져서 옆목 림프절까지 퍼져 있는 것이 확인되면 피부 절개선을 옆으로 확대해서 소위 측경부 림프절 청소술을 한다. 수십 개의 림프절이 목의 내경정맥과 어깨로 가는 신경을 따라 분포하므로 시간이 걸리더라도 인내심을 가지고 차근차근 제거해 낸다. 여기에 따르는 수술 후유증으로 어깨로 가는 신경기능의 약화로 인한 어깨 운동의 장애가 일어날 수 있다. 드물게 수술한 쪽 자율신경의 약화로 수술한 쪽의 눈꺼풀이 내려오는 수가 있다. 이외에 림프액의 과다한 누출, 옆목 피부의 감각 이상, 목 근육이 당기는 느낌 등 불편한 증상이 생길 수 있다. 암의 진행 정도가 심할수록, 림프절 전이가 많을수록 이런 원하지 않는 증상이 생겨날 수 있다.

⑧ 진행된 암이 기도나 식도, 후두신경을 포함한 목의 각종 신경들과 혈관을 침범해 있으면 복잡하고 어렵고 위험한 수술이지만 각각의 상황에 따라 절

제해 낸다.

⑨ 수술을 끝낼 때는 시작할 때와는 거꾸로 다시 순서대로 봉합하면 되나, 갑상선 수술은 다른 어떤 종류의 수술보다 혈관 분포가 많은 장기이므로 상처를 닫기 전에 철저한 지혈작업이 필요하다. 수술대에서 출혈점을 찾아 일일이 지혈을 했는데도 수술 후 환자가 이동하다가 목이 꺽인다든지, 기침을 한다든지, 얼굴이 붉어질 정도로 목을 깊게 숙이거나, 무거운 물건을 든다든지, 소리를 지른다든지 하다가 지혈이 되었던 혈관이 터져 기도 주위에 피떡이 형성돼 기도가 눌려 숨을 못 쉬게 되는 위험한 상황이 벌어지기도 한다.

흉터를 최소화하려면?

이상과 같이 갑상선암 수술은 간단한 것 같으면서도 암의 진행 정도에 따라 고도의 판단과 수술기술이 필요하다. 특히 암의 위치가 갑상선 뒷면에 있으면서 후두신경, 기도, 식도와 가까이 있을 때는 더욱 그러하다. 이들을 잘 보존하면서 암 수술의 원칙에 따라 갑상선암을 제거하려면 절개선과 암이 있는 부위까지 거리가 가장 가깝고, 직접 육안으로 또는 확대경을 사용해서 수술하는 전통적 수술법이 가장 효과적이고 안전하다. 암이 후두신경, 목 동맥, 기도 등에 유착되어 있거나 침범되어 있을 때 예리한 수술 칼로 정밀하게 갑상선 조직을 분리하는데는 다른 어떤 수술법도 이를 대체할 수 없다.

그러나 전통적 수술법의 최대 단점은 모두가 알고 있는 바와 같이 목의 전면에 절개 흉터가 남을 수 있다는 점이다. 흉터를 티 나지 않게 하려는 수술기술과 수술 후 흉터 관리에 대한 여러 가지 시도가 현재 활발히 진행되고 있다. 처음부터 성형수술 기법으로 봉합하면 흉터를 최소화할 수 있는데, 외부에서 눈에 보이지 않게 피하에서 아주 가느다란 봉합사로 꿰매 준다. 시간이 지나면 몇 개월 내에 흡수되는

특수실이므로 실밥을 뽑을 필요가 없다. 또 이 실은 피하에서 절개선이 벌어지지 않게 팽팽히 당겨주는 역할을 하기 때문에 흉터가 넓게 생기는 것을 방지할 수 있다.

수술 후 흉터조직이 과잉으로 생기는 것을 방지하기 위해 여러 가지 테이프 모양의 접착제나 연고제가 개발되어 있다. 복용약도 같은 목적을 위해 투여하기도 하나 아직 흉터가 감쪽같이 없어질 정도는 아니다. 흉터는 나이가 많은 환자의 경우에는 시간이 지나면 희미하게 되어 그런대로 만족하게 되나 세포 활동이 왕성한 젊은 환자의 경우는 잘 옅어지지 않는 경향이 있다. 켈로이드나 비후성 흉터 체질을 가진 환자는 레이저 치료로 어느 정도 효과를 보고 있다. 환자는 암이 초기이면서 위치가 후두신경, 기도, 식도, 혈관 등의 중요 장기와 떨어져 있다면 처음부터 내시경이나 로봇 수술도 고려해볼 만하다.

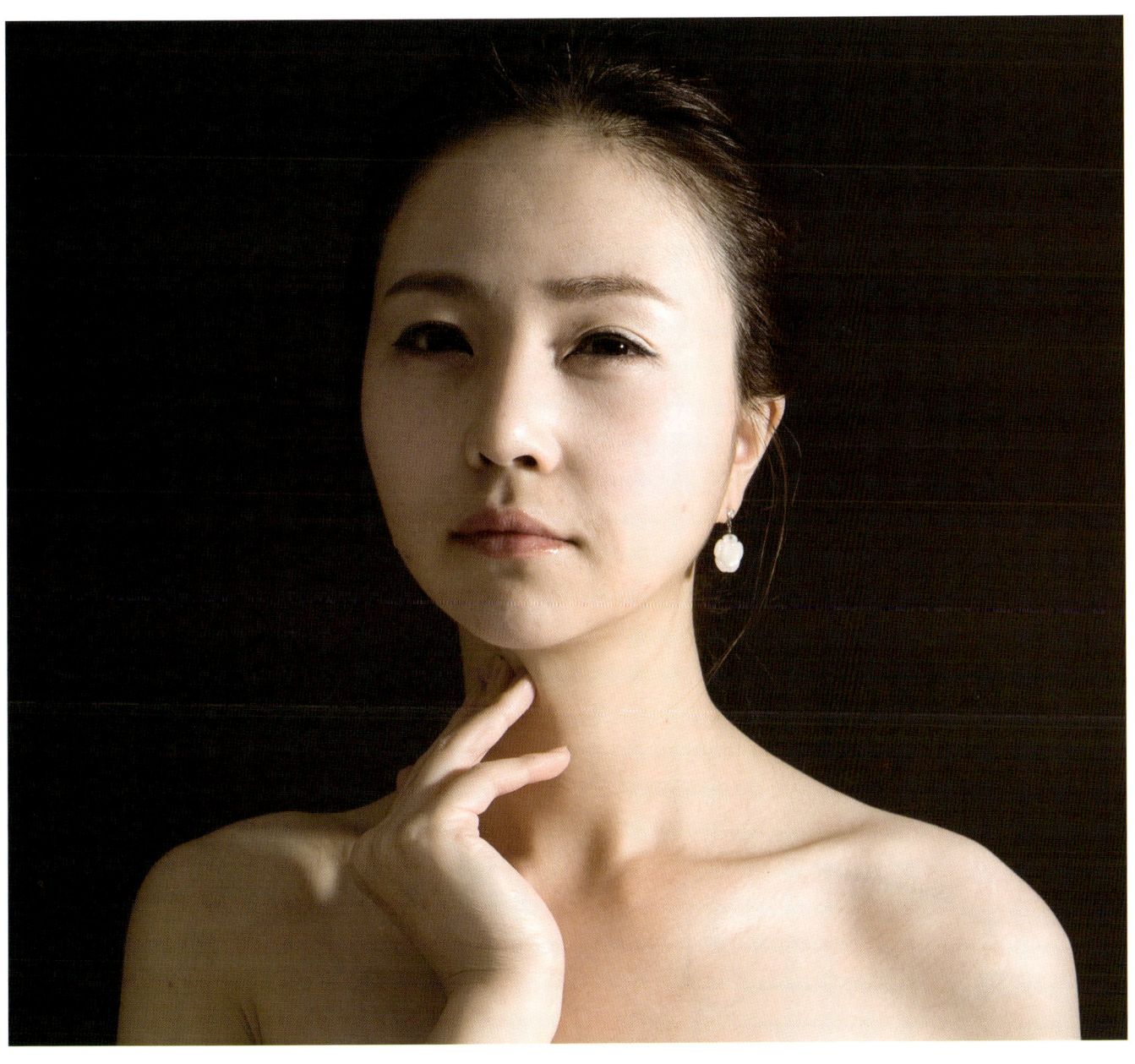

내시경과 로봇을 이용해서 흉터 없이 갑상선암을 수술한다

미용적 측면을 고려한 내시경적 갑상선암 수술법

갑상선암도 다른 암과 마찬가지로 수술로 완벽하게 암 조직을 제거하는 것이 일차적인 치료법이다. 하지만 환자가 주로 여성이라는 점과 수술 후 따르는 목 부분의 흉터 때문에 최근에는 내시경이나 로봇을 이용한 수술법이 점차 늘고 있다. 의료계에서도 암 수술에 있어 점점 미용적인 측면까지 고려하고 있기 때문에 향후 로봇을 이용한 갑상선암 수술이 점차 확대될 것으로 보인다.

절개를 하지 않고 수술하기 위한 노력

현대 의학에서 외과 수술의 개념은 기원전 300년경 그리스의 데오프라스투스라는 식물학자가 상처구멍을 진흙으로 메웠다는 기록에서 시작됐다. 이후 외상에 의한 상처의 치료뿐만이 아니라 질환이 있는 체내의 장기를 절제·재건하는 개념으로까지 발전하였다. 외과 수술법은 지난 100여 년간 인체해부학과 질환의 병태생리학의 발전과 더불어 눈부신 진화를 거듭했으나, 질병 부위로 접근하기 위해 피부를 길게 절개하는 것을 피할 수는 없었다.

1990년대에 내시경을 이용한 수술법이 처음 소개되면서 통증이나 합병증, 면역력과 수술 후 회복 등과 같은 여러 가지 측면이 획기적으로 개선되었다. 이후 암처럼 환부와 환부 주변의 임파선을 완전히 절제해야 하는 수술법에서도 기존의 개복이나 개흉 수술법에 비해 안전성이나 근치성이 떨어지지 않음이 밝혀지면서, 내시경 수술법은 외과 영역에서의 새로운 한 파트를 차지하게 되었다. 그뿐 아니라 특정 장기와 관련된 수술에서는 첫 번째로 시도해야 할 표준 수술법으로 자리 잡게 되었다.

의용공학 기술이 진보해 가는 과정에서 등장한 다양한 수술 기구들은 특히 미용적인 차원에서 큰 진보를 나타냈다. 20세기 후반에는 로봇공학을 이용해서 환자를 치료하거나 수술하는 방법들이 소개되기 시작하였다. 이러한 첨단 과학기술을 이용한 도구를 통해 외과적 수술법은 최소침습을 적극 활용하는 쪽으로 발전하고 있다.

갑상선 외과적 수술의 해결하기 어려운 문제, 흉터

갑상선암의 치료로는 수술적 완전 절제가 기본 원칙이다. 이후 위험군에 따라 방사성 동위원소 치료와 갑상선자극호르몬 억제 요법을 받을 수 있다. 수술적 치료는 앞목 부위에 6~8cm 정도의 피부 절개를 통해 갑상선을 절제하는 방법이 지난 100여 년간 기본을 이뤘다. 특히 측경부에 림프절의 전이기 있는 경우는 15cm 정도로 길게 절개해야 한다.

일반적으로 다른 암에 비해 갑상선암이 양호한 예후를 보이는 점과 미용에 관심이 많은 젊은 연령에서 발생률이 높은 점을 감안할 때, 노출되기 쉬운 목 부분의 긴 수술 흉터와 일부 목 근육의 변형은 환자에게 수술 자체를 망설이게 할 만큼 심각한 문제로 느껴지게 만들었다.

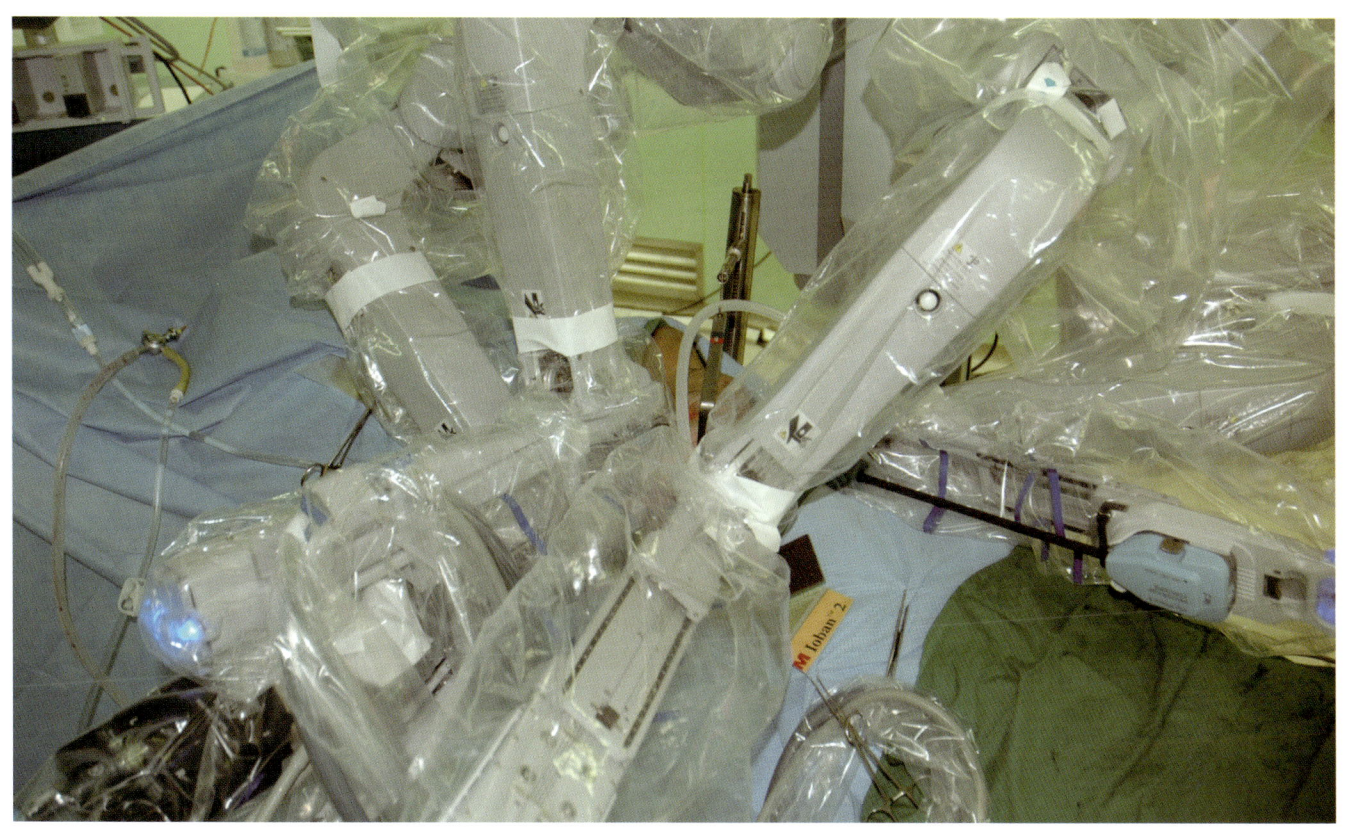

목에 흉터를 남기지 않는, 다빈치 로봇을 이용한 갑상선 수술

이런 단점을 극복하기 위해 최근에는 목 앞부분이 아닌 멀리 떨어진 부위의 피부 절개를 통해 내시경을 이용한 갑상선 절제법이 다양하게 소개되기 시작하였다. 그러나 갑상선은 많은 혈관이 분포돼 있을 뿐만 아니라 아주 중요한 큰 혈관과 신경이 주변을 둘러싸고 있는 장기라, 내시경을 이용한 수술법을 다른 장기처럼 활발하게 이용하기에는 한계가 있었다.

최근 의료용 로봇이 이런 한계를 극복하고 있다. 그중 전 세계적으로 가장 잘 일려져 있으며 많이 사용되는 다빈치(da Vinci) 로봇은 기존의 내시경적 갑상선 절제술의 제한점을 극복할 수 있는 많은 장점을 가지고 있다. 다빈치 로봇 수술은 환자의 몸에 여러 개의 구멍을 뚫은 뒤 3차원 확대 영상의 수술용 카메라와 로봇팔을 이용해 의사가 몇 미터 떨어진 곳에서 원격 조정을 하여 수술을 하는 방식이다. 다빈치 로봇 수술은 집도의의 미세한 손떨림을 막고, 사람 손의 운동 범위를 넘어선 로봇팔을 사용하기 때문에 해부학적으로 사람 손이 도달하기 힘든 각도에 있는 부위까지 접근이 가능해 기존의 내시경적 수술법에 비해 아주 정밀하고 정확한 수술이 가능하다.

로봇을 이용한 갑상선 수술은 현재 우리나라가 전 세계적으로 선구자적 위치와 독보적인 지위를 유지하고 있다. 이미 미국을 비롯해 전 세계적으로 유명한 병원의 외과의사들이 로봇을 이용한 갑상선 절제술을 배우기 위해 국내 병원을 방문해 견학과 정기적인 트레이닝 프로그램을 이수하고 있으며, 국내 병원과 같이 동반 연구를 요청하고 있는 실정이다.

현재 갑상선 로봇 수술은 안전성과 유용성에 대한 결과 확보를 위해 갑상선 양성종양과 초기 갑상선 암에서 시행되고 있으나, 이미 방대한 연구 결과들이 충분한 근거를 제시하고 있으므로 곧 그 적용 범위가 확대될 것으로 생각한다.

로봇 수술의 단점으로 기존 수술보다 5~6배 정도 비싼 고가의 비용을 들 수 있다. 하지만 로봇의 대중화와 보편화가 생각보다 빨리 진행되고 있어 비용 역시 곧 떨어질 것으로 예상된다. 정교한 로봇을 이용한 갑상선 수술은 갑상선암 수술적 치료의 한 표준으로 곧 자리 잡을 것으로 전망된다.

FDA 승인을 받은 로봇보조 갑상선 절제술, 겨드랑이 접근법

무기하 액와부(겨드랑이) 접근법은 수술을 위한 작업 공간을 유지하기 위하여 이산화탄소 가스를 이용하지 않고 외부 견인기를 이용하여 진행되는 방법이다. 목에 긴 절개창이 나는 것을 피하기 위해 겨드랑이쪽으로 모든 도구가 들어가서 수술을 시행한다. 겨드랑이와 앞목까지의 거리를 최소화하기 위해 환자는 암이 생긴 쪽의 팔을 머리 쪽으로 올린 후 고정시킨 자세로 수술이 진행된다. 절개창은 팔을 내린 상태에서 보이지 않는 겨드랑이 부위에 5~6cm 정도의 크기로 만들어지며 피하조직 박리 후 목빗근(목의 가면쪽을 비스듬히 가로지르는 근육)의 두 갈래 사이를 통해 갑상선을 노출시킨다.

초기에는 앞가슴 부위에 0.8cm 또 다른 절개를 통해 로봇의 3번째 팔이 들어갔으나 현재는 겨드랑이의 절개만을 이용하여 모든 로봇 팔이 들어가 수술이 진행된다. 이 방법은 우선 일단 수술 절개창이 겨드랑이에 나게 되므로 미용적인 효과가 아주 뛰어나다는 것이다. 갑상선의 측부로 들어가므로 암 수술에 필요한 광범위한 림프절 절제가 가능하고, 성대에 분포하는 회귀 후두신경(되돌이 후두신경)이나 부갑상선을 보존하기가 아주 용이하다. 또한 앞목 부위의 조직을 전혀 박리하지 않기 때문에 앞목 부위의 감각저하나 수술 후 조직의 유착에 의한 당김 증상이나 통증 등이 거의 없다.

측경부에 림프절 전이가 있는 경우 목 부위 피부를 절개하는 기존의 수술은 15cm 이상의 긴 수술 절개창과 목근육의 변형이 불가피하였으나, 무기하 액와부 접근법으로는 겨드랑이 부위에 10cm 정도의 절개창으로 기존의 수술들과 동일한 범위의 변형 근치적 측경부 림프절 절제술이 가능하다는 점도 매력적인 장점 중의 하나다.

2001년부터 무기하 액와부 접근법을 이용한 내시경

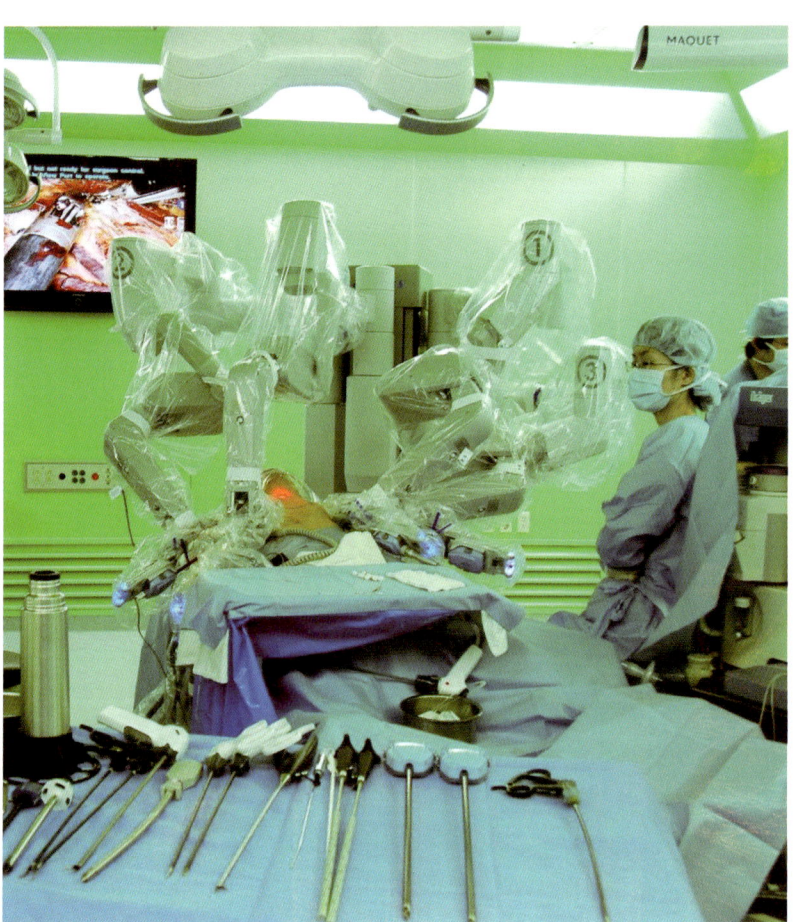

적 갑상선 절제술이 시행되어 왔으며, 수술의 안전성과 유용성이 이미 입증되어 전 세계적으로 널리 이용되는 방법이다. 이 수술법을 이용한 로봇 보조 갑상선 절제술은 2009년 미국에서 최초로 FDA 승인을 받았다.

양측 겨드랑이-유방 접근법을 이용한 내시경 · 로봇 갑상선 수술

양측 겨드랑이-유방 접근법을 이용한 내시경 · 로봇 갑상선 수술은 양측 겨드랑이와 유륜에 1cm 미만의 절개창을 낸 뒤 내시경 또는 로봇 수술도구를 삽입하여 갑상선 수술을 시행하는 방법이다. 목에 흉터가 전혀 남지 않고, 남에게 보이지 않는 1cm 미만의 겨드랑이 및 유륜 부위의 절개 상처만이 있어 미용적으로 우수하다는 장점을 가지고 있다. 목 부위에 절개를 하여 수술하는 방법과 비교해도 수술 결과에 차이가 없다.

양측 겨드랑이-유방 접근법에서 로봇 수술은 5cm 이상의 갑상선 양성종양, 재발의 위험도가 낮은 분화 갑상선암, 그레이브스병, 남성 환자 등에서 시행하고 있다. 반면, 내시경 수술은 5cm 미만의 갑상선 양성종양, 여포성 종양과 허들세포종, 그리고 여포성 종양과 허들세포종이 의심되어 내시경 수술로 갑상선 한쪽 갑상선엽을 절제한 뒤 최종 병리 검사 결과에서 여포상암과 허들세포암으로 진단받은 경우 반대편 갑상선엽을 제거하기 위하여 시행한다.

이 방법을 통한 수술은 성대의 움직임을 담당하는 회귀 후두신경, 부갑상선, 갑상선 혈관 등 중요 구조물을 쉽게 확인할 수 있다. 내시경 수술의 경우 3배, 로봇 수술의 경우 10~15배 확대된 시야를 사용하여 수술이 가능하다. 목에 흉터가 남지 않아 미용적으로 우수하며 종양학적으로도 근치적이고 외과적으로 안전하다는 장점을 가지고 있다. 그리고 전통적인 갑상선 수술과 수술방법이 같으므로 갑상선 외과의사에게 익숙하며 수술기구 조작의 장애가 적다는 장점을 가지고 있다.

S병원에서 2003년 1월과 2006년 6월 사이에 미세 유두상 갑상선암에 대해 절개 갑상선 수술을 시행한 198명의 환자와 내시경 갑상선 수술을 시행한 103명의 환자를 비교·분석하였다. 그 결과 평균 입원 기간은 절개 갑상선 수술이 3.18일이었고 내시경 갑상선 수술을 3.04일로 통계적으로 차이가 없었다. 수술 후 3개월이 되었을 때 티로글로불린의 수치가 1.0ng/mL 이하인 경우가 절개 갑상선 수술은 90.4%이었고 내시경 갑상선 수술을 88.9%로 역시 통계적으로 차이가 없었다.

또 수술 후 방사성 동위원소 치료를 시행하여 각각 17명(평균 연령 41세)과 13명(평균 연령 48세)의 환자를 비교하였다. 방사성 동위원소 치료 결과를 측정하기 위해 두 그룹 사이의 첫 번째 수술 후 요오드 스캔을 분석한 그 결과 두 그룹 간에 차이가 없었다. 이는 종양학적으로 내시경 또는 로봇을 이용한 수술이 근치적인 수술 결과를 가져온다는 점을 입증한 결과다.

간혹 유방 부위의 상처(유륜 절개)로 인하여 유방 부위의 감각이 변화될까 봐 걱정하는 환자가 종종 있다. 2009년 2월부터 2009년 6월까지 내시경 갑상선 수술을 시행받은 51명의 환자(평균 연령 39세)를 대상으로 객관적으로 감각 변화를 평가할 수 있는 모노필라멘트 검사와 주관적으로 감각 변화를 평가할 수 있는 설문조사를 실시한 결과, 수술 3개월 후 유방의 감각이 회복됨을 확인할 수 있었다. 모유 수유에도 지장이 없다.

갑상선암 로봇 수술은 기존의 내시경 수술방법의 어려움을 해결하여 보다 많은 환자에게 미용적인 결과를 고려한 '암 미용성형수술(Oncoplastic surgery)'을 가능하게 한다. 앞으로 의료 기술의 발달과 더불어 삶의 질을 중시하는 추세가 점점 커지게 되면서, 수술 후 기능적인 측면 뿐만 아니라 미용적인 측면에서도 가능한 한 정상에 가까운 삶을 영위할 수 있게 하는 수술방법이 늘어날 것으로 보인다. 이와 같은 점에 비춰볼 때 갑상선 로봇 수술을 이용한 암 미용성형수술이 보다 확대 적용될 것으로 예상된다.

More Tip

로봇 수술이란?

말 그대로 로봇이 수술하는 것을 말한다. 좀 더 정확히 말하면 수술용 로봇이 수술 과정 전체 또는 일부분에 참여하는 것이다. 국내는 집도의의 명령을 따르며 수술을 보조하거나 영상 가이드를 하는 수술 보조 로봇과 수술 과정의 전체 또는 일부를 의사와 함께, 때로는 의사를 대신해 작업하는 수술 로봇을 주로 사용한다.

현재 국내에서 가장 많이 사용하고 있는 '다빈치(da Vinci) 로봇'은 후자에 속한다. 최소침습 수술을 위해 미국의 인투이티브 서지컬사에서 개발한 첨단수술 장비로, 최초의 인간형로봇을 디자인한 레오나르도 다 빈치의 이름을 따 다빈치로 이름 붙였다.

국내에는 지난 2005년 7월 처음 들어왔다. 이 로봇은 환자의 몸에 3~5개 사이의 구멍을 낸 후 그 안으로 수술용 카메라와 팔을 집어 넣어 의사가 보다 편하게 수술할 수 있도록 돕는다. 수술 부위보다 10배 정도 확대한 영상을 3차원으로 보여주므로 의사는 화면을 보며 지시를 내리고 로봇은 이에 따라 움직이며 수술을 시행한다. 로봇 팔이 540도까지 회전이 가능하기 때문에 해부학적으로 의사의 손이 닿지 않는 곳까지 접근 가능해 편리할 뿐 아니라, 떨림이 없어 미세 봉합이 가능하므로 갑상선암 절제술 등에 있어 최소침습 수술을 시행하는 데 적합하다.

미세유두상 갑상선암도 치료가 필요하다

1cm 이하의 갑상선암도 수술해야 하나?

1cm 이하의 작은 갑상선암도 수술해야 하는지 문의하는 경우가 많다. 일부에서는 이와 같은 미세유두상 갑상선암을 수술하지 않고 추적관찰만 하는 일본의 예를 들면서 수술할 필요가 없다고 주장하기도 한다. 하지만 미세유두상 갑상선암이라도 많은 연구에서 림프절 전이나 원격전이를 보고하고 있기 때문에 크기가 작다고 해서 조기발견과 조기치료의 필요성을 간과하면 안 된다.

미세유두상 갑상선암이란?

세계보건기구(WHO)는 1cm 이하의 유두상 갑상선암을 미세유두상 갑상선암이라 정의하고 있으며, 여러 문헌에 따르면 전체 갑상선암의 30~40%를 차지한다. 최근 초음파 진단장비의 발전과 보편화로 갑상선암의 발생건수가 빠르게 증가하고 있으며 그 중에서도 1cm 이하의 미세유두상 갑상선암이 두드러지게 증가하고 있다. S병원의 연간 수술건수를 분석한 결과(1981년 1월~2009년 9월)를 보아도 미세유두상 갑상선암은 13%(1981년)에서 83%(2009년)로 크게 증가했다.

이러한 미세유두상 갑상선암은 대체로 예후가 양호한 편이라고 알려져 있다. 참고로 미국과 유럽, 한국의 갑상선학회는 갑상선암으로 진단되면 갑상선을 절제하는 것을 권고하고 있다.

미세유두상 갑상선암 치료는 어떻게?

미세유두상 갑상선암은 크기만 다를 뿐이지 그 임상적 특성은 다른 유두상 갑상선암과 같다. 따라서 환자의 나이, 성별, 갑상선 피막 침범, 다발성 병변, 경부 림프절 전이 및 원격전이 여부 등과 같은 예후인자를 고려하여 갑상선 전절제술, 방사성 동위원

소 치료 등이 필요하다.

2007년 일본 고베 구마병원의 이토 등은 우연히 발견된 미세유두상 갑상선암 환자 중 일부 환자(346명)를 대상으로 수술하지 않고 5년간 관찰한 결과, 암의 크기가 커진 환자가 6.7%이고, 측경부 림프절 전이 환자가 불과 1.4%로, 일부 저위험군의 미세유두상 갑상선암 환자에서 수술을 시행하지 않고 추적관찰이 가능하다고 보고했다.

그러나 최근의 문헌을 보면 미세유두상 갑상선암이라도 20%에 이르는 재발률과 치명적 결과를 초래하는 원격전이가 일어난 사실이 보고되고 있다. 다중심성 및 양측성인 경우가 12~40%, 경부 림프절 전이가 13~50%, 갑상선 피막 밖으로의 침입이 2~44%였고, 일부 보고에서는 원격전이가 1~2.7%로 나타났다.

2009년 미국의 클리브랜드 클리닉(Cleveland clinic)에서 갑상선암 환자의 말초 혈액을 채혈하여 혈액 내에 순환하고 있는 갑상선암 세포를 연구한 결과, 미세유두상 갑상선암 환자 59%에서 혈액을 떠돌고 있는 갑상선암 세포가 발견되었다. 이와 같은 사실은 1cm보다 큰 유두상 갑상선암과 차이를 보이지 않는다.

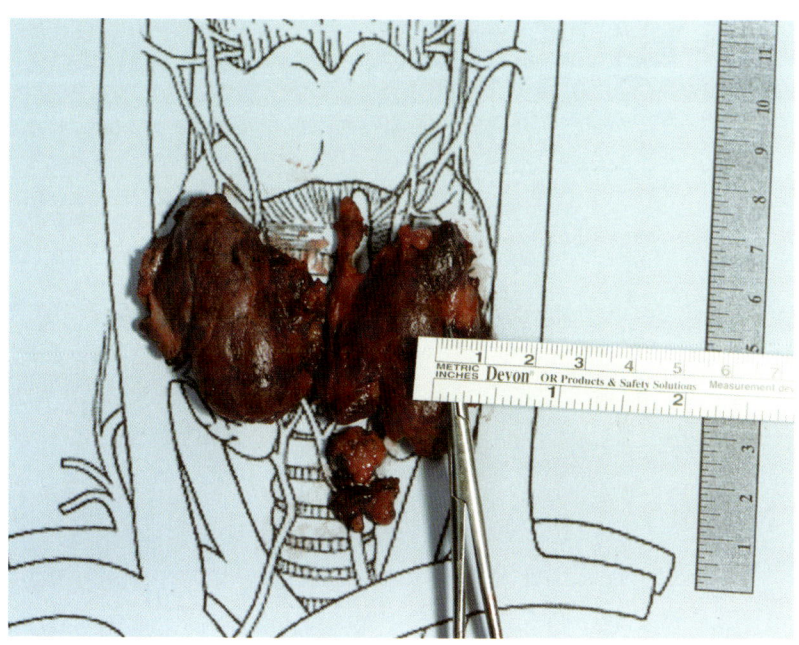

미세유두상 갑상선암의
육안적 소견

S병원에서도 1983년에서 2004년 사이에 갑상선 수술을 시행받은 1,150명의 환자를 분석한 결과, 1cm보다 작은 미세유두상 갑상선암 환자에서 52.2%는 갑상선을 둘러싼 피막을 벗어났고, 34.9%는 림프절로 퍼져 있었고, 41%에서는 다발성 병변이 관찰되었다. 또 갑상선암의 불량한 예후인자로 알려진 BRAF 유전자 돌연변이가 65.2% 발견되었다. 이러한 경우 치료 후 재발률이 높고, 원격전이의 가능성도 크다. 수술 전 초음파 검사 및 컴퓨터단층촬영(CT)을 시행하지만 갑상선암의 피막 침범 및 림프절 전이 여부에 대하여 결정적인 진단을 내릴 수는 없기 때문에 수술적 치료는 반드시 고려되어야 한다.

미국 갑상선학회의 신료권고안(2009년도)에 따르면 미세침흡인 세포검사에서 유두상 갑상선암이 의심되는 경우 수술을 권유하고 있다.

갑상선 근전절제술 또는 전절제술의 적응증
+ 갑상선암의 크기 1cm 이상
+ 병변의 반대편 갑상선에 결절이 있는 경우
+ 국소 또는 원격전이가 있는 경우
+ 두경부에 방사선치료의 병력이 있는 경우
+ 분화 갑상선암의 1대의 가족력이 있는 경우

+ 갑상선암의 크기 1~1.5cm 미만이지만 고령 (45세 이상)

일엽절제술의 적응증
+ 갑상선암의 크기 1cm 미만
+ 저위험군의 환자
+ 단발성 병변
+ 두경부 방사선치료의 병력이 없고 갑상선 내 병변이 있는 경우
+ 영상학적 또는 임상적으로 경부 림프절 전이가 있는 경우

일본의 갑상선암의 치료

미국과 유럽 및 한국의 갑상선학회는 내과 전문의, 외과 전문의, 핵의학과 전문의 등이 공통으로 참고하는 진료 가이드라인을 가지고 있지만 일본의 경우 학회 자체 권고안이 없어 각 병원의 의견과 경험에 따라 치료 방향을 결정한다.

일본 고베 구마병원의 보고는 일본 학회의 공통된 권고안이 아닌 일본의 몇몇 병원에서 일부 저위험군의 환자의 미세유두상 갑상선암을 수술하지 않고 추적관찰한 결과로, 보는 이에 따라서는 자칫 미세유두상 갑상선암의 치료가 불필요하다고 생각할 수 있다. 미세유두상 갑상선암이 비교적 예후가 좋은 편이긴 하나, 다른 종류의 악성종양과 같이 림프절 전이나 원격전이의 가능성이 많은 연구에서 밝혀지고 있다. 1cm보다 작은 유두암을 수술했을 때와 수술 없이 추석관찰 했을 때에 관한 생존율을 비교한 연구가 없으므로, 미세유두상 갑상선암이라 할지라도 조기발견과 조기치료의 필요성을 간과해서는 안 된다.

즉, '미세 갑상선암'은 1cm 이하의 유두상암을 의미하지만 그 임상적 특성은 다른 유두상 갑상선암과 다르지 않다. 특히 환자의 나이, 성별, 갑상선 피막 침범, 주위 조직 침입, 종양의 다중심성, 조직학적 변종, 경부 림프절 전이 및 원격전이 여부, BRAF 유전자 돌연변이 등에 따라 예후가 결정되는 악성종양이다.

가벼운 합병증은 적절한 관리를 통해서 치료될 수 있다

갑상선암 수술 합병증과 대처방법

갑상선암 수술이 외과의사가 도전해 볼 최상위 수술이라는 말이 있을 정도로 갑상선 절제술은 고도의 집중력과 섬세한 손놀림을 필요로 한다. 때문에 충분히 숙련된 전문의에게 수술이 이뤄진다면 큰 문제 없이 양호한 치료경과를 보이지만, 드물게는 여러 가지 합병증을 낳기도 한다. 수술 후 있을 수 있는 합병증과 이에 관한 대처법을 살펴본다.

요즘은 환자들이 미세 갑상선암의 경우 완치율이 95% 이상 좋은 치료결과가 나온다는 정보를 미리 습득하여, 치료하는 의사보다 더 느긋한 마음으로 진료를 받는 경우가 많다. 그러나 재발하거나 전이가 나타나는 경우도 무시할 수 없으므로 초기에 완벽하게 수술을 시행해야 하며, 무엇보다도 합병증이 없도록 안전하게 수술하는 것이 중요하다. 숙련된 갑상선 내분비외과 전문의에 의해 수술이 이루어진다면 대부분 큰 합병증 없이 양호한 치료경과를 보이지만, 드물게 피치 못할 수술적 결함이 생기거나 진행된 암인 경우 여러 가지 합병증이 나타날 수도 있다.

수술 후 생길 수 있는 합병증

과거 미국의 유명한 외과의사인 윌리엄 홀스테드는 갑상선암 수술이 외과의사가 도전해 볼 최상위 수술이라 칭한 적이 있다. 그 정도로 갑상선 절제술은 주의 깊은 집중력과 섬세한 손놀림이 필요하다. 갑상선 절제술에 따른 합병증들로는 수술에 의한 출혈 및 혈종, 후두신경 손상, 부갑상선기능저하 등이 나타날 수 있다.

먼저 갑상선 절제술 후 출혈 및 혈종은 0.5% 정도의 빈도로 생기지만 대부분 자연 흡수된다. 그러나 심한 경우 약 0.1% 정도에서 수술 당일 혹은 다음 날 응급수술이 필요할 수 있다. 크기는 작지만 혈류량이 풍부한 갑상선의 특징과 기도 전방에 위치하고 있는 해부학적 특성 때문에, 출혈 시에는 기도를 눌러 호흡곤란을 일으킬 수 있으므로 각별한 주의가 필요하다. 즉, 수술 후 환부에서 상당한 출혈이 있으면 사망에 이를 정도로 아주 급한 응급상황이며 즉각적으로 혈종 제거 및 재수술을 해야 한다. 상처 부위로 혈액이 묻어 나오거나 부어 오르면서 숨쉬기가 곤란한 경우는 지체 없이 의료진에게 알려야 한다.

갑상선 주변에는 발성에 중요한 신경으로 상후두신경과 회귀 후두신경이 있으며 수술 중 이와 같은 신경이 손상될 가능성이 있다. 상후두신경의 경우 고음을 유지하고 목소리 톤을 조정하는 역할을 하는데, 다행히 약간 손상되더라도 통상적인 대화에는 지장이 없지만 성악가 등 목소리를 많이 쓰는 직업을 가진 사람은 문제가 될 수도 있다. 이에 비해 한쪽 회귀 후두신경 손상 시에는 목소리가 쉬게 되고, 물을 마실 때 사레가 들거나 목이 메게 되는 흡인증상이 나타나게 된다. 양쪽 회귀 후두신경이 모두 손상되면 기도가 닫혀 숨쉬기가 곤란해지므로

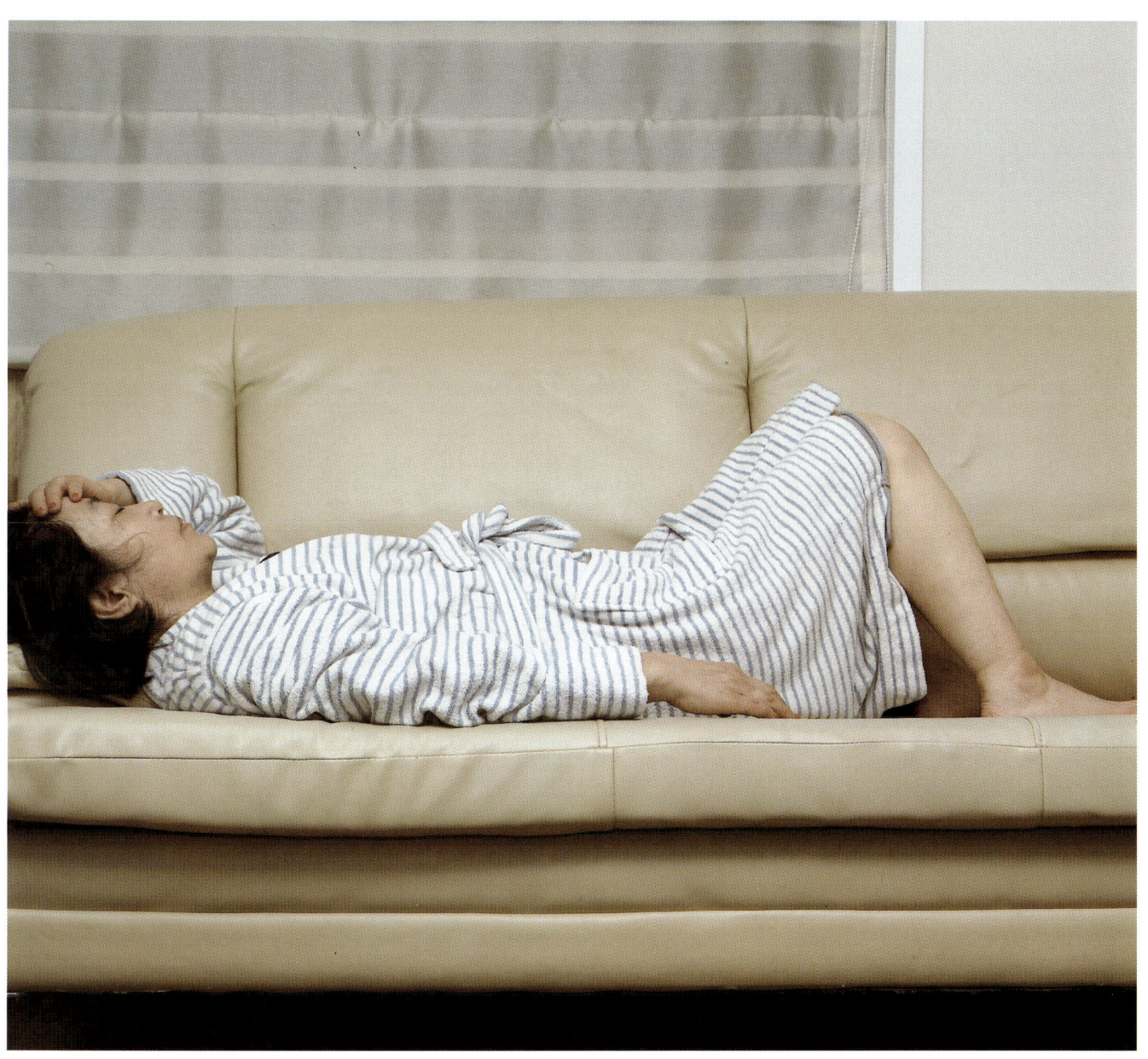

호흡 유지를 위해 기관 절개술이 필요하다. 특히 진행된 갑상선암이 신경을 침범하거나 신경의 주행경로가 정상인과 다른 경우에는 수술 중 손상될 가능성이 많은데, 갑상선 수술에 경험이 많은 갑상선 내분비외과 전문의가 수술을 담당하게 되면 이러한 합병증을 줄일 수 있으며, 혹 신경이 손상된 경우라 하더라도 재연결을 시행함으로써 후유증을 최소화할 수 있다.

갑상선에는 보통 4개 혹은 그 이상의 부갑상선이 갑상선 주변에 붙어 있는데, 종양이 유착되거나 침범된 경우에는 갑상선 조직과 함께 제거될 수 있고, 갑상선 수술 중 부갑상선으로 가는 혈관이 손상되면 일시적인 혈류 감소로 부갑상선기능저하증 및 저칼슘혈증이 발생할 수 있다. 초기증상으로 손 저림, 입 주변의 근육 떨림이 나타나고 대부분 며칠 또는 몇 주일 후 호전되나, 아주 드물게는 근육경련도 유발되는 등 영구적인 부갑상선기능저하증으로 진행될 수 있다. 증상이 나타나면 칼슘을 약물 및 주사로 보충해야 하고 영구적 부갑상선기능저하증이 발생할 경우에는 비타민 D와 함께 지속적으로 칼슘보충이 필요하게 된다.

갑상선 수술 후 관리 요령

갑상선 수술은 목을 뒤로 젖힌 상태에서 진행하기 때문에 두통, 어지럼증, 목과 어깨 부위 통증을 느낄 수 있으나 수술 후 가벼운 목 운동이나 스트레칭을 시행하면 이러한 불편감을 줄일 수 있다.

요즘 미용적 측면을 고려해 목에 절개창을 내지 않고 시행하는 내시경 혹은 로봇 수술법을 많이 시행하지만 아직까지 가장 많이 시행하는 전통적인 갑상선암 수술법은 목에 흉터를 동반한다. 이 경우에도 미용적 관점을 고려하여 목 하부(라운드 티를 입었을 때 흉터를 가릴 수 있을 정도의 낮은 부위)에 절개를 하게 된다.

수술 후 켈로이드 체질이 아니어도 비후성 반흔(튀어나온 흉터)을 남길 수 있는데, 갑상선 수술 환자의 대부분이 여성이므로 이러한 상처는 심각한 고민이 될 수 있다. 비후성 반흔의 경우에는 6개월에서 1년 정도 경과되면 거의 알아보기 힘들 정도로 호전될 수 있으므로, 조급해 하지 말고 시간적 여유를 가지고 느긋하게 기다리는 것이 좋다. 수술 자국에는 과다한 기계적인 자극을 주지 말고, 당분간 햇볕에 노출되지 않도록 하는 것이 좋다. 젊은 사람과 달리 40대 이상은 수술 자국이 거의 눈에 띄지 않는다.

림프절 청소를 많이 시행한 경우에는 수술 부위에 간혹 림프액이나 삼출액이 찰 수 있으며 이는 한두 차례 주사기로 흡인하는 등 보존적 치료로 대부분 좋아진다. 또한 수술 부위의 불편감, 이물감, 쑤시거나 조이는 느낌이 나타날 수 있는데, 이 역시 시간에 따라 호전되며 결국 6개월에서 1년 정도 경과 시 거의 사라지게 된다.

수술 후 1~2주 정도 회복기간 동안에는 부드럽고 삼키기 쉬운 음식이 좋고, 음식을 천천히 먹고 물을 충분히 마셔야 한다. 또한 칼슘이나 비타민 D가 많은 음식이나 약물을 섭취하는 것도 좋다.

다른 수술 후 합병증으로는 마취 후 무기폐를 들 수 있다. 폐는 작은 풍선이 여러 개 모여 있는 조직이라 표현할 수 있는데, 무기폐는 각각의 풍선이 마취 후에 잘 펴지지 않는 현상을 말한다. 이는 수술 후 하루 이내에 발생하는 발열 증상의 가장 흔한 원인이

된다. 이러한 합병증을 예방하려면 6~7초 간격으로 서서히 그리고 깊은 호흡을 자주 해주는 것이 좋다. 기타 심장, 폐, 간, 신장에 대한 합병증은 건강한 성인에서는 거의 발생하지 않는다.

갑상선암 수술 후 부족한 갑상선호르몬을 보충하고 또한 재발을 막기 위해 갑상선호르몬제제를 투여한다. 병기에 따라 3~6개월 간격으로 혈액 검사를 시행해서 적절한 용량을 유지하도록 한다. 또한 재발 여부를 확인하기 위해 정기적인 초음파 검사 및 갑상선 전문의와의 상담치료가 필수적이다. 복용하는 갑상선호르몬제제의 용량은 부족해서도 안 되지만 너무 과한 경우에는 심장 부담과 폐경 후 여성에서의 골다공증 위험이 증가할 수 있다.

요즘 현대인들에게 "피곤하십니까?"라고 물어보면 대부분은 "그렇다"고 대답할지 모르나, 특히 갑상선암 수술 후 환자의 경우에는 적절한 갑상선호르몬 보충요법이 이루어지지 않으면 피로감, 무력감, 체중 증가, 집중력 약화 등의 증상이 나타날 수 있다. 때문에 수술 후에도 지속적으로 내원하여 갑상선호르몬의 농도가 적절하게 유지되는지 정기적으로 확인해야 한다. 또한 전과 다르게 심한 운동을 자주 한다든가 육체적으로 힘든 일을 많이 하거나 임신을 할 경우에는 진료의사에게 꼭 상담하는 것이 좋다.

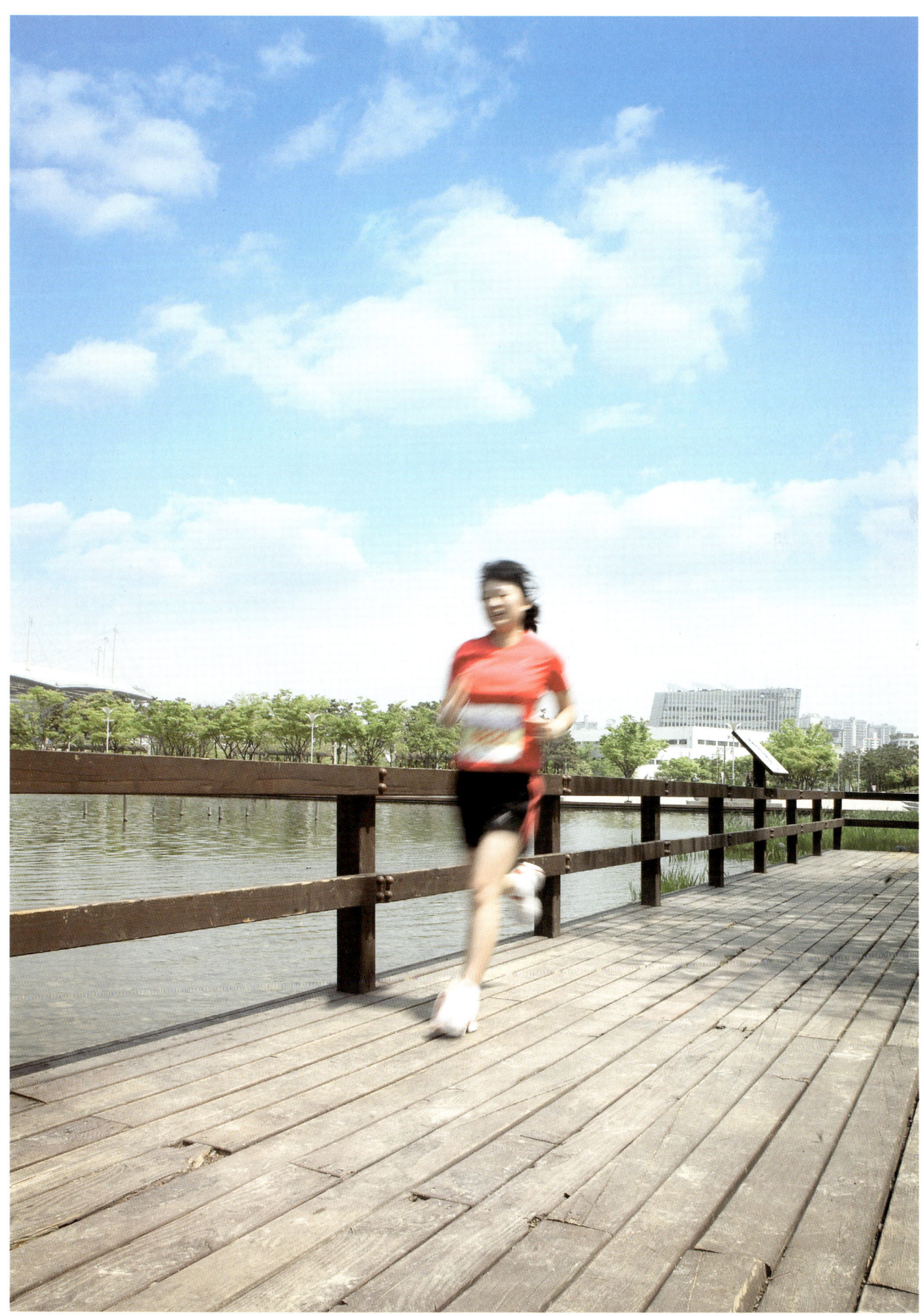

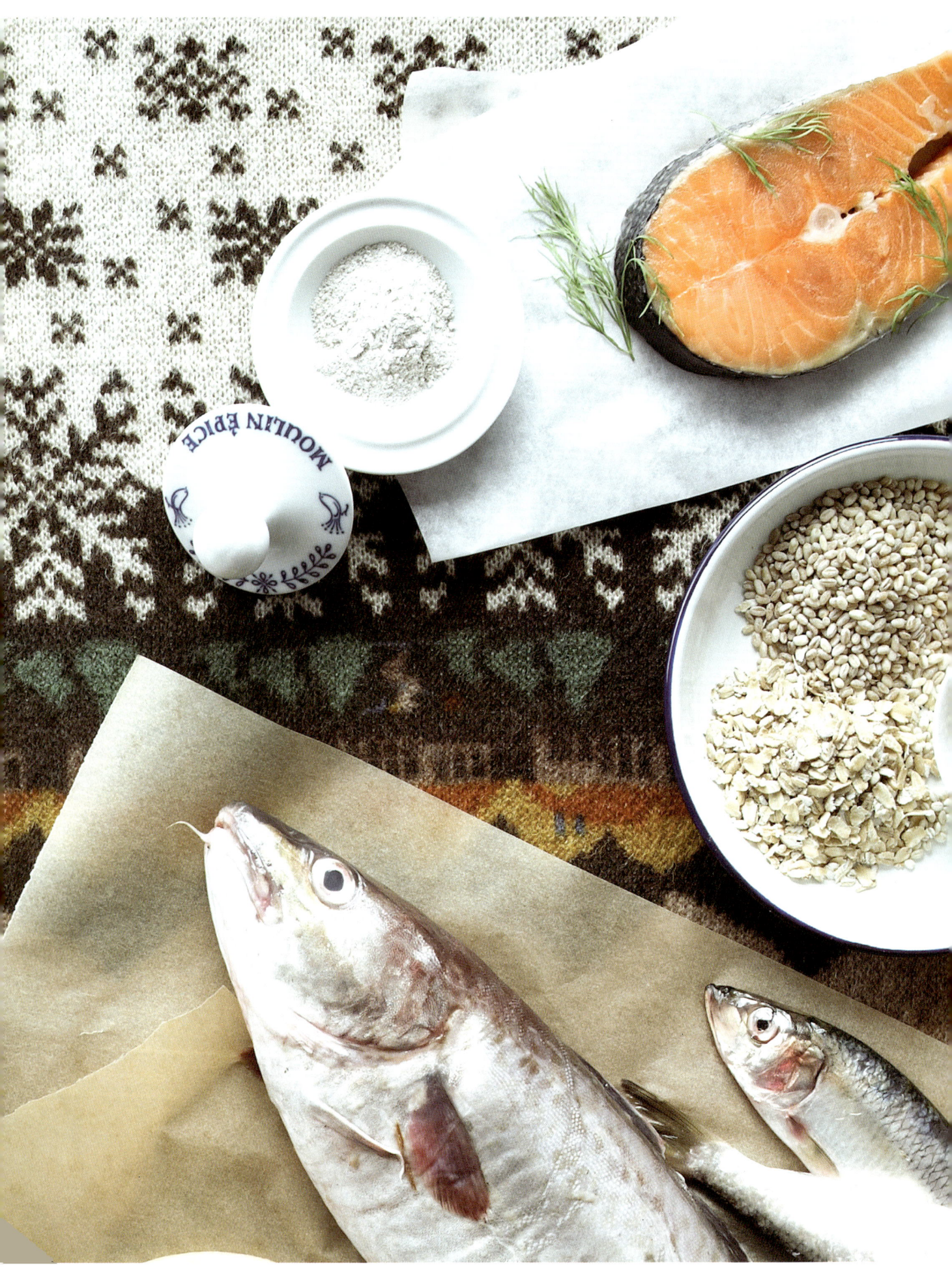

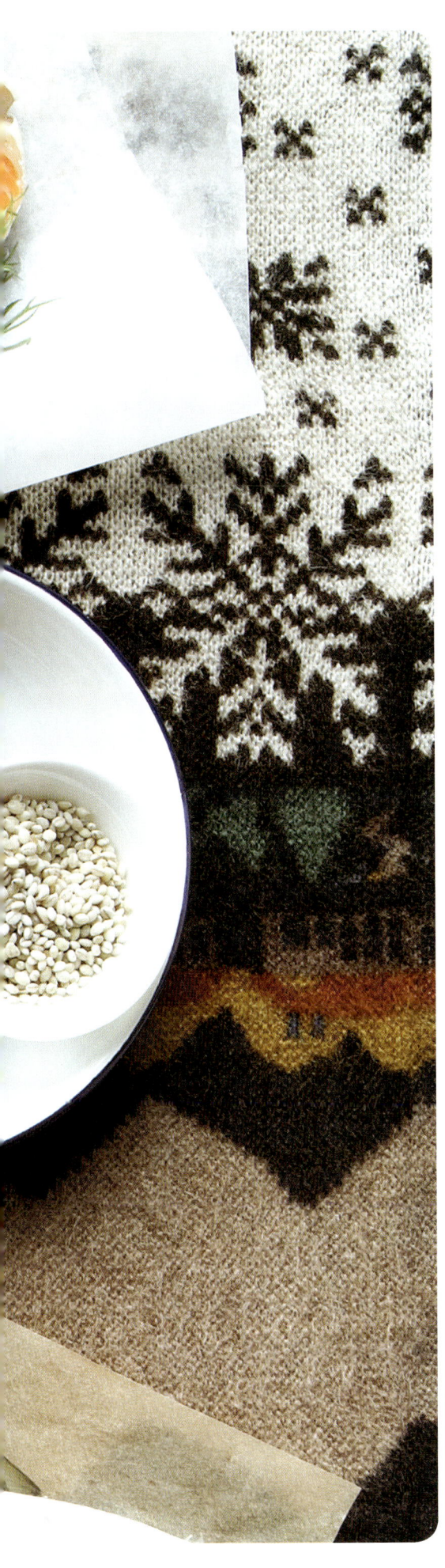

4

갑상선암 수술 후 조기 회복을 위한 치료와 노력

갑상선암, 이렇게 극복한다

갑상선암은 수술 방법에 따라 차이는 있지만 절개를 하기 때문에 흉터가 남는다. 다른 부위로 전이가 되었거나 잔여 종양이 남아 있는 경우도 있다. 또 갑상선을 절제했기 때문에 갑상선호르몬 수치도 부족하다. 음식은 뭘 먹어야 하는지, 운동은 해도 되는지 걱정스럽기만 하다. 수술 후 빠른 회복을 위해서 어떤 치료와 노력이 필요한지 알아본다.

갑상선암 수술 후 경과

흉터는 언제 사라지나?

갑상선암은 다른 수술과 달리 외형적으로 항상 노출되는 목 부위에 흉터가 남기 때문에 환자들은 수술 전부터 상처에 대해 염려하게 된다. 특히, 갑상선 질환의 발생률이 높은 여성 환자들에게 있어 미용적인 문제는 큰 관심의 대상이다. 목 부위 대신 겨드랑이나 유방 쪽에만 흉터가 남는 방법인 내시경 및 로봇 수술에 대한 관심이 증가하고 있다. 갑상선암의 수술 방법에 따른 흉터의 차이, 흉터의 회복 속도 및 흉터 교정 방법에 대해 알아보자.

갑상선암의 수술방법에 따른 흉터의 차이

갑상선암의 수술방법은 앞장에서 설명한 바와 같이 전통적인 경부 절개를 이용한 방법과 내시경 및 로봇을 이용한 방법이 있다. 내시경 및 로봇을 이용한 방법은 절개 부위에 따라 크게 겨드랑이를 이용한 방법과 유륜 및 겨드랑이를 이용한 방법으로 나눌 수 있다.

전통적인 경부 절개를 이용한 방법은 경부의 중앙 부위에 약 5~6cm 정도의 절개선이 들어가게 된다 (그림 1). 하지만 측경부 림프절 전이를 보이는 경우는 절개 범위가 10~12cm 정도로 비교적 길게 남는다. 내시경 및 로봇 수술을 할 때 겨드랑이를 이용한 방법은 겨드랑이쪽 팔을 정자세로 두었을 때 겨드랑이에 위치하는 부위에 약 4~5cm 정도의 절개선 및 흉부 중앙에 약 0.5cm 정도의 절개선이 들어간다 (그림 2).

유륜 및 겨드랑이를 이용한 방법에서는 양측 겨드랑이와 유륜 주위에 약 1cm 정도의 절개가 들어간다. 로봇 및 내시경 수술의 가장 큰 장점은 수술 흉터가 쉽게 노출되지 않는 부위에 위치한다는 점이다.

수술 후 흉터에 영향을 미치는 요인

수술의 흉터는 수술의 범위, 봉합 방법, 수술 시간 및 외과의사의 기술 등의 영향을 받을 수도 있지만 무엇보다도 환자의 개별적인 상처 치유 능력이 가장 큰 영향을 미친다. 환자의 나이, 피부의 탄력 정도, 주름의 위치, 수술 이후 목의 활동 정도 및 켈로이드성 체질 등이 이러한 상처 치유 능력을 결정하는 요소다.

켈로이드 체질은 피부 진피의 결합조직(피부 바로 밑의 조직)이 과증식되는 피부 질환의 일종으로 아직 정확한 원인은 알려져 있지 않다. 수술 절개가 들어간 피부 주위로 새로운 피부가 복구되는데, 손상된 피부 조직에 국한되지 않고 상처의 경계선을 넘어 피부가 두껍게 생기면서 주위 조직보다 솟아있는 것처럼 보이게 된다. 또한 경계가 불규칙하고 딱딱하고 두껍다. 처음에는 분홍색 혹은 붉은색을 띠다가 시일이 지남에 따라 차츰 갈색을 띠며 따갑고 가렵다. 이러한 켈로이드성 흉터가 가장 잘 생기는 부위는 가슴, 등, 목, 귀, 어깨 부위로 알려져 있다 (그림 3).

수술 흉터는 언제 사라지나?

보통 수술 후 약 7~14일 정도 지나면 상처 위로 새로운 피부가 재생된다. 하지만 이 시기에는 흉터 주위 새로운 피부가 아직 약하고 탄력이 없는 상태이므로, 흉터 주위의 심한 운동, 강한 스트레칭 등은 피하는 것이 좋다. 하지만 주치의가 권하는 간단한 목 운동은 수술 후 불편감 및 유착 방지에 효과가 있으므로 적절히 시행해도 된다.

이 시기에는 피부의 윤활 성질도 충분하지 않은 상태이므로 건조한 환경이나 자외선을 강하게 받는 등의 자극은 좋지 않은 영향을 줄 수 있다. 또한, 충분한 영양공급이 필요한 시기이므로 단백질과 비타민이 부족하지 않도록 하는 것이 상처 회복에 도움이 된다.

수술 후 약 3~4개월이 지나면 켈로이드 체질이 아닌 경우에는 원 피부 상태의 90% 정도가 회복된다. 그러나 환자의 체질이나 상태에 따라 상처의 회복이 6개월에서 1년 이상 지연되는 경우도 있다. 즉, 수술 후 흉터를 완전히 없애는 것은 불가능하지만, 수술 후 첫 3~4개월 동안 충분히 노력을 기울인다면 흉터를 예방하는 데 도움을 줄 수가 있다.

첫째, 수술 흉터 부위에 직접적인 당김이 가지 않도록 심한 스트레칭이나 과격한 운동을 피한다. 하지만 어느 정도 시간이 지난 후에는 목의 스트레칭 등 가벼운 운동을 통해 피부의 탄력을 회복시켜 주는

것이 좋다.

둘째, 흉터 주위는 직접적인 자외선을 받지 않도록 외출할 때는 스카프 등으로 보호하거나 자외선 차단 크림(SPF 15 이상)을 발라준다.

셋째, 흉터 부위의 건조한 상태를 개선하기 위해 로션이나 오일, 흉터 완화 연고를 수시로 발라주는 것이 좋다.

넷째, 상처가 치유되면서 가려움증이 유발되기도 하는데 자꾸 손을 대면 좋지 않다. 차가운 찜질을 하거나 연고를 발라주고 단백질과 비타민 C를 비롯한 영양분 섭취를 통해 피부에도 충분한 영양을 공급해 주어야 한다.

수술 후 약 1~2년이 지난 후에는 체질상 큰 문제가 없다면 상처가 실금처럼 보이게 되어 크게 표시나지 않는다(그림 4). 하지만 켈로이드 성향을 가진 체질에서는 흉터가 크고 가려운 상태가 지속된다. 이러한 경우에는 흉터를 개선할 수 있는 다른 방법을 이용할 수 있다.

흉터를 개선시킬 수 있는 다양한 방법들

흉터 완화 연고

하루에 1~2회 정도 흉터 완화 연고를 상처에 발라주기만 하면 되는 간단한 방법으로 대부분의 환자에게 시용되고 있다. 나양한 송류가 있으나 구성 성분은 주로 비타민 A, E의 산물인 레티노이드(Retinoid)나 양파 추출물인 알란토인(Allantoin), 헤파린 등 여러 가지 성분이 혼합된 콘트락투벡스(Contractubex) 연고가 사용되고 있다. 연고는 장기간(3~4개월 간) 사용해야 효과가 있다고 알려져 있다.

실리콘 젤시트

흉터 완화 연고 등에 효과가 없을 때 주로 사용하게 된다. 상처 부위를 움직여 탄력이 가해질 경우 흉터

그림 1. 전통적인 경부 절개법 시행한 환자의 수술 후 1개월 경과 후의 모습 : 목의 중앙에 가로로 약 5~6cm 정도의 절개선이 생기며, 목의 주름과 위치가 비슷하면 주름에 절개선을 넣어 가능한 흉터가 적게 남도록 하는 것이 일반적이다.
그림 2. 로봇 수술을 시행한 환자로 수술 후 3개월 경과한 모습 : 겨드랑이와 흉곽에 약 4~5cm의 흉터(그림 2-1) 및 0.5~1cm의 작은 흉터(그림 2-2)를 남기며, 정자세에서 겨드랑이 흉터는 팔에 모두 가려진다.
그림 3. 전형적인 켈로이드 체질을 보이는 환자로 갑상선 수술 후 1년이 경과된 모습.
그림 4. 전통적인 경부 절개법으로 수술했으나 흉터가 보기 좋게 나은 환자의 경우로 수술 후 1년이 경과된 모습.

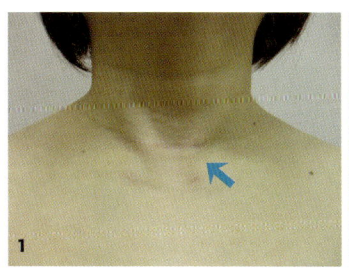
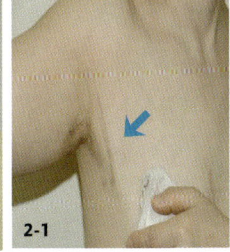
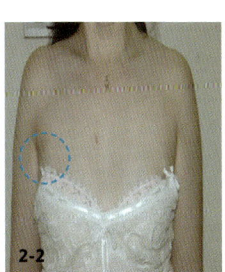
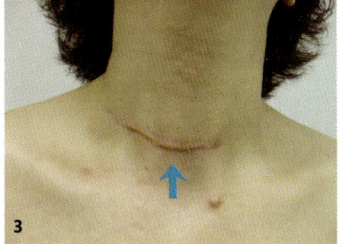
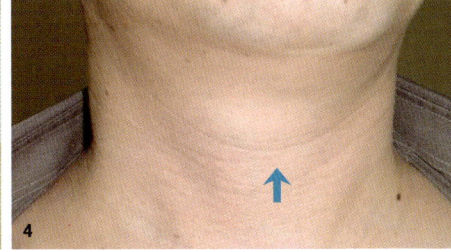

가 커지게 되는데, 이를 방지하기 위해 실리콘 젤을 흉터에 붙여 압력을 가해 밀폐시키는 방법이다. 흉터 조직의 양이 감소되어 전체적으로 흉터의 크기가 작아진다고 보고되어 있다. 샤워할 때나 땀이 났을 때를 제외하고는 지속적으로 3~4개월간 붙여야 하는 단점이 있으나 무엇보다도 통증이 없고 간편한 것이 특징이다.

스테로이드 주사법

켈로이드 체질인 경우 가장 흔히 쓰이는 방법으로서, 아교질(섬유성 단백질로서 켈로이드 피부에서 과다 합성됨) 섬유 합성을 억제하고 흉터의 양과 염증을 감소시키는 효과를 가지고 있다. 합성 스테로이드제제인 트리암시놀론(triamcinolone)을 2주 간격으로 흉터 내에 직접 주사하는 것으로 단독 혹은 냉동요법이나 외과적 절제술과 병행한다. 단, 이 치료로 흉터가 편평해지고 가려움증과 통증은 없어질 수 있으나 흉터의 크기는 그대로인 경우가 있다. 특히 수술을 해도 재발하는 경향이 짙은 경우에는 이 주사법이 최선책이라 할 수 있지만, 재발률이 10~60% 정도에 달해 완전한 방법이라고는 볼 수 없다.

레이저 치료

레이저를 통한 흉터 치료는 과거부터 많은 시도가 이루어졌으나 아직까지 완벽한 방법은 아니다. 경우에 따라 상당한 효과를 내기도 하나 거의 효과를 보지 못하는 경우도 있으므로 환자의 흉터 특징에 따라 시도해 볼 수 있다.

수술적 치료

충분한 시간이 지났는데도 상처 반흔이 너무 크게 남아 있다든지 목 수술 후 종종 보이는 움푹 들어가는 위축이 남아 있다면 수술적 치료로 흉터 성형술을 시도할 수 있다. 그러나 흉터 성형술은 흉터를 없애는 수술이 아니라, 흉터를 될 수 있으면 미용적 및

기능적으로 개선하는 것에 불과하며 소기의 결과가 나타나도록 하기 위해서는 적어도 수개월에서 수년 동안 인내하며 기다려야 한다.

흉터 성형술은 보기 좋지 않은 피부 조직을 완전히 제거하고 주위의 정상적인 피부를 정밀하게 재봉합해주는 방법으로 수술 후 최소 1년이 지나고 시행하는 것이 좋다. 그러나 이것만으로 완전해지지는 않으며, 흉터 성형술 후 앞서 말한 상처 관리가 병행되어야 한다. 또한 켈로이드 체질인 경우 수술만 해서는 재발률이 55%까지 매우 높게 보고되고 있다. 따라서 상처 크기가 큰 경우에는 스테로이드 주사법이나 압박요법으로 크기를 줄인 후 수술을 시행하는 방법을 시도해 볼 수 있다.

외부 방사선 요법

켈로이드가 재발하는 것을 예방하려면 수술 직후에 방사선 요법을 해야 효과적이며, 6개월이 지나지 않은 켈로이드 흉터에 시도해 볼 수 있다. 그러나 방사선 요법은 방사선 괴사(방사선으로 인하여 세포나 조직이 괴사되는 현상)의 위험이 있을 수 있으므로, 환자의 체질 확인 후 의사의 지시 하에 해당 환자에서만 이루어지게 된다.

항암제 주사법

메토트렉사트(Methotrexate)라는 항암제를 수술 1주일 전부터 수술 후 4개월까지 매 4일 간격으로 투여하여 켈로이드 흉터의 확률을 낮출 수 있다고 몇몇 연구에서 보고되고 있다. 하지만 항암제의 부작용으로 사용에는 제한이 있다.

약물요법

수술 후 켈로이드가 발생하지 않도록 하는 약제는 현재 계속 연구 중이지만 아직까지 임상적으로 확증된 효과는 미미한 실정이다.

지금까지 갑상선 수술 후 흉터 및 흉터의 치료방법

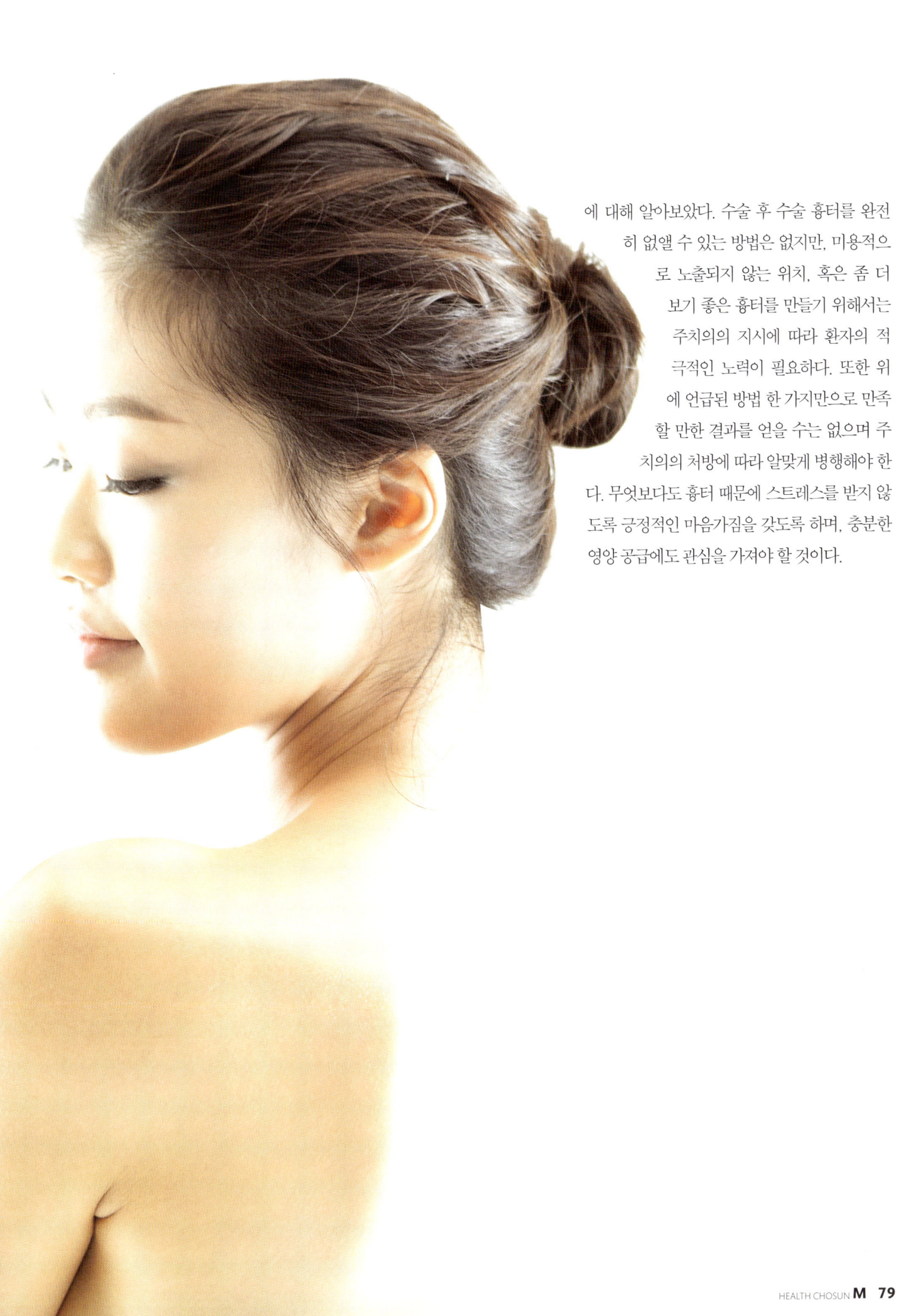

에 대해 알아보았다. 수술 후 수술 흉터를 완전히 없앨 수 있는 방법은 없지만, 미용적으로 노출되지 않는 위치, 혹은 좀 더 보기 좋은 흉터를 만들기 위해서는 주치의의 지시에 따라 환자의 적극적인 노력이 필요하다. 또한 위에 언급된 방법 한 가지만으로 만족할 만한 결과를 얻을 수는 없으며 주치의의 처방에 따라 알맞게 병행해야 한다. 무엇보다도 흉터 때문에 스트레스를 받지 않도록 긍정적인 마음가짐을 갖도록 하며, 충분한 영양 공급에도 관심을 가져야 할 것이다.

2

갑상선암 치료에 40년 이상 시행되어 온 치료법

수술 후 분화암에 시행하는 방사성 동위원소 치료

대부분의 암은 근치적 수술 후에 항암제와 방사선 치료 등을 보조적으로 시행하는데, 분화암인 유두상암과 여포상암에는 주로 방사성 동위원소 치료를 시행한다. 저요오드식을 통해 체내의 요오드를 고갈시킨 뒤 약물로 사용되는 방사성 요오드를 투여해 암을 괴사시키는 원리다. 40년 이상 시행되어온 치료법으로 부작용이 경미하고 치료 효과가 커서 많은 환자에게 권장된다.

방사성 동위원소 치료는 잘 분화된 갑상선암, 즉 유두상 갑상선암과 여포상 갑상선암의 치료에 40년 이상 사용되어 왔다. 대부분의 암은 근치적 수술 후에 항암제와 방사선치료 등을 보조적으로 사용하지만 잘 분화된 갑상선암인 유두상암과 여포상암의 치료에는 항암제나 방사선치료가 필요 없다. 혹이 1cm 이상이거나 갑상선 피막을 침범하였거나 림프절에 전이된 경우이거나 수술 후에 잔여 종양이 남아 있거나 재발한 경우나 원격전이가 있는 경우에는 주로 방사성 동위원소 치료를 시행한다.

방사성 동위원소 치료는 크게는 예방적 목적으로 수술 후에 남아 있는 잔여 갑상선 조직을 태워 없애 버림으로써 수술 후에 재발 가능성을 조기에 발견하려는 목적으로 사용된다. 또 잔여 종양이 남아 있거나 재발된 경우 또는 원격전이가 있는 경우 수술 대신 치료 목적으로 사용될 수 있다. 부작용이 없는 것은 아니지만 대부분이 경미한 것이어서 주의 사항을 잘 지킨다면 안전하게 시행할 수 있다. 위의 적응증에 해당되는 경우에는 치료 효과가 매우 크므로 방사성 동위원소 치료를 받는 것이 좋다. 다만 1cm 미만이면서 갑상선 피막 침범이 없는 경우나 40세 미만의 젊은 사람에게 생긴 갑상선암에서는

재발 가능성이 낮으면 굳이 방사성 동위원소 치료가 권장되지는 않는다.

방사성 동위원소 치료의 원리는?

요오드는 갑상선호르몬의 생성에 꼭 필요한 물질이다. 정상적인 갑상선 조직도 요오드를 흡수하지만 잘 분화된 암인 유두상 갑상선암이나 여포상 갑상선암 조직도 요오드를 필요로 한다. 따라서 방사성 동위원소 치료의 원리는 크게 두 가지로 요약된다.

첫째, 갑상선 조직과 분화된 갑상선암 조직은 갑상선자극호르몬(TSH)에 의해 성장과 분화가 조절되는데, 수술 후 일시적으로 갑상선호르몬제제의 복용을 중지함으로써 체내에 갑상선자극호르몬 수치가 매우 높아지도록 유도하는 것이다. 그러면 수술 후 남아 있는 갑상선 조직과 숨겨진 암 조직들이 일시적으로 갑상선자극호르몬의 자극을 받아 더 많은 요오드 성분을 받아들이도록 조절해 준다.

둘째, 정상적인 체내의 요오드를 저요오드식을 통해 고갈시킨 뒤 남아 있는 정상 갑상선 조직이나 암 세포들이 요오드에 대한 갈증이 생기도록 만든다. 그 다음 방사성 요오드(주로 I[131])를 경구 투여하면, 요오드에 목말라 있던 갑상선 조직과 암세포들이 방사

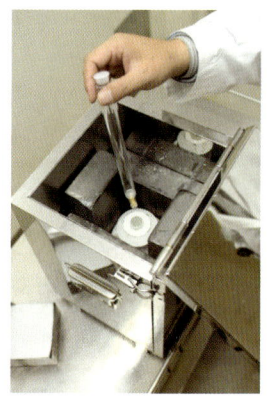

일상생활에서 나오는 방사선의 1천억 배가 넘는 고농도 방사선이 들어간 방사성 요오드 치료제

방사성 동위원소 치료실

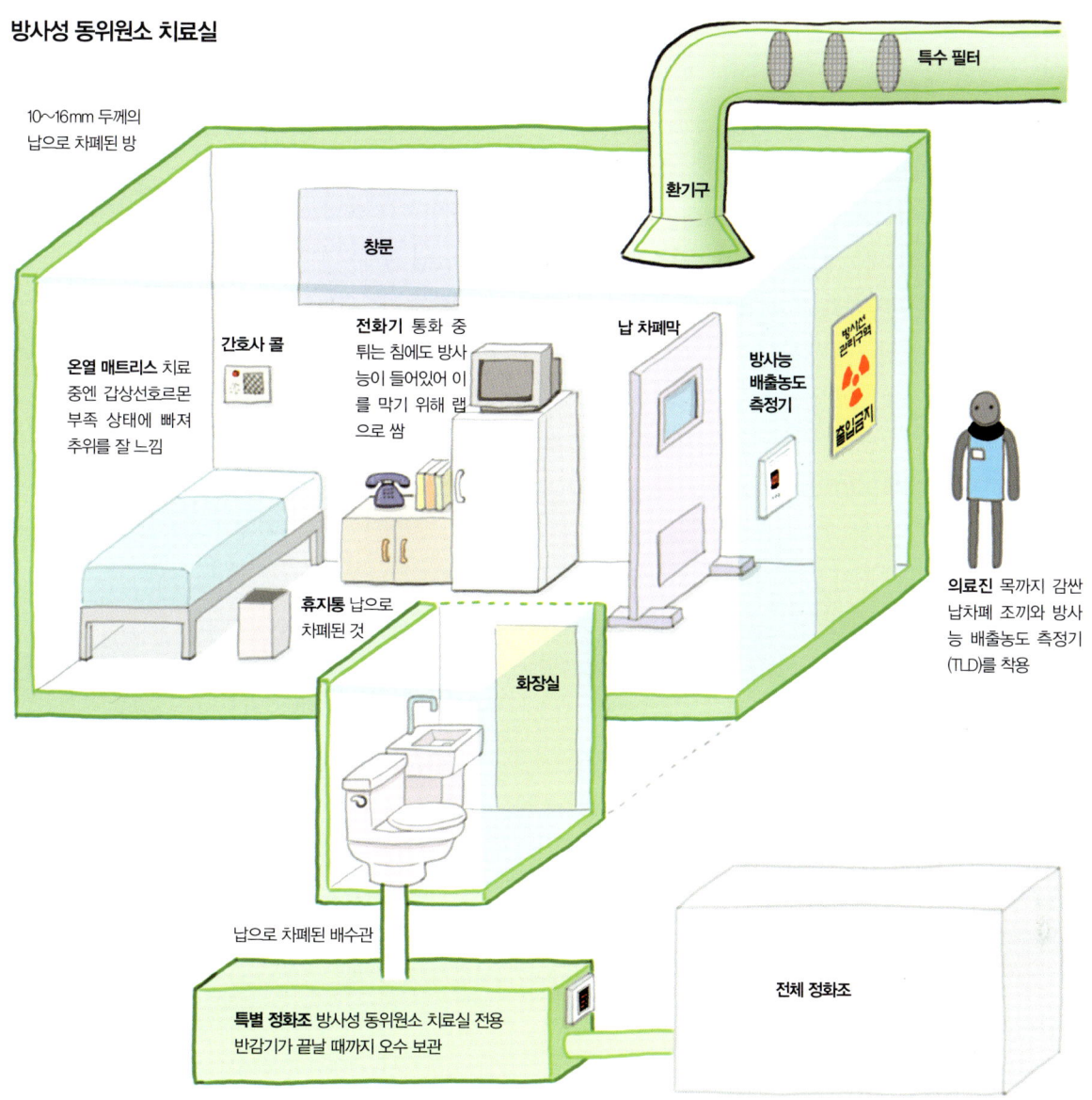

특수 필터

환기구

10~16mm 두께의
납으로 차폐된 방

창문

온열 매트리스 치료
중엔 갑상선호르몬
부족 상태에 빠져
추위를 잘 느낌

간호사 콜

전화기 통화 중
튀는 침에도 방사
능이 들어있어 이
를 막기 위해 랩
으로 쌈

납 차폐막

방사능
배출농도
측정기

방사능
관리구역
출입금지

의료진 목까지 감싼
납차폐 조끼와 방사
능 배출농도 측정기
(TLD)를 착용

휴지통 납으로
차폐된 것

화장실

납으로 차폐된 배수관

특별 정화조 방사성 동위원소 치료실 전용
반감기가 끝날 때까지 오수 보관

전체 정화조

성 요오드를 선택적으로 흡수하게 되며 이어 방사성
물질로 인해 스스로 자멸하게 되는 것이다.

흡수된 방사성 요오드는 갑상선 조직이나 분화된
갑상선암 조직에 선택적으로 흡수되고 다른 조직에
는 흡수되지 않으므로 비교적 안전하게 치료할 수
있다. 다만 요오드가 대변과 소변을 통해 배출되는
과정에서 직장과 방광에 일시적으로 모여 주변 장
기(방광, 직장, 난소, 고환)에 방사성 물질이 피폭될
수 있으므로, 방사성 동위원소 치료를 할 때는 소변
과 대변을 자주 보아 필요 없는 방사성 물질이 체내
에 남아 있지 않도록 해야 한다. 또한 침샘에 요오드

가 흡수될 수 있으므로 방사성 요오드를 복용할 땐
껌 등을 씹어서 침이 많이 나오도록 해주는 것이 좋
다. 이때 나온 침은 뱉지 말고 삼켜야 한다.

방사성 동위원소 치료는 어떤 방법으로?

방사성 동위원소 치료의 과정은 매우 간단하다. 물
약이나 알약의 형태로 되어 있는 방사성 요오드를
복용하는 것으로 끝난다. 다만 치료 조건을 극대화
하기 위해 앞서 말한 대로 갑상선호르몬 약을 일정
기간(주로 2주간) 끊어서 갑상선자극호르몬 수치를
높여야 하며, 더불어 저요오드식을 최소 2주간 시행

하여 체내의 요오드 함량이 최소치가 되도록 만들어야 한다. 이때 흡수된 방사성 요오드는 소변과 대변을 통해 급격히 체외로 빠져나가는데, 2일이면 대부분 빠져나간다. 따라서 고용량, 주로 100mCi(밀리큐리, 방사선 양을 측정하는 단위)의 방사성 동위원소 치료를 할 때는 2일간 격리실에 입원하게 된다. 일주일이면 방사성 피폭의 가능성이 거의 없으므로 가족들과 안전하게 접촉할 수 있다.

방사성 동위원소 치료 전에 방사성 요오드 스캔을 시행하여 잔존 갑상선 조직이나 전이 암의 정도를 파악해야 한다. 또 치료 후에는 다시 방사성 요오드 스캔을 시행하여 치료 성공 여부를 파악하게 된다. 치료 효과는 서서히 나타날 수 있다. 6개월 또는 1년 뒤에 재촬영을 하게 되며, 이때 남아 있는 조직이 있으면 추가로 방사성 동위원소 치료를 할 수도 있다. 문제는 갑상선호르몬을 2주간 중지함으로써 갑상선기능저하증이 생길 수 있다는 것이다. 젊은 사람들은 대부분이 문제없이 지낼 수 있지만, 고령의 경우에는 갑상선기능저하증에 의해 극도의 피로감과 무력증이 생길 수 있다. 이런 경우에는 즉시 갑상선호르몬을 다시 투여받아야 한다.

최근에는 인공적으로 만든 갑상선자극호르몬제가 개발되어 있어서 갑상선호르몬을 끊지 않고도 유전자 재조합 갑상선자극호르몬제를 투여받음으로써 성공적으로 방사성 동위원소 치료를 받을 수 있다. 노약자는 보험 적용이 되며 일상적인 경우에는 비보험으로 치료받는다.

치료 전 2주간은 저요오드식을 철저히 지켜야 한다. 저요오드식의 지침은 다음과 같다.

① 해산물, 유제품, 달걀 등 요오드가 다량 함유된 식품을 피해야 한다.

② 허용된 육류(소, 돼지, 닭고기)의 경우 하루 섭취량을 150g 미만으로 제한한다.

③ 음식은 정제염, 꽃소금, 맛소금, 무요오드 소금을 사용하여 조리하고 천일염과 호렴(알이 굵고 거친 소금), 요오드를 추가한 소금은 사용하지 않는다. 장류(고추장, 된장, 간장 등)는 시판용 제품을 먹는다 (시판되는 장류는 원료는 천일염이지만 정제과정에서 요오드가 제거되므로 먹을 수 있다).

④ 집에서 담근 장류는 천일염이나 호렴을 사용했을 수 있으므로 먹지 않는다.

⑤ 평소보다 싱겁게 먹는 것이 좋다.

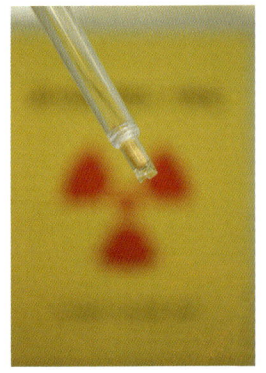

방사성 동위원소 치료를 할 때 유의할 점

방사성 동위원소 치료를 할 때는 위에서도 밝혔듯이 체내의 요오드 함량이 최소치가 되어야 한다. 따라서 요오드를 섭취하지 않도록 주의해야 한다. 외국산 소금 중에는 요오드를 첨가한 것과 첨가하지 않은 것이 있으므로, "Iodized Salt"라고 표시된 것은 절대 사용하면 안 된다. 또 대부분의 종합 비타민은 다량의 요오드를 포함하고 있으므로 복용하면 안 된다. 시중에 나와있는 건강기능 식품은 요오드를 다량 포함한 경우가 많으므로 먹지 않는 것이 좋다. 또한 요오드가 함유된 구강 세정액이나 질세정액도 사용하면 안 된다.

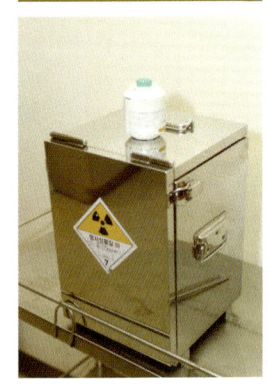

방사성 동위원소 치료의 부작용으로는 일시적인 침샘염이 생길 수 있는데 껌 등을 씹으면 해결할 수 있다. 방광과 직장에 방사성 요오드가 오래 머물러 있으면 주변 장기(방광, 직장, 난소, 고환)에 과도한 방사성 피폭이 생길 수 있으므로 물을 많이 마시고 소변과 대변을 자주 보도록 해야 한다.

장기적으로 방사성 물질에 의한 백혈병의 위험은 0.3%가량 있을 수 있다고는 하나 과도한 방사성 치료를 하지 않는 한 위험은 무시할 만하다. 잔존하는 갑상선 조직이나 암 조직이 방사성 물질에 의해 죽으면서 염증을 일으킬 수 있으며 약간의 통증이 생길 수 있다. 대개 소염제에 의해 해결되며 그 정도가 심하면 스테로이드제제 등을 사용하여 해결할 수 있다. 폐 전이가 있는 경우에는 방사성 물질에 의한 폐의 섬유화 현상이 생길 수 있다. 이런 경우는 75mCi의 중간 용량으로 방사성 동위원소 치료를 함으로써 예방할 수 있다.

어쨌든 치료 원칙을 준수해서 치료한다면 방사성 동위원소 치료의 부작용은 거의 없거나 매우 경미하므로 크게 걱정하지 않아도 된다.

방사성 요오드를 투여한 환자와 오랜 시간 동안 가까이 지내게 되면 방사선에 노출될 수 있다. 30mCi 이하의 저용량 치료 시에는 그 피폭량이 최소한이어서 입원치료가 필요 없지만, 100mCi 이상의 고용량 치료 시에는 반드시 2일간 입원치료가 필요하다. 방사성 요오드는 2일이면 대부분이 체외로 배출되며 잔존하는 갑상선 조직이나 암 조직에 일정 기간 머무는데, 그 양이 많지 않으므로 몇 가지 주의사항만 잘 지키면 주변 사람들에게 큰 피해없이 지낼 수 있다. 참고로 방사성 요오드의 반감기는 약 8일이다.

주변 사람에게 방사선 피폭을 최소한으로 하는 방법으로는 다음과 같은 것들이 있다.

거리를 멀리 주변 사람과 거리를 멀리하면 할수록 방사선 피폭량은 감소한다. 1~2m 정도만 떨어져도 상당한 효과가 있다. 필요 이상으로 주변 사람들과 접촉하지 않는 것이 좋다.

시간은 짧게 주변 사람과 함께 하는 시간이 길수록 방사선 피폭량은 증가한다. 주변 사람과의 접촉하는 시간을 가능한 줄이는 것이 좋다.

위생 관리 개인의 위생관리를 철저하게 하면 간접적인 방법에 의한 방사능 오염을 줄일 수 있다. 방사성 요오드의 대부분은 소변으로 배출되므로 충분한 손씻기를 통해 간접적인 방사능 오염을 줄일 수 있다.

중요한 행동 요령으로는 다음과 같은 것들이 있다.

① 방사성 동위원소 치료 후 3~4 일간은 혼자서 자고 부부생활은 피한다.

② 어린이나 임산부와의 신체적인 접촉은 피한다. 어린이와 태아의 갑상선은 성인보다 방사선에 민감하다. 불가피하게 어린이를 돌보아야 하는 경우에도 방사성 요오드를 복용한 후 이틀 이내에 어린이를 안거나 가까운 신체적인 접촉은 삼가는 것이 좋다.

③ 방사성 요오드는 모유를 통해 분비되므로 아기에게 모유를 먹이는 경우에는 수유를 중단해야 한다. 다시 수유를 시작하는 시기는 담당의사와 상의하도록 한다.

④ 임산부에게는 방사성 동위원소 치료를 하지 않으므로 임신이라고 생각되면 사전에 담당의사와 상의하도록 한다. 임신의 계획이 있으면 치료 후 얼마나 기다려야 하는지 의사에게 물어보도록 한다.

⑤ 화장실을 사용한 전후로 비누로 손을 씻고 여러 번 물로 헹군다.

⑥ 변기는 깨끗하게 사용하며, 사용 후 2~3회 물을 흘려 버린다.

⑦ 욕조와 세면대는 사용 후 여러 번 닦는다. 욕실을 깨끗이 사용함으로써 환자의 침이나 땀으로 배설되는 방사선 요오드에 외한 간접적인 방사능 오염을 줄일 수 있다.

⑧ 많은 양의 물과 음료수를 섭취한다. 많은 양의 수분을 섭취하면 많은 양의 소변이 생성되어 체내에 있는 방사성 요오드가 신속히 배설된다.

⑨ 방사성 요오드 복용 후 며칠 간 환자의 수저는 따로 사용하고 세척한다. 환자의 침으로부터 나오는 방사성 요오드에 의한 간접적인 방사능 오염을 줄일 수 있다.

⑩ 수건은 가족들과 별도로 사용하며 이불, 속옷은 분리하여 따로 세탁한다.

갑상선자극호르몬 수치를 낮춰 암 재발을 막는다

갑상선암 수술 후
갑상선호르몬제제 복용

갑상선암 절제술 후에는 혈액 속에 갑상선호르몬이 부족한 상태이므로 외부에서 갑상선호르몬을 보충해 주어야 한다. 갑상선 한쪽만 절제해 갑상선 기능이 남아 있을 경우라도 갑상선자극호르몬 수치를 낮춰 암 재발을 막기 위해서는 마찬가지로 갑상선호르몬을 투여해야 한다. 갑 상선호르몬제제를 얼마나 복용할지는 갑상선자극호르몬 수치가 그 기준이 된다.

갑상선은 요오드를 원료로 갑상선호르몬을 만들어 혈액으로 내보내는 기능을 한다. 혈중 갑상선호르몬은 T4(티록신)와 T3(삼요오드화 티로닌)의 두 가지 형태로 존재하며, 주로 몸의 대사기능을 조절한다. 이 중 T4가 대부분을 차지하고 T3는 작은 부분을 차지하나, T3는 T4에 비해 생물학적으로 더 역동적이며 활동시간(반감기)도 짧다.

갑상선암을 수술하면 대부분 환자들(갑상선 전절제술 혹은 근전절제술(90% 제거)을 받은 환자)은 갑상선 기능을 상실하여 혈액 속에 갑상선호르몬이 부족한 상태이므로 우리 몸의 생명 유지를 위해서는 갑상선호르몬의 보충이 필요하다. 그리고 갑상선을 한쪽만 절제하여 갑상선 기능이 유지되고 있더라도 갑상선암 세포의 진행에 관계되는 것으로 알려져 있는 갑상선자극호르몬(TSH)의 수치를 낮춤으로써 암의 재발을 줄이기 위해서도 갑상선호르몬제제 투여는 필요하다.

이런 목적으로 투여하는 갑상선호르몬제제는 초기에는 돼지와 같은 동물들의 갑상선을 건조 추출하여 사용하였지만, 1950년대부터 화학적으로 갑상선호르몬 합성에 성공하여 현재는 T4제제(LT4, 신지로이드 혹은 신지록신), T3제제(LT3, 테트로닌) 그

리고 T3 및 T4의 복합제제(LT3+LT4, 콤지로이드) 등이 사용되고 있다. 한때는 LT3와 LT4 복합제인 콤지로이드가 더 생리적일 것이라고 생각되어 많이 사용되었으나, 혈액 속에서 T4가 T3로 전환됨이 밝혀졌고 복합제에는 T3의 농도가 많이 포함되어 흡수 후 혈중 T3 농도가 정상 이상으로 증가되는 경향이 있어, 현재는 갑상선호르몬 보충을 위하여 주로 T4제제인 신지로이드 혹은 신지록신이 사용되고 있다. T3제제인 테트로닌은 지속시간(반감기)이 짧아 갑상선암 수술 후 방사성 동위원소 치료 전에 사용되고 있다.

갑상선호르몬제제 복용량은 TSH 수치가 기준

일반적으로 위의 갑상선호르몬제제 복용의 목적에 부합하기 위하여 얼마나 복용해야 할지 양을 결정해야 하는데, 혈중 갑상선호르몬 검사 중 갑상선자극호르몬(TSH) 수치가 제일 예민하여 용량 조절의 기준이 된다. 즉, 투여 용량의 원칙은 유리T4(FT4) 및 T3의 수치가 정상 상한 내에서 TSH 수치를 최대한으로 감소시키는 것이다.

즉, 갑상선암이 고위험군일 때는 TSH를 0.1~0.5mU/L 정도로 유지하고, 저위험군일 때는 갑상

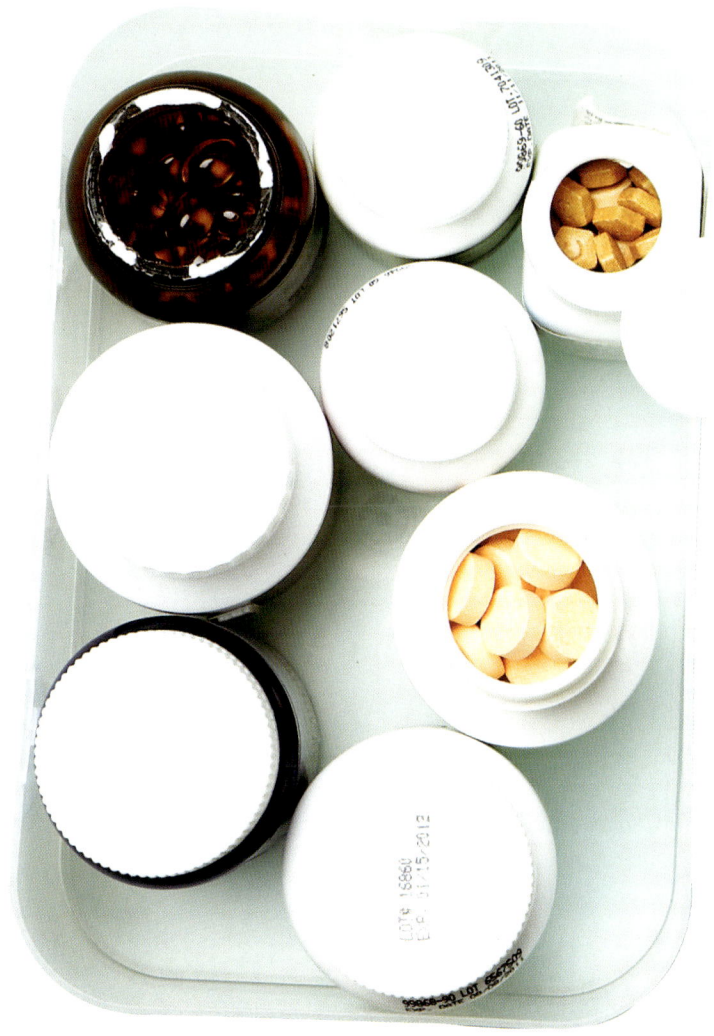

선자극호르몬 수치가 0.3~2mU/L로 유지되도록 갑상선호르몬제제 용량을 조절한다. 그리고 갑상선암의 전이 소견이 있을 경우는 최대한인 0.1mU/L 이하로 유지해야 한다. 식사가 갑상선호르몬제제의 흡수를 방해할 수 있으므로 아침 일찍 식사 30분 전 공복에 다른 약과 혼합 없이 단독으로 복용하는 것이 좋다.

More Tip

갑상선호르몬제제를 평생 투여할 경우 다른 여성암의 발생 가능성이 높아지나?

일반적으로 호르몬제제라고 하면 여성호르몬제제를 떠올려서 유방암이나 난소암과 같은 여성암의 위험이 높아질 것으로 우려하는 환자들이 많다. 그러나 수술 후에 먹는 갑상선호르몬제제는 여성호르몬제제와는 상관이 없다. 갑상선기능저하와 암의 재발을 예방하려는 목적으로 갑상선호르몬제제를 복용하는 것으로, 유방이나 난소의 2차 여성암과는 관련이 없다.

일반적으로 에스트로겐, 타목시펜, 랄록시펜, 칼슘제제, 콩 식품 제제, 리팜핀, 페노바르비탈 등의 약제들이 갑상선호르몬제제의 흡수를 방해하든지 대사를 촉진시키므로 이런 약제를 투여받는 사람일 경우는 4시간 정도의 간격을 두고 복용하는 것이 좋다.

가끔 갑상선호르몬제제 복용을 잊어버리거나 피치 못할 사정으로 복용을 못 했을 때 그 동안 못 먹은 약을 한꺼번에 먹어도 되는지 문의하는 경우가 있다. 며칠간 약을 먹지 않았다고 해서 암이 재발하는 것은 아니며 갑상선호르몬제제(LT4)의 반감기가 7일 정도 되므로 이 기간 이내 복용을 못하더라도 크게 염려할 필요가 없다. 2주 이상 약을 복용하지 않은 경우 갑상선기능저하증(피로감이 생기고 얼굴이 푸석푸석해지면서 체중이 증가하는 것 등)이 나타나기도 하는데, 대부분은 약을 다시 복용하면 좋아지므로 크게 염려하지 않아도 된다.

약 복용 후 용량 조절을 위한 TSH 검사는 최소 6~8주 이상의 간격으로 시행하는 것이 좋으며, 검사 당일은 갑상선호르몬제제 복용을 하지 않고 검사하는 것이 좋다. 갑상선호르몬제제 자체가 안전한 편이고 특별한 부작용이 없어서 약 복용 시 크게 주의할 점은 없다. 단, 심장병 환자나 고령 환자인 경우 철저히 관찰하며 조금이라도 이상이 있을 경우 용량 조절이 필요하다. 임산부에게도 갑상선호르몬제제 투여는 태아에 비교적 안전한 것으로 보고돼 있으며, 정기적인 혈액 검사로 의사의 지시에 따라 용량 조절만 잘하면 걱정할 필요가 없다.

갑상선호르몬제제 부작용은 특별한 것은 없으나 장기간 투여하면 이론적으로 심장병이나 뼈가 약해질 수 있다. 하지만 의사의 지시에 따라 정기 검사를 통하여 약 용량을 잘 조절하면 걱정할 필요가 없다. 갑상선호르몬제제 투여로 인한 이차적인 암 발생은 거의 없다.

긍정적인 마음으로 균형 잡힌 식사와 적절한 운동을!

갑상선암 수술 후
좋은 음식 및 생활습관

갑상선암 수술을 한 환자나 보호자들은 먹는 것 하나, 움직이는 것 하나가 조심스러울 것이다. 우선 갑상선암 수술을 했다고 해서 특별히 조심해야 할 음식은 없다. 다만 부갑상선기능저하증 증세가 나타나면 칼슘 섭취를 늘리고, 방사성 동위원소 치료 시에는 2주 전부터 1개월가량 저요오드식을 해야 한다. 긍정적인 마음으로 균형 잡힌 식사와 적절한 운동을 한다면 빠른 회복이 가능하다.

균형 잡힌 식사가 중요하다

갑상선암 수술 뒤 환자나 보호자들이 가장 궁금해 하는 것 중의 하나는 '어떤 음식은 먹어도 되고, 어떤 음식은 먹으면 안 되는가?'하는 것이다. 아직까지 갑상선암 환자가 특별히 주의해야 할 음식은 없다. 흔히 갑상선 수술을 하게 되면 수술 후 김, 미역, 다시마 등의 요오드가 풍부한 해조류를 절대 먹지 말아야 한다고 알고 있는 경우가 있으나 이는 잘못된 생각이다. 이것은 갑상선기능저하증이나 항진증 환자, 또는 갑상선암 수술 후 동위원소 치료 전 처치로 환자들에게 과다한 요오드 섭취를 제한하는 것이 잘못 와전된 것이다. 갑상선호르몬이 요오드와 관계가 있으므로 다시마환과 같은 해조류 보조식품 등을 너무 많이 복용하는 것은 영향이 있을 수 있지만, 이미 갑상선을 수술로 제거한 갑상선암 환자가 일상적인 식사에서 미역이나 김 등을 먹는 것은 걱정하지 않아도 된다.

아직까지는 갑상선암 환자에게 특별히 주의해야 할 음식은 없다. 특히 우리 한국 가정에서 흔히 먹는 밥, 된장국, 김치, 나물이나 채소, 콩 종류, 김, 미역국, 생선 등의 음식들은 전혀 문제가 안 된다. 갑상선암을 치료하는 특별한 식품이나 영양소는 없으며 균형 잡힌 식사로 좋은 영양 상태를 유지하는 것이 가장 중요하다. 그러기 위해서는 충분한 열량과 단백질, 비타민 및 무기질을 공급할 수 있는 식사를 섭취해야 하며, 이는 여러 가지 음식을 골고루 먹음으로써 가능하다.

암을 치료하는 동안에 균형 잡힌 식사를 하면, 첫번째로 환자는 암 질환과 치료에 대처할 수 있는 최상의 기회를 얻을 수 있으며, 두번째로 치료에 의한 부작용을 더 잘 극복할 수 있게 해 주며, 세번째로 환자의 면역력을 높여 암의 재발이나 전이 등을 낮출 수 있다.

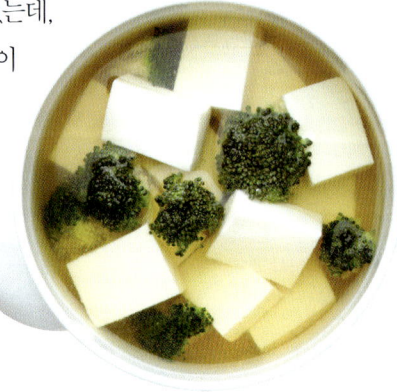

부갑상선기능저하증이 오면 칼슘을 섭취한다

갑상선 주변에는 부갑상선이라는 기관이 있는데, 갑상선 제거 수술 후 부갑상선기능저하증이 오는 경우가 있다. 수술 후 부갑상선기능저하증이 발생하면 혈중 칼슘 농도의 감소를 초래하는데, 칼슘 농도가 감소하면 근육이나 신경에 기능 이상이 나타난다. 따라서 칼슘 수치가 낮아진 경우에는 칼슘이 많이 함유되어 있는 음식을 섭취하는 것이 좋다.

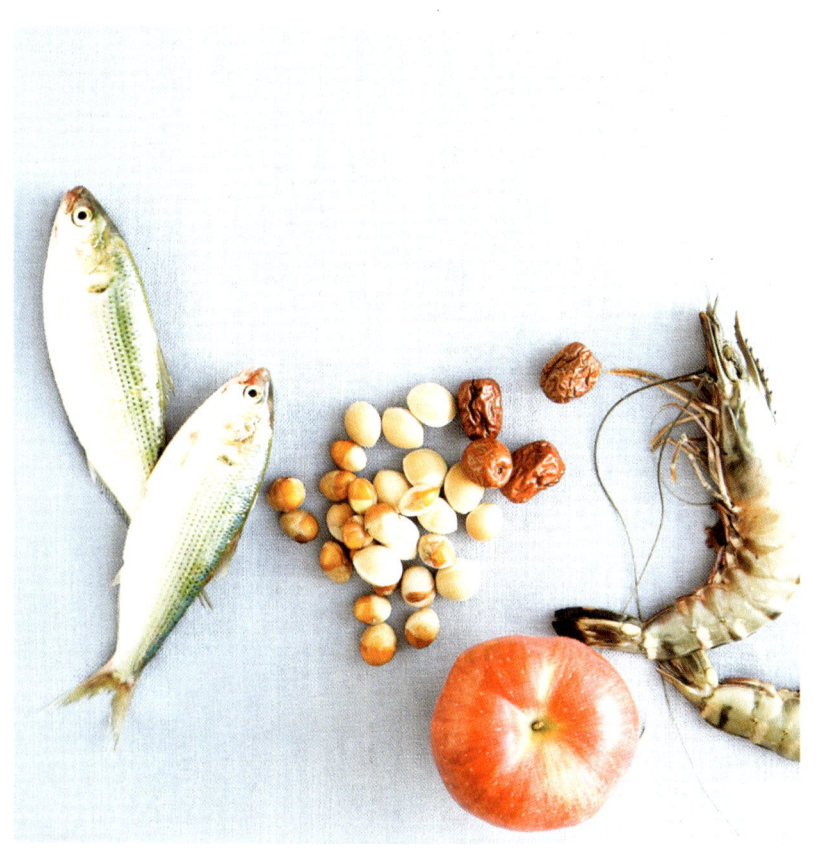

칼슘 함량이 높은 식품들
유제품 우유, 연유, 분유, 요구르트, 치즈, 아이스크림
어류 멸치, 미꾸라지, 뱅어포, 우렁이, 굴, 대하, 생선 통조림
난류 계란노른자
해조류 김, 미역, 다시마
곡류 두부, 깨, 호두

또한 비타민 D는 칼슘의 흡수를 높이는 역할을 하므로 간유(간에서 뽑아낸 기름), 버섯류 등을 많이 섭취해 주고 자외선에 의해 피부에서도 만들어지므로 하루 30분 이상의 야외활동을 하는 것도 도움이 된다.

방사성 동위원소 치료 시에는 요오드 제한식

갑상선암 수술 후 방사성 동위원소 치료를 할 경우 요오드 섭취를 제한할 필요가 있으며, 이는 보통 방사성 동위원소 치료를 하기 약 2주 전부터 1개월 정도 제한하게 된다.

요오드가 많이 함유된 라면, 옥수수 빵, 생선, 조개, 새우, 굴, 내장, 햄류 및 기타 가공식품류, 달걀노른자, 해조류, 시금치, 젓갈이 포함된 김치류, 우유 및 유제품, 아이스크림, 아몬드, 마요네즈, 프림을 넣은 커피, 초콜릿, 도넛, 피자, 팝콘 등은 먹지 않는 것이 좋다.

천일염에는 요오드가 많이 포함되어 있으므로 천일염이 늘어가는 젓갈, 간장, 된장, 고추장, 장아찌, 김치 등은 제한하고, 정제된 소금을 사용한다. 물도 성분을 명확하게 알 수 없는 지하수 대신 수돗물이나 정수된 물을 이용해야 한다.

외식은 삼가도록 하고, 가능하다면 간식도 가공식품을 먹기보다는 직접 만들어 먹는 것이 좋다.

긍정적인 마음으로 적절한 운동을

수술을 받고 나면 우선은 회복하는 기간을 갖게 되며, 갑상선호르몬을 대체할 약물(신지로이드 등)을 복용하게 된다. 여기에 적응이 될 때까지 '컨디션이 예전 같지 않다'는 느낌을 받을 수도 있다. 수술 후 회복과정에서 제일 중요한 것은 정상적인 생활 리듬을 찾는 것이며, 이를 위해 적절한 운동과 균형 잡힌 식생활이 가장 중요하다.

수술을 받고 1주일 정도가 지나게 되면 가벼운 집안일이나 식사 준비 정도는 할 수 있으며, 이 시기에 너무 누워만 있는 것은 수술 후 회복에도 바람직하지 않다. 그리고 보통 수술 후 1~2개월 정도 지나게 되면 운동 등의 정상적인 일상생활을 하는 데에 무리가 없다.

또한 갑상선암을 극복하는 데 중요한 것은 다른 암과 마찬가지로 암 정도는 능히 이겨낼 수 있다는 자신감과 마음가짐이다. 최상의 치료 결과를 얻기 위해서는 긍정적이고 적극적인 사고로 욕심을 버리고 작은 일에도 기쁨과 감사의 마음을 갖고 삶의 여유를 가질 수 있도록 스스로 노력하고 실천해야 한다.

갑상선암에 대한 궁금증을 속 시원하게!

갑상선암과 관련된 속설과 오해

갑상선암은 '거북이 암'이라는 별명이 있을 정도로 느리게 진행되는 '착한 암'이다 보니 치료가 잘 되는 것이 사실이다. 하지만 때로는 진행이 너무 빨라서 손써보지도 못하고 운명을 달리하는 경우도 있다. 이와 같은 양면성 때문에 갑상선암은 잘못된 오해와 속설이 많다. 암에 대한 두려움을 극복하기 위해서는 먼저 제대로 알아야 한다. 일반인들이 흔히 갖고 있는 갑상선암 관련 궁금증들을 모아 보았다.

Q 갑상선암은 여성에서만 발생하나요?

갑상선암을 포함한 갑상선 질환이 남성보다 여성에서 훨씬 더 많이 발생하는 것은 사실이지만 남성에게도 갑상선이 있는 한 갑상선암이 발생할 가능성은 충분히 있다. 일반적으로 알려진 갑상선암의 남녀 비율은 약 1:5 정도이고 이처럼 여성에서 갑상선암 발생 위험이 더 높은 이유는 아직 명확하게 밝혀지지 않았다. 또한 갑상선암의 진행과 정도는 남녀 간에 차이가 없지만 남성이 여성보다 예후가 좋지 않다고 알려져 있다.

Q 갑상선의 물혹이 암이 되지는 않나요?

갑상선의 물혹은 비교적 흔한 병이다. 대부분은 그냥 추적관찰만 해도 괜찮지만 지나치게 커지게 되면 목에서 불편함을 느끼게 되며 불룩하게 튀어나와 미용상 흉할 수도 있으므로 이런 경우에는 치료를 고려할 수 있다. 하지만 이렇게 크기가 커지는 경우에도 물혹이 갑상선암으로 되지는 않는다. 드물게 수술 전에는 갑상선의 양성 혹이라고 해서 수술했더니 갑상선암으로 바뀌었다는 환자들도 있다. 그러나 대부분은 갑상선의 양성 혹이더라도 갑상선암이 의심되는 경우에 수술하게 되므로 암이 발견될 수 있는 것은 당연하다. 따라서 물혹이 갑상선암으로 변하면 어쩌나 하는 걱정은 하지 않아도 된다.

Q 목 앞에 혹이 만져지면 갑상선암인가요?

목 앞에 혹이 만져지는 경우는 갑상선 혹 외에도 침샘, 림프절, 새열 낭종(물혹) 등이 있다. 갑상선의 혹인 경우 대부분은 양성이며 갑상선암인 경우는 5~10% 정도다. 간혹 갑상연골 또는 윤상연골(후두 밑에 있는 발성 기관의 한 부분)이 딱딱하기 때문에 이 연골을 갑상선암으로 잘못 알고 병원을 찾는 사람들이 있는데, 전문의라면 간단한 진찰만으로도 진단이 가능하므로 목 앞에 혹이 만져진다고 생각되면 가까운 병원의 전문의에게 즉시 진찰을 받아보는 것이 좋다.

Q 목에 뭔가 걸리고 따끔따끔하게 아프기도 한데 혹시 갑상선암인가요?

갑상선암을 포함한 대부분의 갑상선 질환은 목 안의 이물감이나 통증 또는 불쾌감 같은 증상을 거의

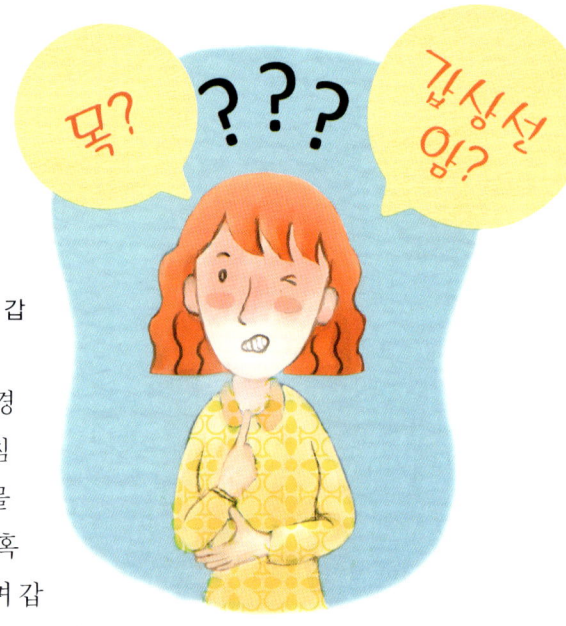

일으키지 않는다. 갑상선암은 상당히 진행된 경우 혹이 커서 기도나 식도를 눌러 숨쉬기가 힘들거나 음식물을 삼킬 때 뭔가 걸리는 느낌이 있을 수도 있지만, 대부분은 특별한 증상 없이 우연히 발견되는 경우가 많다. 목 안이 불편한 것은 목 안의 염증, 즉 인두염이나 식도 역류가 가장 흔한 원인이다. 목 바깥이 아니라 목 안이 불편하게 느껴지면 일단 갑상선암은 아니라고 보아도 무방하다.

Q 피곤하면 갑상선 때문이라는데 갑상선암과 관련이 있나요?

갑상선암은 뚜렷한 증상이 없는 경우가 대부분으로 피곤하고 의욕이 없으며 무기력한 증상들과는 관련이 없다. 갑상선암은 아니지만 갑상선 질환 중 갑상선기능저하증이 있으면 피곤하고 기운이 없으며 추위를 잘 타는 등의 증상이 있을 수 있으므로 특별한 이유 없이 많이 피곤할 때에는 가까운 병원을 방문하여 갑상선 검사를 받는 것이 도움이 될 수 있다.

Q 갑상선기능항진증 또는 저하증이 있으면 갑상선암에 잘 걸리나요?

갑상선기능항진증 또는 저하증과 같은 갑상선 기능 이상과 갑상선암은 관련이 없다. 갑상선 기능에 이상이 있다고 혹이 있는 것은 아니고, 반대로 갑상선에 혹이 있다고 해서 꼭 기능 이상을 동반하는 것도 아니다. 또한 갑상선에 혹이 있어도 이 중에서 약 5~10% 정도만이 갑상선암으로 진단된다. 하지만 갑상선 기능 이상이 있으면 병원에서 정기적인 추적 관찰을 해야 하므로 이때 갑상선 초음파 검사 등을 함께 시행하면 갑상선암을 조기에 발견할 수 있다.

Q 건강검진으로 갑상선암을 발견할 수 있나요?

대부분의 일반적인 건강검진 항목에 갑상선 기능 이상 여부를 알아보기 위해서 혈액 검사는 포함되어 있지만 갑상선 초음파 검사가 포함되어 있는 경우는 흔치 않다. 그러나 갑상선암은 혈액 검사상 이상 소견이 없는 경우가 많고 또한 특별한 증상도 없을 때가 대부분이므로, 갑상선암의 조기 발견을 위해서는 갑상선 초음파 검사가 필요하다. 특히 집안에 다발성 내분비 선종증으로서 갑상선수질암을 가진 환자가 있는 경우 직계 가족들은 이의 감별을 위한 선별 검사를 받아야 한다.

Q 갑상선암은 조직검사를 하면 암이 퍼질 수 있다는데 그런가요?

전혀 그렇지 않다. 갑상선암이 의심되는 경우 일반적으로 시행하는 조직검사인 미세침흡인 세포검사는 매우 가는 주사침을 사용하므로 안전하고 부작용이 거의 없으며 정확도도 80~90% 정도로 높다. 부작용으로는 일시적으로 시술 부위에 멍이나 부종 또는 약간의 통증이 생길 수 있으나 대개는 1~2주 후면 자연히 사라지게 되며, 바늘의 삽입을 통하여 암이 퍼지는 경우는 거의 없다. 따라서 갑상선 조직검사에 대한 불안감을 가질 필요는 없다.

Q 유방암에 걸린 사람이 갑상선암에도 잘 걸리나요?

그렇지 않다. 갑상선암과 유방암 모두 최근 발생률이 급격히 증가하고 여성에서 호발하며 일반인들보다 각각 다른 암에 대한 검사를 할 수 있는 기회가 많기 때문에 마치 갑상선암과 유방암이 관련이 있는 것처럼 보일 수 있지만 현재까지 이와 관련된 의학적 근거는 없다. 또한 아직까지 유방암의 위험인자로 알려진 경구 피임약이나 여성호르몬제제 복용 등이 갑상선암의 발생 위험을 증가시킨다는 증거도 없다.

Q 갑상선암은 유전이 되나요?

유두상암과 여포상암 등 잘 알려진 갑상선암

은 유전과 관련이 없다. 그러나 갑상선암 중 수질암은 유전적인 암으로 전체 수질암 중 약 20%가 유전과 관련이 있다. 부신과 부갑상선 등 다른 부위의 종양과도 관련이 있을 수 있어서 가족력이 있는 수질암의 경우 유전자 검사를 하는 것이 좋다. 반면 갑상선암 중 가장 많은 비율을 차지하는 유두상암은 약 5%의 가족력을 가지고 있으며, 가족 중 유두상암이 있는 경우 발생 위험이 4~10배까지 높다고 알려져 있지만 유전과 관련된 요인은 아직까지 밝혀지지 않았다.

Q 갑상선암 수술 시 목의 림프절을 함께 제거하면 부작용이 심한가요?
일반적인 갑상선암 수술 시 전이 여부를 알아보기 위해 목(특히 갑상선 주변)의 림프절을 함께 제거하게 된다. 림프절 제거 시 심각한 부작용은 거의 없으며 림프절을 절제해 낸 빈 공간에 체액이 고이는 경우가 있지만 대부분은 자연스럽게 체내로 다시 흡수된다. 때때로 목 바깥쪽의 림프절을 광범위하게 제거하는 경우에는 당김, 통증 혹은 피부 감각 저하 등의 부작용이 있을 수 있다. 또한 림프절이 면역을 담당하는 기관이라 제거했을 때 면역 저하가 오지 않을까 걱정하는 사람들이 있는데 림프절은 목 이외에도 우리 몸 여러 곳에 분포하기 때문에 목의 림프절을 절제해도 면역 저하 등의 부작용은 발생하지 않는다.

Q 갑상선암 수술 후 방사성 동위원소 치료를 하면 머리가 빠지나요?
수술 후에 남아 있을 수 있는 정상 갑상선 조직 또는 눈에 보이지 않는 작은 암 조직을 제거하기 위하여 갑상선암 수술 후 방사성 동위원소 치료를 하게 되는데 치료 직후 며칠간은 목이 약간 부어오르고 화끈거릴 수 있다. 또한 피곤하고 입맛이 없으며 침샘에 염증이 생겨 입안이 마르고 귀밑이 부어오르며 몸살이 난 것처럼 불편할 수도 있다. 다소 구역질이 나며 심한 경우 토할 수도 있으나 대부분 시간이 지나면 저절로 호전될 때가 많다. 많은 환자들이 걱정하는 머리카락이 빠지는 증상은 전혀 없다.

Q 갑상선암 수술 후에 목을 움직여도 되나요?
갑상선 수술 후 상처가 아무는데 지장이 있을까 봐 무서워서 목을 움직이지 않는 사람들이 있는데 불필요한 걱정이다. 오히려 수술 후 적절한 목 운동을 해야 불편감 등이 빨리 없어지고 수술 부위의 유착도 막을 수 있기 때문에 빠른 시기에 목 운동을 하는 것을 권하고 있다. 수술 직후 목을 심하게 뒤로 젖히면 상처가 당기므로 피하는 것이 좋으나 그 이외의 목 운동으로 상처가 벌어지거나 흉이 넓어지는 경우는 없으므로 안심해도 된다.

갑상선암 수술 후 회복을 도와주는 목 운동법

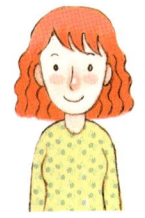
1 목과 어깨를 충분히 이완시킨다.

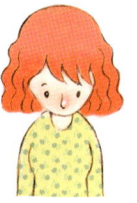
2 어깨를 고정한 채 고개를 숙인다.

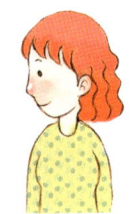
3 어깨를 고정한 채 오른쪽을 본다.

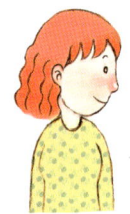
4 어깨를 고정한 채 왼쪽을 본다.

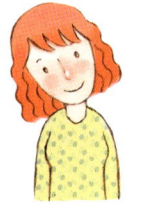
5 고개를 오른쪽으로 기울인다.

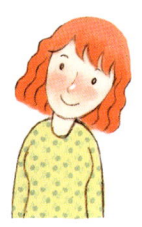
6 고개를 왼쪽으로 기울인다.

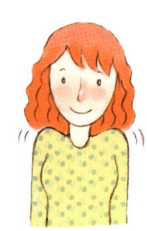
7 어깨를 앞뒤로 돌린다.

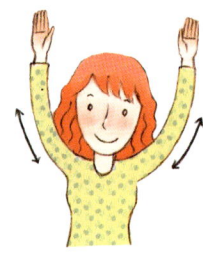
8 팔을 위아래로 움직인다.

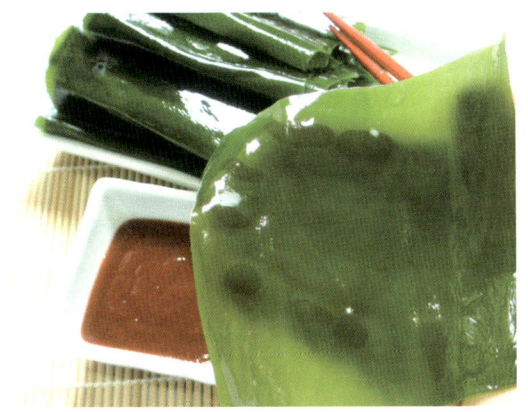

Q 갑상선암을 수술하지 않고 치료할 수 있는 방법은 없나요?

아직까지 수술하지 않고 갑상선암을 치료할 수 있는 방법은 없으며 다른 치료는 수술의 보조적인 치료방법이다. 즉, 수술 이외의 방사성 동위원소 치료나 갑상선호르몬제제 복용 등의 약물 치료는 수술 후 혹시 남아있을 수 있는 갑상선 세포를 제거 혹은 억제하기 위한 보조적인 치료법이다. 간암 등 다른 암의 치료방법으로 사용되고 있는 고주파를 이용한 갑상선 양성종양의 치료가 최근 많이 시행되고 있으나 아직까지 갑상선암의 1차 치료로는 권유되지 않고 있다.

Q 갑상선암 환자는 임신할 수 없나요?

일반적으로 갑상선 질환이 있으면 임신할 수 없다고 알고 있는 경우가 많다. 심한 갑상선 기능 이상이 있을 때에는 임신이 어려울 수 있지만, 갑상선암 환자가 수술을 포함한 적절한 치료를 받은 후에는 대부분 갑상선 기능이 정상이므로 임신과 크게 관련이 없다. 또한 임신 자체가 갑상선암의 예후에 영향을 주는 것은 아니므로 치료 후 암의 재발 없이 어느 정도 기간이 경과되었다면 임신을 피할 필요가 없다. 그리고 갑상선암 수술 후 복용하는 갑상선약을 임신 중에 복용하는 것에 대해 걱정하는 경우가 많은데 갑상선호르몬제는 태아에 큰 영향을 미치지 않으므로 크게 염려하지 않아도 된다 (보다 자세한 사항은 '제7장 임신·소아·노인의 갑상선 질환'편을 참고할 것).

Q 갑상선암 환자는 김, 미역, 다시마 같은 해조류를 먹으면 안 된다는데 이러한 식품이 갑상선암과 관련이 있나요?

김, 미역, 다시마 같은 해조류와 조개와 새우 등의 해산물, 천일염, 우유 등에는 갑상선에서 호르몬을 만들어내는 원료인 요오드라는 성분이 많이 포함되어 있다. 이러한 요오드가 갑상선암을 유발하는 것은 아니며 또한 갑상선암 환자가 수술 후 방사성 동위원소 치료를 받을 때를 제외하고는 평상 시 요오드가 많이 들어있는 식품을 제한해야 할 필요는 없다. 단, 요오드가 섭취가 부족한 경우 갑상선이 원활하게 호르몬을 만들어내지 못하고 이를 보충하기 위해 갑상선 세포가 비대해지면서 갑상선이 부풀어 오를 수 있으며, 반대로 요오드를 과잉으로 섭취하는 경우 정상인에게는 큰 문제가 되지 않지만 그레이브스병 등의 갑상선 질환이 있는 환자에게는 갑상선기능항진증을 유발할 수 있으므로 주의해야 한다.

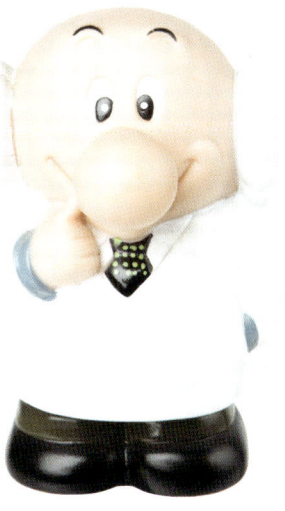

문형철 前 여자양궁 국가대표 감독

이겨낼 수 있다는 자신감으로 갑상선암을 극복하다

문형철 감독은 2007년 12월, 우연히 동료 감독을 따라가 갑상선 초음파 검사를 받았다가 갑상선 우엽에 1.3cm, 반대쪽에 0.3cm에 혹이 발견됐다. 세포검사 및 CT 검사 결과 갑상선을 싸고 있는 피막과 주변 근육에 암이 침범해 있었고, 림프절 전이가 발

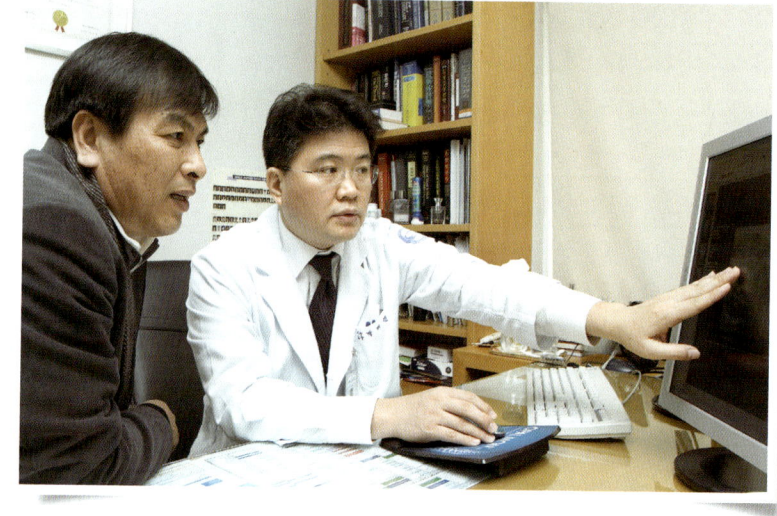

견됐다. 의사로부터 '갑상선암 3기'라는 날벼락과도 같은 진단을 받았을 때 그는 하늘이 노래지는 기분이었다. 베이징 올림픽 출전을 7개월가량 앞둔 상황이었다.

"증상은 거의 없었어요. 운동선수 감독인 만큼 건강에는 자신이 있었거든요. 6시 이후에 일어난 적이 없을 정도 체력이 강했고 특별하게 피곤함도 느끼지 못했는데, 내가 암에 걸리다… 처음에는 믿을 수가 없었죠."

당시 집도의였던 강남차병원 외과 박해린 교수는 "갑상선암은 3기가 돼도 거의 증상이 없어요. 암이 커져 갑상선 주변에 있는 성대 신경을 침범해 목소리가 변하지 않는 한 환자 자신도 잘 모를 수 있습니다. 문 감독은 그래도 건강검진에서 갑상선암이 발견됐으니 운이 좋은 케이스에요"라고 말했다.

갑상선암이 여성들에게 잘 생기는 암이다 보니, 남성이 갑상선

초음파를 하는 일은 흔치 않다. 문 감독에게 어떻게 갑상선 초음파 검사를 받을 생각을 하게 됐는지 물었다.

"사실 제 아내도 2005년 갑상선 양성종양으로 수술을 받은 병력이 있습니다. 또 친한 동료 감독의 부인도 얼마 전 갑상선암 수술을 받았어요. 주변에서 갑상선암에 대한 얘기를 많이 들어서인지 국민체육진흥공단에서 진행하는 기본 건강검진을 받은 후 추가로 갑상선과 전립선 초음파 검사를 받은 것이 행운이었죠."

처음엔 그는 갑상선암은 거의 여성에게만 걸리는 암이라고 생각했다. 박해린 교수는 "갑상선암이 폭증하다 보니 요즘에는 남성의 갑상선암도 무시할 수 없는 수준으로 증가하고 있어요. 학계에서는 남성의 갑상선암 발병률이 여성의 6분의 1 정도 되는 것으로 추정하고 있습니다. 남성에서 발견되는 갑상선 종양은 암일 확률이 여성에 비해 높아요. 또 암일 경우 공격성이 강하고, 림프절 전이율도 높아 '착한 암'인 갑상선암이라도 수술을 서두르는 것이 좋습니다"라고 말했다.

국가대표팀 전지훈련이 얼마 남지 않은 상황에서 암 진단을 받은

그는 진단 후 보름 만에 갑상선 전체를 들어내는 갑상선 전절제술과 림프절 절제술을 했다. 수술 후에는 열흘 만에 호주로 전지훈련을 떠났다. 자리를 보전하고 누워있을 마음의 여유가 없었다.

"수술 후 처음에는 큰 소리를 내지 못하여 선수들을 지도하는 데 다소 어려움은 있었지만, 전력에 차질이 생길까봐 아무에게도 알리지 않았어요. 선수들도 수술을 받은 줄은 알았지만, 그게 암 수술이라는 것은 알지 못했죠."

그는 암에 걸렸어도 포기하는 것 없이 정상적인 생활을 하고 싶었다. 호주 훈련 때에도 밤샘 행군을 할 정도로 의지가 강했다.

"가장 중요한 것은 이겨낼 수 있다는 '자신감'이에요. 저는 할 일이 남아있는 한 문제는 안 생길 거란 확신이 있었어요. 암에 걸렸다고 두려워하거나 절망감에 빠지는 일은 없었죠."

그가 갑상선암 검사를 받은 후 가장 힘들었던 기간은 혹이 발견되고 세포검사 결과를 기다리는 일주일 정도의 시간이었다.

"차라리 암이라는 진단이 빨리 나왔으면 마음이 더 편했을 거예요. 기다리는 동안에도 선수 훈련 때문에 제주도에 있었는데, 마음의 안정을 얻기 위해 13시간 동안 한라산 등반을 했습니다."

그는 호주 훈련을 하는 한 달여의 기간 동안 아침, 저녁으로 갑상선호르몬제제를 먹고 저요오드식으로 식이조절을 하면서, 남은 갑상선암 세포를 모두 파괴하기 위한 '방사성 동위원소 치료'를 기다렸다.

박해린 교수는 "문 감독은 한 달 이상은 방사성 동위원소 치료를 받기 위한 준비기간을 거쳤어요. 갑상선호르몬의 원료인 요오드를 외부에서 식이로 공급해주지 않아 갑상선의 남은 세포들을 굶기는 거죠. 이렇게 한 달 정도 지나면 미세잔류 갑상선 세포들이 요오드를 섭취하고 싶어서 안달이 나는데요, 이때 세포에 요오드와 함께 방사선이 들어가면 미세하게 남아있는 갑상선 세포들이 모두 파괴됩니다"라고 설명했다.

문 감독은 베이징 올림픽을 4개월 정도 앞둔 상황에서 3박4일 동안 방사성 동위원소 격리 치료를 받았다. 갑상선암의 외과수술과 방사성 동위원소 치료를 모두 마친 뒤 그는 갑상선호르몬제제를 복용하고 있다. 평생 갑상선호르몬제제를 먹어야 하는데 불편

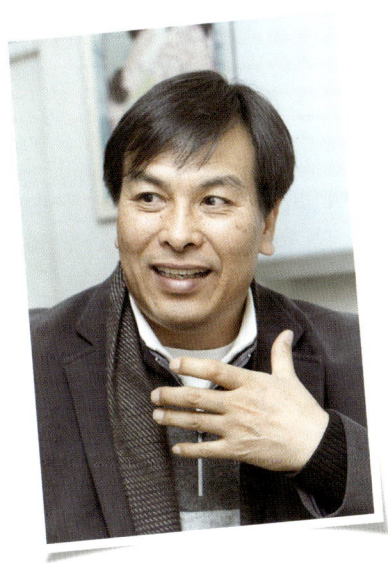

함은 없냐는 질문에 "약을 매일 챙겨먹는 것처럼 건강을 매일매일 유념하고 있어요"라고 말했다.

박 교수는 "갑상선호르몬제제 자체가 갑상선자극호르몬 수치를 낮추는 등 치료의 역할을 하기 때문에 갑상선호르몬제제 복용은 필수적이에요. 간혹 약 부작용 등을 우려하는 사람이 있는데, 갑상선호르몬제제는 임신부가 먹어도 문제가 없는 것으로 보고될 정도로 아주 안전한 약입니다"라고 말했다. 수술을 받은 지 2년이 지난 지금 문 감독은 체중이 5~6kg이 빠졌다.

"생각해보면 양궁 국가대표 감독을 하면서 성적에 대한 스트레스를 엄청 받았던 것 같아요. 1등의 자리를 지켜야 한다는 것, 국민의 기대에 부응해야 된다는 부담감 때문에 항상 초조하고 불안했죠. 잠도 잘 못 잤어요. 암에 걸린 후 명예도 중요하지만 건강이 가장 중요하다는 것을 절실히 깨달았습니다. 대표팀을 나오고 나서 마음이 편해져서 그런지 표정이 밝아졌어요."

그는 '건강'에 대한 과도한 자신감 때문에 평소 몸 관리를 제대로 못했던 게 암을 불러왔다고 생각한다. 그래서 암 진단을 받은 후 하루에 한 갑씩 피우던 담배는 즉시 끊었고, 술은 가끔 맥주 한 잔 정도만 즐기고 있다. 또한 하루 1시간 이상은 자신에게 투자한다는 생각으로 걷기나 골프 능 운동을 한다.

"사실 양궁 국가대표 감독 역할을 하면서도 운동을 불규칙적으로 했거든요(웃음). 갑상선암 수술이 성공적으로 이뤄졌다고 해도 3년 정도는 재발 가능성이 있으므로 바짝 긴장하고 관리해야 한대요. 평소 완벽주의적인 성격을 건강에도 적용해 보려고요. 그리고 저처럼 증상이 없어도 운 좋게 암을 발견하기 위해서는 40세 가넘으면 2년에 한 번씩 갑상선 초음파를 해 보는 것이 중요하다는 말을 꼭 전하고 싶습니다."

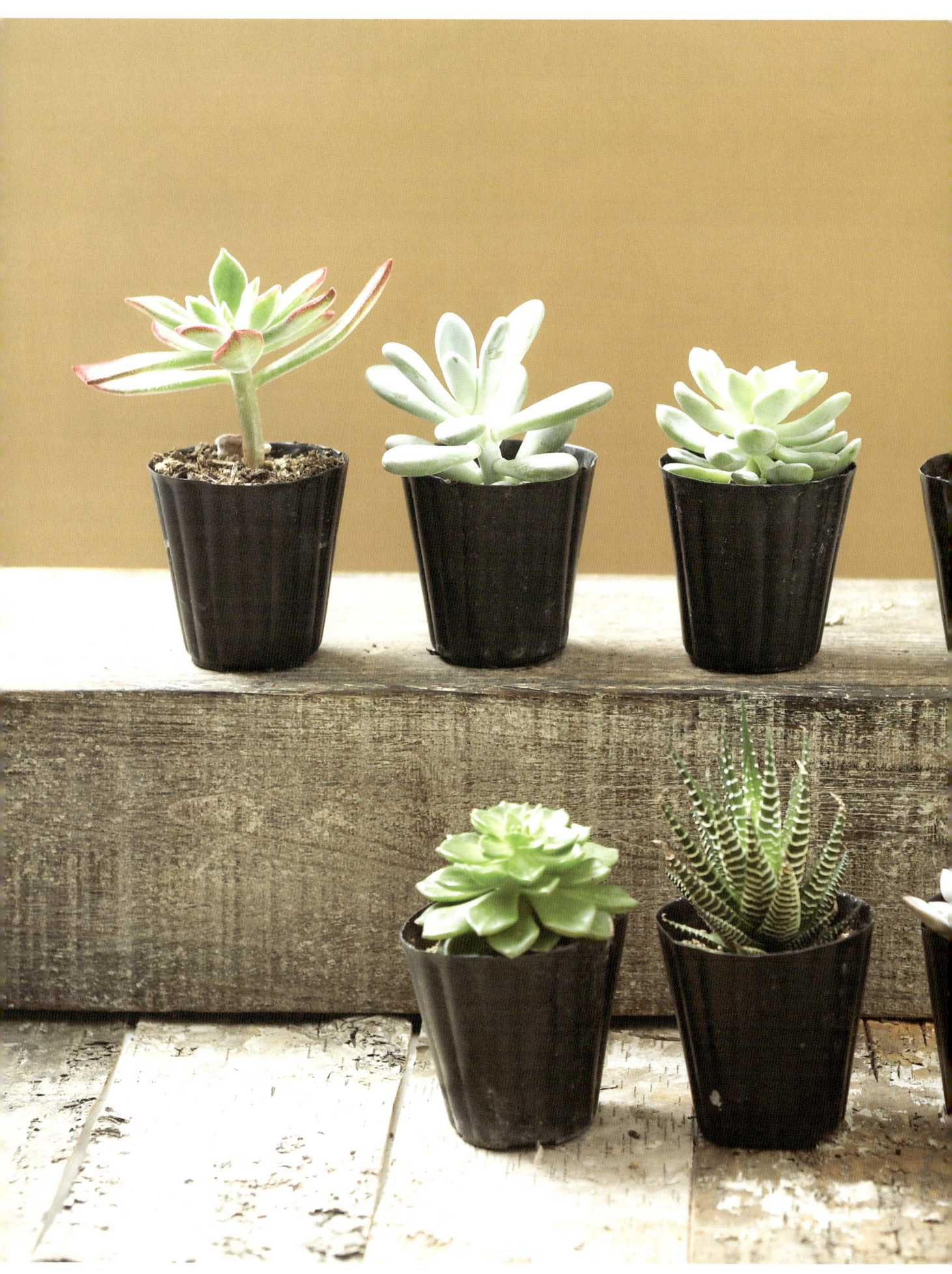

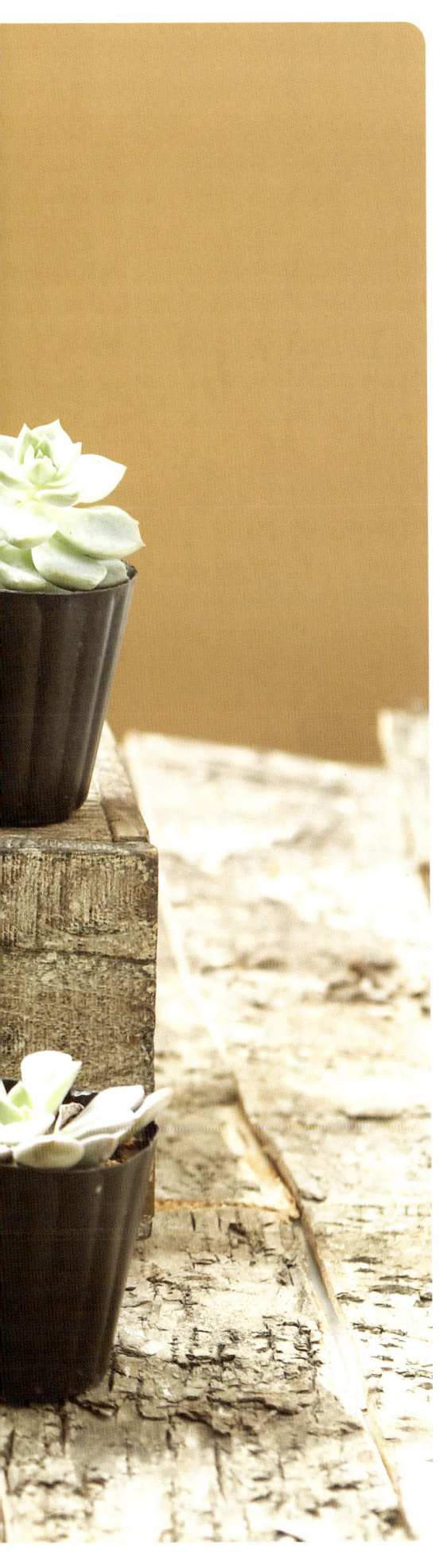

5

무시해서는 안 될 갑상선 질환

갑상선
양성종양

건강검진이나 수술 중에 우연히 갑상선 결절을 발견하는 경우는
드물지 않다. 대부분의 갑상선 결절은 양성이지만 갑상선암일 가
능성을 배제할 수 없다. 결국 가장 중요한 것은 미세침흡인 세포
검사를 비롯한 여러 검사를 통해 악성 여부를 감별하는 것이다.
양성으로 판정된 경우에는 대부분 증상이 없어 추적관찰만 하지
만, 경우에 따라 치료가 필요할 때도 있다.

대부분 양성이지만 갑상선암일 가능성을 항상 고려하라

건강검진 초음파에서 발견된 갑상선 결절 어떻게 해야 하나?

정기 건강검진이나 혹은 수술 중에 우연히 갑상선 결절이 발견되는 경우가 있다. 일생동안 커지지도 않고 아무런 해를 끼치지도 않는 양성 결절도 있지만 때로는 악성으로 변화되는 결절도 있다. 갑상선 결절 중에서 경과만 관찰해도 되는 경우는 무엇이며, 약물치료나 수술이 필요할 때는 어떤 경우가 있는지 알아보자.

검강검진에서 우연히 발견된 갑상선 결절

갑상선 우연종(Thyroid incidentaloma)은 일반적으로 정기검진이나 다른 이유 때문에 실시한 초음파 검사나 두경부 수술 중 우연히 발견된 무증상의 갑상선 내 결절을 의미한다. 갑상선 결절은 미국 성인 전체 인구의 약 4~7%에서 촉지성 결절(손으로 만져지는 결절)로 발견되며, 남성(1.6%)에 비해 여성(6.4%)에서 높은 빈도를 보이고 있다. 고해상도의 초음파를 시행할 경우 인구의 약 50%에서 발견되는 것으로 보고되고 있다. 비록 대부분의 갑상선 결절이 양성질환으로 확인되지만(90% 이상), 갑상선 암일 가능성은 항상 고려되어야 한다.

갑상선 결절의 빈도는 나이가 듦에 따라 서서히 증가하는데, 대규모 연구에 의하면 방사선에 노출되지 않았던 소아의 0.05~1.8%에서 갑상선 결절이 확인되었고, 50대의 50%, 80대의 80%는 본인은 평생 모르고 살았지만 사후 부검해 보니 갑상선 결절이 있었다. 또한 갑상선 결절의 빈도는 요오드 섭취가 제한된 지역이나 외부 방사선에 노출된 지역에 거주하는 사람에게서 높게 나타나고 있다. 이러한 여러 연구를 종합해 보면 최근 고해상도 초음파 검사의 영향으로 건강한 일반인에서 갑상선 우연종이

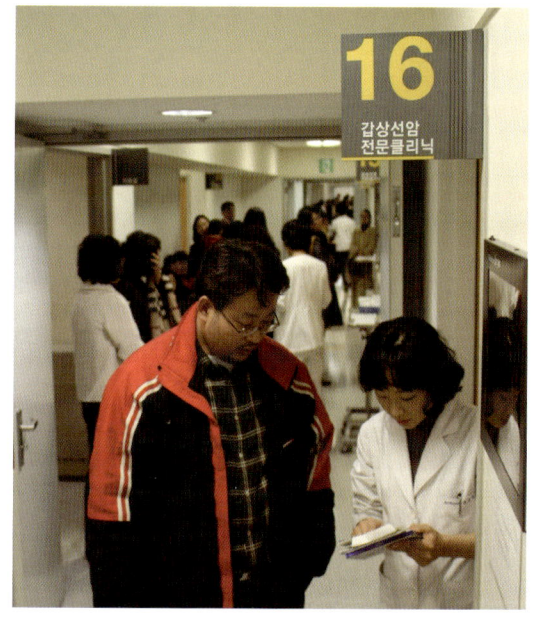

발견될 확률은 18~67% 정도다.

그렇다면 이렇게 흔히 발견되는 우연종에서 과연 몇 %가 악성으로 진단될 것인가 하는 점이 중요할 것이다. 지금까지 보고된 자료를 종합하면 부검이나 수술 중 발견된 잠재성 갑상선암의 빈도는 0.5%~13%로 평균 4%의 빈도를 보이고 있고, 이러한 빈도는 고해상도 초음파 사용의 확대나 의사들의 적극적 의지에 의해 증가될 수 있다는 점이 확인되었다.

양성 갑상선 결절은 일생동안 양성으로 유지되며 악성으로 변하는 경우는 매우 드물다. 그러나 양성결절이더라도 약 23%에서 그 크기가 증가하며, 수술이 필요할 만큼 그 크기가 증가되거나 악성으로 변화되는 경우는 4.5% 정도였다는 연구가 있다. 초음파에 의해 발견된 결절과 임상진찰을 통해 발견된 결절의 악성 빈도는 동일하다. 그러므로 결절이 악성 가능성을 보일 때, 그것을 명확하게 밝히기 위해서 위험인자를 평가하는 것이 점점 중요해지고 있다.

우연종이 악성인지 아닌지 어떻게 알까?

우연종의 대부분은 양성이며 양성 선종, 결절성 선종, 갑상선염, 낭종 등이 대표적 질환이다. 약 5%의 빈도를 차지하고 있는 악성결절로는 유두상암, 여포상암, 수질암, 미분화암, 림프종 등이 있고 드물게 타 장기로부터의 전이 등이 있을 수 있다. 매우 빈도는 낮지만 갑상선 이외의 질환도 있을 수 있는데 부갑상선 선종, 림프절 비대, 갑상설관 낭종, 혈관꽈리 등이 있다. 우연종의 악성 가능성은 다음과 같은 것을 고려하여 평가한다.

과거력

우선 목 주위에 방사선을 조사받은 과거력은 갑상선 결절이나 암 발생의 위험인자다. 갑상선암 발달의 위험성은 방사선 노출 용량이 많을수록 높으며 젊은 여성에서 그 영향이 가장 큰 것으로 보고되고 있다. 자가면역성 질환 중 그레이브스병을 가지고 있는 환자의 갑상선 결절은 아성일 가능성이 있으므로 주의가 필요하다. 종양의 급속한 성장은 암일 가능성이 높다는 것을 말해준다.

연령 및 성별

소아에 있어서 갑상선 결절은 흔하지는 않지만 특별한 주의가 요구되는데, 그 이유는 이 시기의 결절은 악성일 가능성이 2배 이상 높기 때문이다. 성인은 연령이 높아질수록 갑상선암의 발생빈도가 높아지며 노인의 경우 결절이 새로 생겼으면 악성일 가능성, 특히 미분화암일 가능성에 염두를 두어야 한다. 성별로는 남성이 여성보다 결절이 발생할 가능성은 낮지만 검사상 발견된 결절이 악성일 가능성은 더 높은 것으로 보고되고 있다.

신체 검사

딱딱하고 불규칙적이며 눌러도 아프지 않고 움직이지 않는 결절은 악성일 가능성이 높다. 반대로 양성의 경우에도 아주 딱딱할 수 있는데 그 이유는 석회화의 존재 때문이다. 부드럽고 매끄러우며 잘 움직이는 특성과 통증, 압통 등이 있는 경우는 양성을 시사하는 소견일 수 있으며, 암은 통증이나 압통이 있는 경우가 드물다.

영상에 의해 발견된 우연종 어떻게 하나?

영상을 통해 우연히 발견된 갑상선 결절은 악성의 위험도를 평가하기 위해 철저한 문진과 이학적 검사가 시행되어야 한다. 나이, 성별, 내분비 질환의 과거력, 악성 질환의 개인 병력, 갑상선이나 다른 내분비 악성종양에 대한 가족력, 두경부에 대한 방사선 조사력, 삼킴곤란이나 쉰 목소리 같은 증상 등이 포함된다. 또한 갑상선 기능 검사도 시행한다.

일단 이학적 검사가 끝나면 모든 환자는 반드시 초음파 검사를 시행해야 한다. 초음파 검사 시 모든 갑상선 결절의 위치와 개수를 주의 깊게 확인해야 하며, 갑상선 결절의 크기는 위아래의 길이와 가로·세로의 길이, 앞뒤의 두께를 정확히 측정해야 한다. 이러한 정확한 측정은 추적관찰 중 변화의 비교에 유용하게 쓰인다.

초음파 상 악성을 시사하는 특징적 소견은 결절 중심부의 미세 석회화, 불규칙하고 불분명한 경계, 확실한 저음영, 결절 내부의 혈류 양상 그리고 불완전한 주변부의 후광 등이 있다. 크기는 악성과 양성을 구별하는데 도움이 되지 않는다. 초음파 시행 중 악성이 우려되는 갑상선 결절에 대해서는 크기와 관계없이 미세침흡인 세포검사를 시행한다.

세포검사는 양성결절에 대한 수술 빈도를 줄이는 데 상당히 기여하였고, 동시에 수술을 요하는 악성결절 진단의 빈도를 증가시켰다. 세포검사의 결과는 ① 악성, ②양성, ③악성 의심, ④불충분 검체로 나뉜다. 대략 흡인물의 4%가 악성, 70%는 양성, 10%가 악성 의심 소견을 보이며, 17%에서 불충분한 검체로 판단된다.

세포검사 상 양성이 의심되는 경우

장기간 경과관찰

갑상선 결절 환자의 상당수는 단순관찰이 적합한 치료다. 장기간 추적관찰을 할 경우 혈액 검사, 영상 검사 및 세포검사와 함께 반복적인 임상적 평가가 이루어져야 한다. 추적관찰은 결절의 크기, 갑상선의 기능, 환자의 상태 등을 고려하여 진행해야 한다. 이 경우 추적관찰의 목적은 최초 발견되지 않았던 결절이나 크기가 증가된 결절에 대한 신속한 진단에 있다. 의사는 악성을 시사하는 증상 및 징후(삼킴장애, 호흡곤란, 쉰 목소리, 기침, 경부 림프절 종대 등)가 나타날 때 이를 발견해낼 수 있어야 한다. 결절크기의 증가는 임상적으로 중요하다.

단순관찰은 결절의 크기가 1cm 미만으로 작을 경우에만 해당된다. 빠르게 자라는 결절, 특히 갑상선호르몬 억제치료 중에도 계속해서 자라는 병변의 경우 악성의 가능성이 의심되며 반복적인 세포검사와 같은 추가적인 평가가 필요하다. 이렇게 크기가 증가하는 결절은 압박 증상이나 모양의 변이를 야기할 수 있다. 대부분의 고형의 갑상선 양성결절은 시간이 지남에 따라 크기가 증가하기 때문에 단순히 부피의 증가만을 놓고 악성의 가능성을 판단하기에는 무리가 있다. 요즘 결절의 크기는 초음파를 통해 매우 정확하게 측정되며 갑상선 실질의 나머지 부

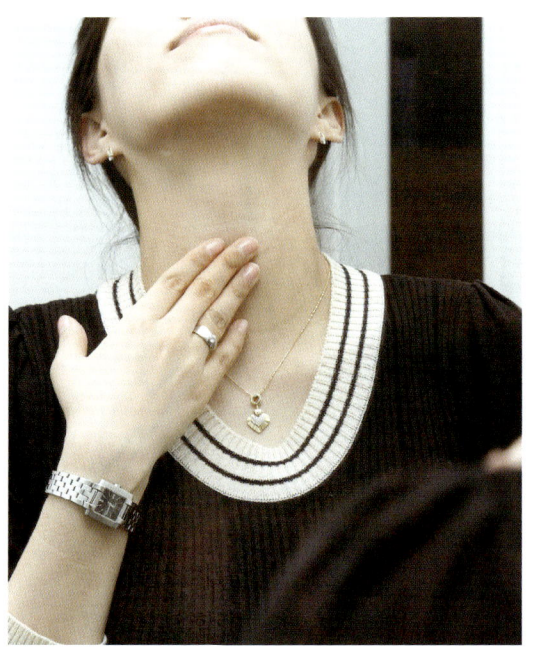

분에서 새롭게 발생하는 결절에 대해서도 평가가 가능하다.

반복적인 세포검사에서 여포성 종양이 의심되면 수술의 적응증이 된다. 그러나 이러한 병변의 15~20%만이 수술 후 진단에서 악성소견을 보인다.

갑상선호르몬 억제요법

결절의 크기 증가를 막고, 병변의 크기를 감소시키기 위한 치료로 레보티록신(levothyroxine)이 이용될 수 있다. 레보티록신 치료는 작은 크기의(2cm 이하) 갑상선 결절에서 적용될 수 있으며 결절의 크기 증가가 갑상선자극호르몬에 의존적으로 이루어진다는 이론에 근거를 두고 있다.

레보티록신 억제치료를 시도하기 전에는 악성 병변의 가능성을 배제하여야 한다. 이 치료방법의 지지자들은 갑상선 결절이 줄어들어 수술을 피할 수 있거나 최소한 연기시킬 수 있다고 주장한다. 반면 레보티록신 치료에도 불구하고 계속해서 증가하는 결절에 대해서는 반복적인 세포검사가 행해져야 하고 결국 수술적 제거가 필요하다. 15~30%의 갑상선 결절에서 반응이 관찰되었다.

세포검사 상 악성이 의심되는 경우

악성이 의심되는 경우에는 수술이 최상의 방법이다. 수술 방법으로는 일측엽절제술, 아전절제술(갑상선 조직의 일부만 남기고 나머지 갑상선 조직을 모두 절제하는 수술 방법), 그리고 전절제술 혹은 근전절제술(갑상선 90%제거) 등이 있다. 갑상선 수술에 능통한 외과의사의 경우 매우 낮은 이환율(병에 걸리는 확률)로 전절제술 혹은 근전절제술을 시행할 수 있으며, 수술 후 부갑상선기능저하증과 회귀후두신경 손상이 1% 정도에서만 관찰되었다.

제한적인 갑상선 절제술(즉, 일측엽절제술이나 아전절제술)이 전절제술 혹은 근전절제술에 비해 안전하다는 이유로 고려되고 있지만, 수술 후 호르몬 대체치료가 대부분의 환자(50% 이상)에서 요구되며 그로 인한 치료적 이점이 발생하지 않는다. 더욱이 제한적 갑상선 절제술 이후 또 다른 결절이 잔여 갑상선에서 재발되는 경우가 많은 빈도(25~30%)로 관찰됨으로 인해 완전 갑상선 절제술이 필요할 수 있다. 완전 갑상선 절제술은 숙련된 외과의사라 하더라도 기술적으로 더 힘들며 높은 이환율과 관련이 있지만, 이러한 이유에서 최근 전절제술 혹은 근전절제술이 갑상선암 치료의 표준 수술방식으로 자리 잡아가고 있다.

갑상선 결절을 무시해서는 안 된다

갑상선 결절은 높은 발병률과 잠재적인 악성의 가능성 때문에 임상에서 매우 중요하게 다뤄지고 있다. 대부분의 갑상선 결절은 양성이기 때문에 의료인의 관점에서 불필요한 수술을 피하기 위한 임상적인 결정이 필요하다. 갑상선 결절 환자의 진단적 평가를 위해 많은 검사가 시행되고 있다. 과거병력과 신체검사를 통한 위험군의 분류, 초음파, CT 스캔 등의 영상 검사와 미세침흡인 세포검사는 악성종양의 위험성을 가지고 있는 환자를 밝히는 데 유용하다.

최근에는 세포검사가 갑상선 결절을 진단하는 '표준 치료법(gold standard)'으로 인식되고 있으며 대부분의 의사들은 세포검사를 바탕으로 임상적인 결정을 내린다. 하지만 세포검사를 포함한 진단기술의 발전에도 불구하고 효과적인 치료를 위해서는 환자의 문진에서부터 임상적 평가까지 모든 위험요소와 검사 결과들을 종합하여 고려해야 한다. 이러한 접근은 정확한 진단과 비용 절감뿐만 아니라 불필요한 수술을 상당부분 줄일 수 있다.

단, 잠재적으로 악성의 소견을 가진 환자에 대해 적극적인 처치를 하지 않음으로써 치료시기를 놓치는 '불충분 치료(undertreatment)'는 피해야 한다. 따라서 결절이 악성이 의심되는 경우에는 수술이 가장 적극적이고 근치적인 전략이며 정확한 조직학적 진단을 가능하게 한다.

세포검사 상 양성으로 확인된 경우에는 갑상선호르몬 억제치료 등과 같은 보존적 치료가 적용될 수 있으나, 일반적으로 효능이 낮고 부작용이 있어 권장되지 않으며 단순관찰이 선호된다. 환자는 갑상선 결절의 생물학적 특징과 임상적 경과에 대해 충분한 정보를 제공받아야 하고, 가능한 치료 옵션의 장·단점에 대해 의논한 후 치료방법의 결정에 참여해야 한다.

보존적인 치료를 선택할 경우 의사와 환자 모두 최악의 상황에서 오진의 가능성과 악성 질환의 불충분 치료 가능성에 대해 인식해야 한다. 초음파 유도하 미세침흡인 세포검사나 수술 중 동결절편검사와 같은 현대적 진단 방법의 발전에도 불구하고 갑상선 결절의 정확한 진단은 오로지 수술 후 적출된 표본의 조직학적 분석을 통해서만 가능하다는 점은 아직까지 한계로 남아 있다. 향후에는 세포검사 검체를 이용한 분자적인 진단이 갑상선 결절의 치료방향을 결정하는 데 있어 도움이 될 것으로 전망된다.

기능과 병리형태에 따라 분류한다

갑상선 양성결절, 어떻게 분류하나?

목에서 만져지는 덩어리를 갑상선 결절이라고 한다. 갑상선 결절은 50대에서는 약 50%가 발견될 만큼 흔한 질환이지만 그 중에서 약 5% 정도는 갑상선암으로 추정되고 있다. 증상이 없어도 갑상선 결절을 간과해서는 안 되는 이유다. 크기와 종류가 다양한 갑상선 결절들은 어떻게 분류할까?

갑상선 결절, 어떻게 분류하나?

갑상선 양성결절은 기능에 따라 갑상선기능항진증을 유발하는 중독성 결절과 갑상선기능항진증을 동반하지 않는 비중독성 결절로 나눌 수 있다. 대부분의 결절은 비중독성 결절이다. 양성결절의 병리학적인 분류와 특성 등은 다음과 같다.

1 과증식성 결절

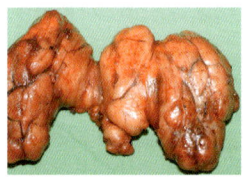

과증식성 결절은 임상적으로 다발성결절 형태로 나타난다. 갑상선 내 크고 작은 다수의 혹이 발생하여 갑상선은 전반적으로 커지지만, 결절의 분포에 따라 비대칭적으로 좌우측 한쪽만 돌출된 형태로 나타날 수 있다. 이러한 결절은 갑상선 세포들이 여러 가지 자극에 의해 급격히 번식하여 발생한다. 여러 자극의 원인으로는 요오드 결핍이 가장 중요하게 꼽히고 있으며 이외에도 갑상선종 유발물질 등에 의하여 발생한다. 시간이 지남에 따라 갑상선기능항진이 나타날 수 있다. 다발성결절에서 암이 발생하는 경우는 약 5~10% 정도로 알려져 있으므로, 미세침흡인 세포검사 등으로 암의 존재 여부를 확인하여야 한다.

2 갑상선 여포선종

종양성 결절의 하나로 일반적으로 3cm 미만의 단일 결절로 나타나며, 모든 연령층에서 발생할 수 있으나 특히 젊은 사람에게서 더 흔히 발생한다. 발생원인은 확실히 알려져 있지 않다. 돌연변이에 의한 유전자 이상이 원인일 가능성이 있고 실제 유전자의 돌연변이가 발견되기도 하지만, 모든 여포선종이 유전자 돌연변이에 의한 것은 아니며 또 어떤 원인에 의해 유전자의 돌연변이가 발생하는지에 대해서는 알려진 바가 없다.

여포선종은 느리게 성장하는 경향이 있고, 증상은 대개 늦게 발견되거나 드물게 나타난다. 일반적인 갑상선 결절의 경우와 같이 목 앞쪽의 잘 움직이는 혹으로 발견되는 경우가 대부분이며, 드물게 크기가 아주 큰 경우 주위 조직을 압박하여 호흡곤란이

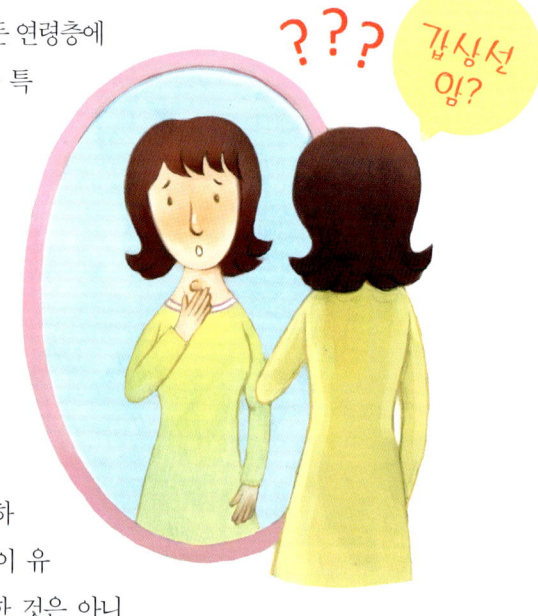

나 삼킴장애 등의 압박증상을 유발할 수 있고 목소리 변화와 통증이 생길 수도 있다.

갑상선 여포선종에서 가장 중요한 것은 악성종양인 여포상 갑상선암과의 감별이다. 갑상선 결절의 진단에 이용되는 미세침흡인술에 의한 세포검사나 일반조직검사를 하여 세포를 현미경으로 관찰하더라도 여포세포에 의한 종양이라는 진단만 가능하고 그 자체가 여포선종인지 여포상암인지는 구분이 불가능하다. 또한 일반적인 방사선학적 검사, 갑상선 스캔 등의 진단방법으로도 여포상암과의 감별이 불가능하며, 수술을 하여 전체 조직을 검사해야만 여포상암과의 구분이 가능하다.

세포검사를 통해 여포성 종양으로 진단을 받은 경우에는 여포상암의 가능성이 있으므로 수술적인 치료가 필요하며 정확한 진단은 수술 후 조직검사를 통해 이루어진다. 만약 단일 병변이고 갑상선을 둘러싸고 있는 막을 뚫고 나온 세포가 없는 경우에는 암이 아니라 여포선종이라고 말할 수 있다. 갑상선 여포선종의 예후는 매우 좋으며 수술을 시행하였을 경우 수술 자체만으로도 완치가 된다. 특별한 예방법은 없으며, 일상생활이나 음식물에 특별히 주의할 점은 없다.

3 허슬세포 종양

허슬세포 종양(Hurthle cell tumor)이란 종양 내에 허슬세포라고 불리는 세포가 있는 경우를 말한다. 다른 종양과 마찬가지로 양성과 악성으로 나뉘며,

그 판단기준은 여포성 종양과 마찬가지로 현미경으로 종양을 봤을 때 갑상선 피막이나 혈관에 침범을 했을 경우 악성으로 분류하고, 침범이 없는 경우 양성으로 분류한다.

허슬세포 양성종양이 시간이 지나면서 악성으로 변할지에 대해서는 아직 의견이 분분한 상태다. 따라서 허슬세포 종양으로 진단받았을 경우에는 양성인지 악성인지를 판단함과 동시에 치료를 위해 갑상선을 절제해야 한다. 허슬세포 종양은 방사성 동위원소 치료가 비효과적이다. 허슬세포 악성종양의 경우 가장 흔한 갑상선암인 유두상암보다 재발을 많이 하여 예후가 다소 좋지 않은 편이다.

4 낭성 결절

낭성 결절은 흔히 물혹이라고 하며, 갑상선 결절의 약 15~40%에서 발생하는데 부분 혹은 전체적으로 낭성변화(혹 속에 피나 물이 고이는 경우)를 동반한다. 낭종 내에는 장액이나 지방이 들어있다. 대부분 특별한 이유 없이 생기지만, 가족력, 스트레스, 피로가 관련이 있을 수 있다. 아주 흔히 발견되는 질환이고 대부분 양성이기 때문에 수술 등의 치료는 필요하지 않다. 초음파를 보면서 바늘을 삽입해 세포조직을 얻어내는 검사인 미세침흡인 세포검사가 낭종의 진단 및 치료에 도움이 된다.

갑상선 낭종의 대부분은 양성이며 수술적 치료가 필요하지 않지만 3회 이상 흡인 후 지속적으로 재발하는 경우, 낭종 흡인 후에도 만져지는 덩어리가 있는 경우, 크기가 4cm 이상인 경우는 암의 가능성을 배제하기 위해 수술이 필요하기도 하며, 수술이 필요한 경우는 약 6% 내외이다.

그밖에도 진하고 끈끈한 콜로이드를 포함하고 있는 콜로이드 결절과 림프구 갑상선염이 같이 동반된 갑상선염성 결절 등이 있다.

More Tip

임신을 하면 갑상선암이 발생할 가능성이 높아질까?

그렇지 않다. 임신 중 여러 호르몬 및 대사의 변화는 갑상선에 영향을 미쳐서 정상 혹은 종양성 갑상선 세포를 증식시킨다. 때문에 임신 중 갑상선 양성종양이나 갑상선 결절이 새로 발견되거나 커지는 것은 매우 흔한 일이다. 임신 중 갑상선암이 발생할 확률은 임신부 1만 명당 1명 정도로 드물다. 임산부를 대상으로 시행한 연구에서 임신 중에는 갑상선 결절의 수가 증가하고, 기존의 갑상선 결절의 크기도 커지지만 갑상선암의 위험률을 높이지는 않는다는 사실이 보고되었다.

갑상선 양성결절의 진단과 처치

갑상선 양성결절도 치료가 필요하다

갑상선에 멍울 같은 혹이 생기는 경우가 흔하다. 이를 양성결절이라고 하는데, 대부분은 증상이 없어 추적관찰만 한다. 하지만 혹이 3cm 이상으로 커지고, 암으로 변화 가능성이 있는 경우나 통증이 심하거나, 미용상 문제가 될 때는 치료 대상이 되기도 한다. 약물치료보다는 주로 에탄올 경화요법이나 고주파 열치료, 갑상선 절제술 등이 사용된다.

갑상선 양성결절의 처치

갑상선의 결절이 악성으로 진단이 되면 당연히 수술적 치료를 받아야 한다. 하지만 갑상선 양성결절도 필요한 경우 다양한 방법으로 치료한다.

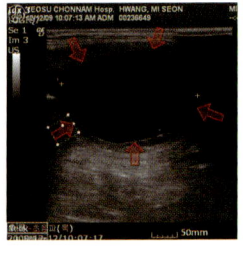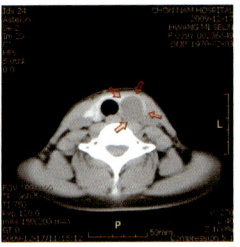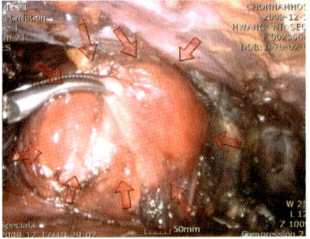

치료를 고려해야 하는 상황

초음파 및 미세침흡인 세포검사에서 양성으로 확인되고 특별한 증상이 없는 경우에는 단순히 추적관찰만 하면서 주기적인 검사로 결절의 크기와 성상을 관찰하는 것을 권유한다. 하지만 혹이 3cm 이상으로 커지고, 암으로 변화할 가능성이 있는 경우나 혹 안에 갑자기 피가 나며 커진 경우로 통증이 심할 때, 혹의 크기가 많이 커지면서 목 앞쪽으로 툭 튀어 나오면서 미용상에 있어 문제가 될 때, 혹에 의해 목에 압박 증세나 통증을 느낄 때, 심리적인 두려움 등이 있을 때와 같은 상황에서는 치료를 권유할 수 있다.

약물치료

최근 많은 연구를 보면 요오드 섭취량이 부족한 지역에서는 갑상선호르몬 치료가 결절의 크기를 줄일 수 있었으나, 요오드 섭취가 충분한 지역에서는 약물치료의 역할이 적었다. 드물게는 골다공증이 합병증으로 보고된 바가 있어 최근에는 학회에서도 일상적인 약물치료(갑상선호르몬제제를 통한 억제치료)는 권유하지 않는다. 특히 65세 이상의 노인과 폐경 후의 여성은 주의가 요구된다.

에탄올 경화 요법

에탄올 경화 요법이란 갑상선 결절 내에 무수 에탄올을 주입하여 결절을 없애는 치료법으로, 입원할 필요 없이 외래에서 시행할 수 있다는 장점이 있다. 결절 내에 에탄올을 주입하면 수위 소식의 여러 화학변화로 인해 결국 결절의 괴사가 일어나고 섬유화되면서 결절이 없어지는 효과를 얻을 수 있다. 이와 같은 에탄올 경화 요법은 간암의 치료에도 사용되고 있는 방법이다.

에탄올 경화 요법은 모든 갑상선 결절에 효과가 있으나 특히 낭종성 결절(물혹)인 경우에 그 효과가 뛰어나 1~3회의 반복 치료로 결절의 크기를 50% 이상 줄이거나 없앨 수 있다. 단, 2~3회에 걸친 조직검사로 양성종양이 확실한 경우에만 시행해야 하며 일시적이긴 하지만 치료부위에 통증이 유발되거나 목소리 변화가 있을 수 있다는 단점도 있다.

고주파 절제술

가는 바늘 모양의 전극을 갑상선 결절 내에 삽입한 다음 고주파 전류를 흐르게 하면 전극 끝 부분에서 조직을 파괴하는 고주파가 발생하여 조직을 괴사시키는 치료법이다. 이렇게 괴사된 조직은 수주나 수개월에 걸쳐 점점 크기가 작아져서 소멸되게 된다. 이 또한 간암, 전립선암 등의 치료에 사용되어 왔던 방법이다. 목에 흉터가 남지 않고 수술에 비해 통증, 치료 시간이 짧은 등의 장점이 있으나, 일시적으로 목소리에 변화가 오거나 크기 및 성상에 따라 치료기간이 길어지고 여러 번의 시술이 필요한 단점이 있다.

수술

양성종양이지만 조금이라도 암이 의심되면 가장 좋은 치료법은 물론 수술이다. 결절의 크기가 크고, 압박증상이 심한 경우, 빠른 치료를 원하는 경우에는 수술을 시행할 수 있다.

More Tip

방사성 동위원소 치료 후에 방사능 노출로 인해 다른 암이 발생할 위험성은 없을까?

일부에서는 반복적인 방사성 동위원소 치료로 인한 2차암을 보고하는 경우도 있다. 그 예로 백혈병, 방광암, 대장암, 유방암 등의 발생이 조금 증가할 수 있다. 그러나 이는 반복적 치료를 받는 환자의 아주 일부에 해당하는 내용이다. 이들 장기의 방사능 노출을 줄이기 위해서는 수분 섭취를 충분히 하고 배변을 규칙적이고 원활히 하여 대소변으로 배출시키는 것이 도움이 된다.

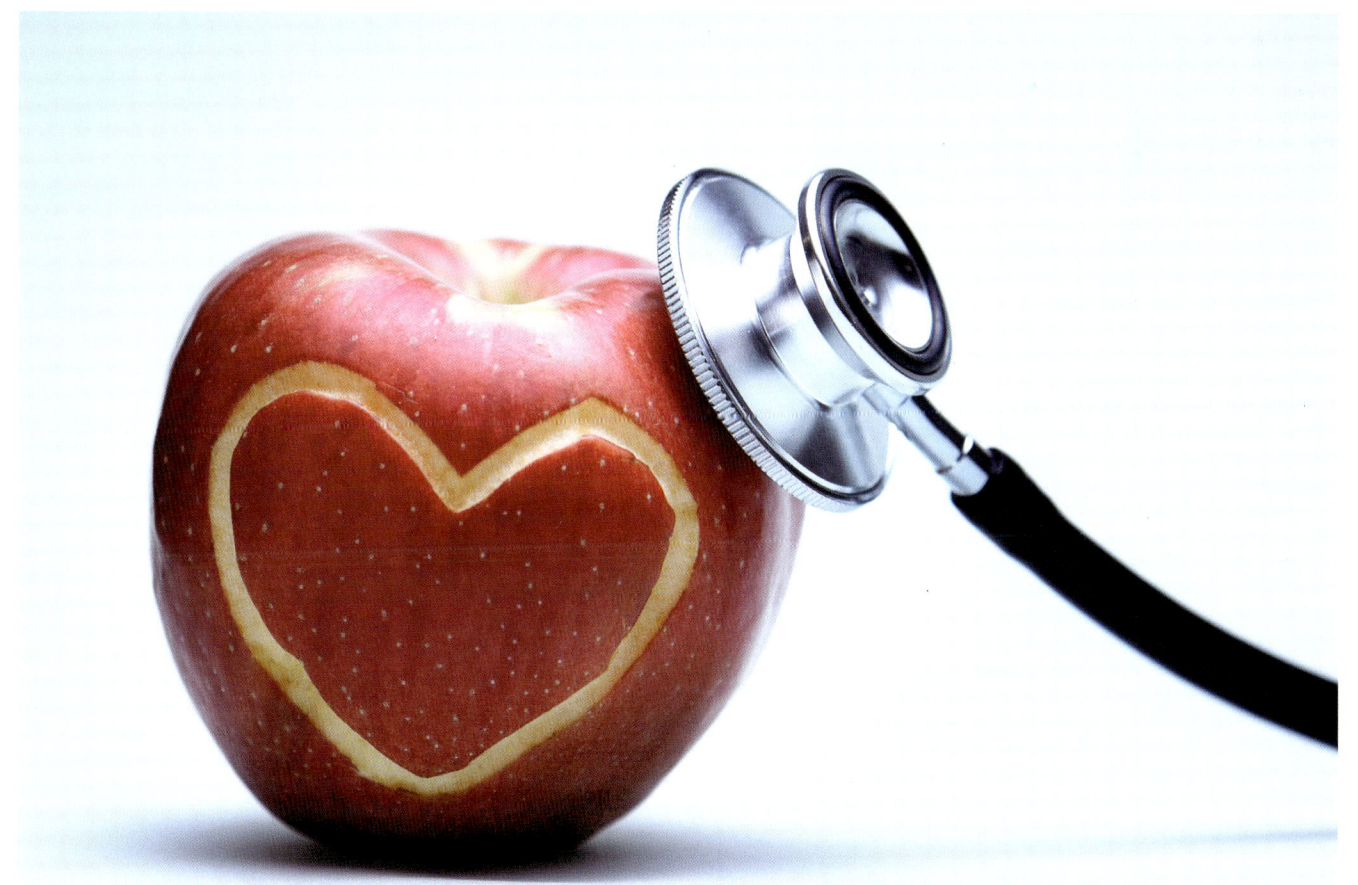

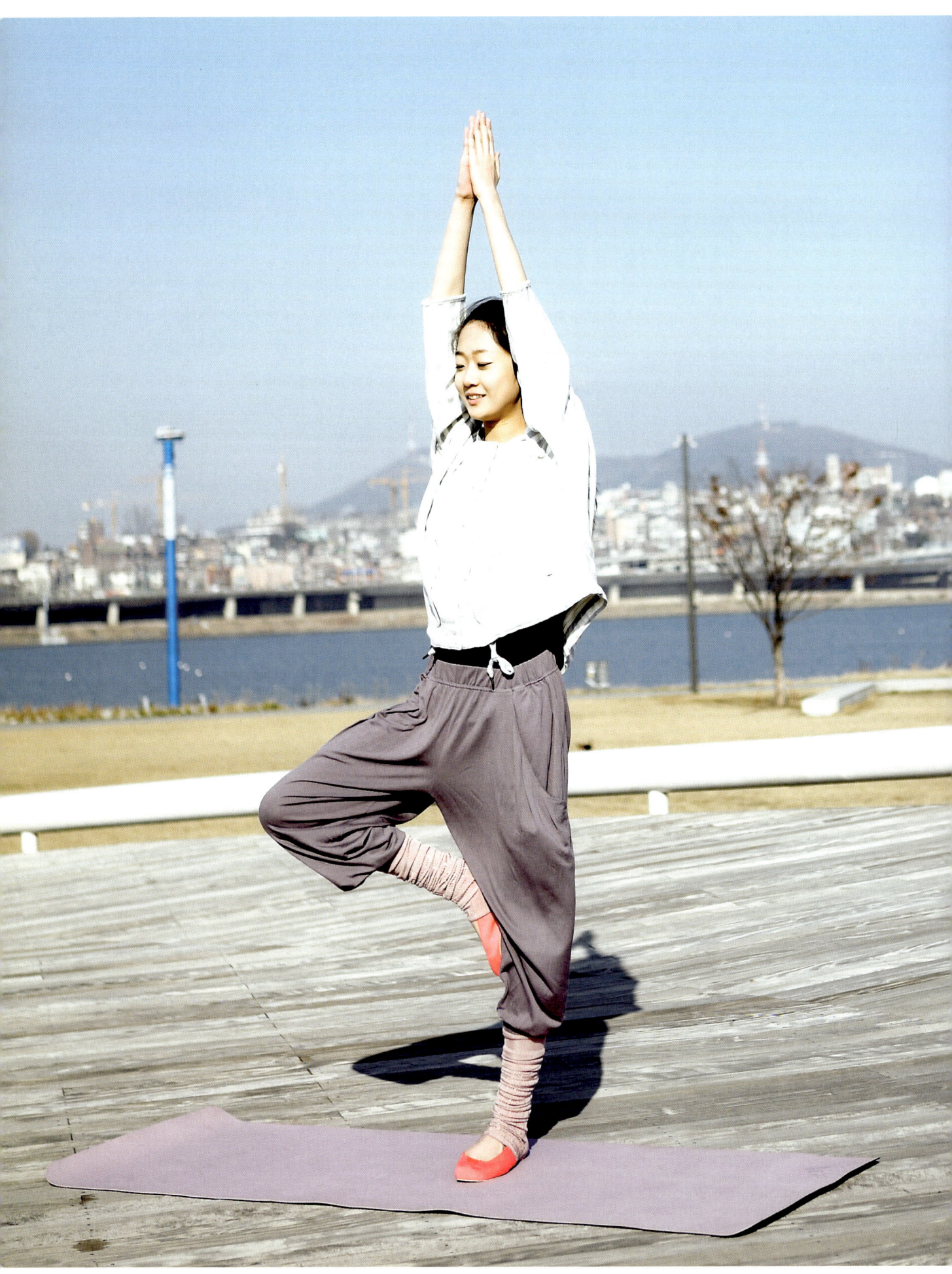

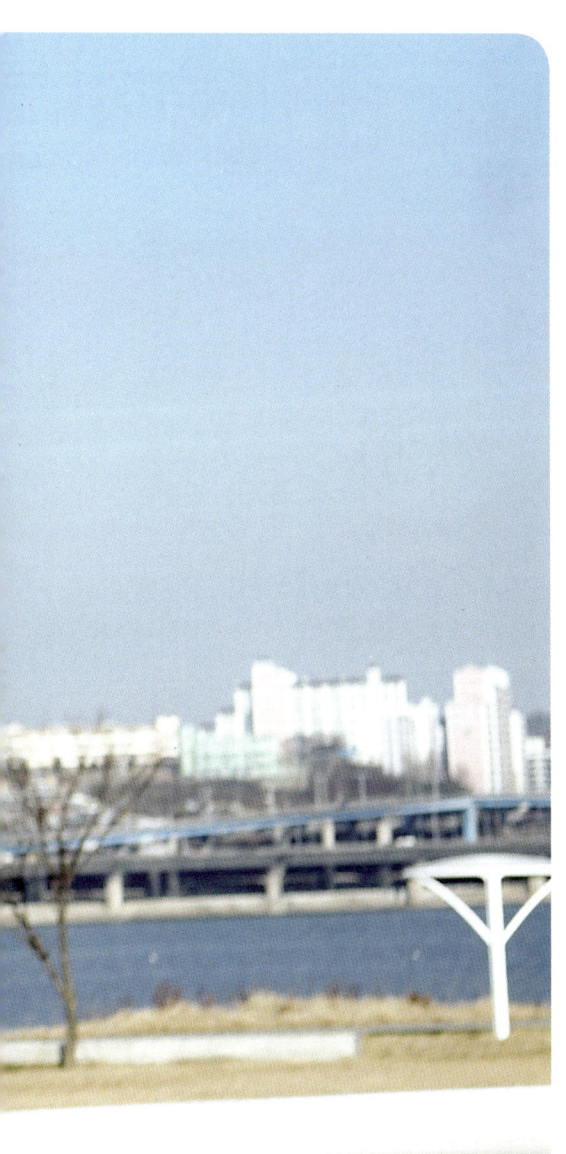

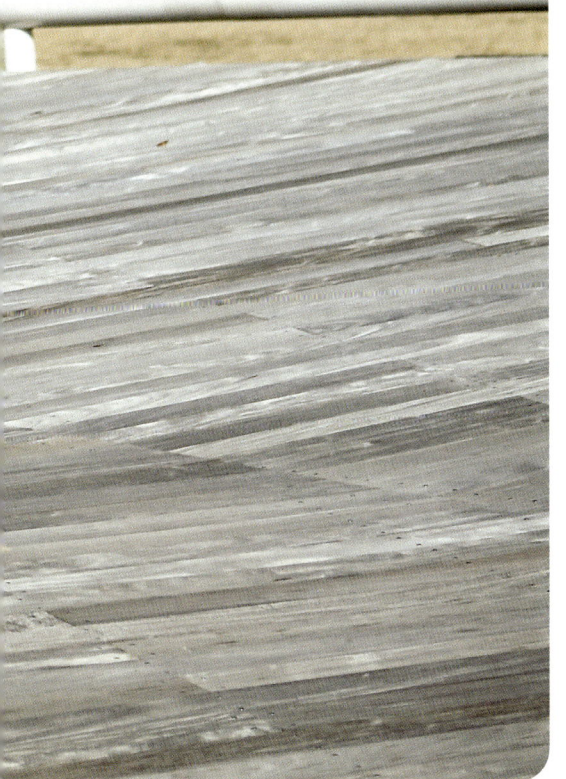

6

갑상선기능저하증, 갑상선기능항진증, 부갑상선 질환 외

기타
갑상선 질환

갑상선암 외에 갑상선 질환으로는 갑상선기능저하증과 갑상선기능항진증이 대표적이다. 갑상선기능저하증에 걸리면 몸의 대사를 주도하는 갑상선호르몬이 충분하게 만들어지지 않아 활동에 지장이 생긴다. 갑상선기능항진증은 갑상선호르몬을 과다하게 만들어내서 에너지가 지나치게 소모된다. 그 외 부갑상선 질환, 갑상선염 등이 있다.

갑상선기능저하의 증상과 징후

조금만 움직여도
기진맥진한 갑상선기능저하증

우리 몸의 대사를 주도하는 갑상선호르몬은 신체가 적절한 속도로 일할 수 있도록 하는 역할을 한다. 하지만 갑상선에 문제가 생겨 갑상선호르몬이 부족해지면 세포의 활동에 지장을 초래하게 된다. 이와 같은 질환을 갑상선기능저하증이라고 한다. 전형적인 갑상선기능저하증 증상과 징후들은 어떤 것들이 있을까?

48세 주부 김 씨는 최근 심한 피로감과 체중 증가, 우울감으로 고생하다가 폐경 증상이 시작된 것으로 생각하여 여성호르몬 검사를 시행하였으나 정상으로 나와 갑상선 기능 검사를 시행한 결과 갑상선기능저하증으로 판명되었다. 갑상성호르몬을 복용한 지 2주 후 피로감 및 우울증은 사리지고 체중도 감소하기 시작했다.

갑상선기능저하는 갑상선이 갑상선호르몬(T3, T4)을 충분히 생산하지 못할 때 생긴다. 원인이 다르다 할지라도 나타나는 증상은 비슷하다. 오른쪽의 〈표〉는 가장 흔히 볼 수 있는 증상을 나열한 것이다. 대다수 환자는 갑상선기능저하증이 서서히 진행하면서 조금씩 증상을 드러내기 시작한다. 이 때문에 갑상선기능저하증은 임상적인 진단이 쉽지 않을 뿐 아니라 때로는 다른 질환으로 오인되기도 한다. 특히 노령층 환자가 그렇다. 노령층 환자는 피부 건조, 체모 또는 머리숱 감소, 건망증 등과 같은 증상이 나타나는데, 이러한 증상은 모두 갑상선기능저하증이 아니어도 단순한 노화의 결과로서 나타날 수 있다.

갑상선기능저하증 환자가 전형적으로 호소하는 증상은 과도한 피로감, 체중 증가, 변비, 건망증 등이 있다. 갑상선호르몬이 부족해지면 에너지가 저하되기 때문에 조금만 움직여도 기진맥진한 느낌이 들

며, 어떤 사람들은 밤에 잠을 잘 잤는데도 하루 종일 자고 싶다고 말하기도 한다. 때론 우울증이 수반되기도 하는데, 실제로 갑상선기능저하증이 있는 환자에게 의사가 항우울제를 처방하기도 한다.

또 세포 기능이 떨어지면서 필요로 하는 에너지도 줄게 되어 몸에서도 열을 적게 생산한다. 때문에 갑상선기능저하증 환자들은 추운 날씨에 대해 과민해져서 다른 사람들은 따뜻하다고 느낄 때도 난방 온도를 올리고 싶어한다. 추운 날씨가 견디기 힘들어 주변 사람들보다 한 겹 더 옷을 껴입기도 한다. 갑상선기능저하증은 에너지 요구량이 감소하기 때문에 몸에서 필요로 하는 칼로리가 줄고, 자연스럽게 식욕이 떨어진다. 하지만 세포에서는 점점 더 적은 칼로리만을 에너지로 전환하기 때문에 더 많은 에너지가 지방으로 저장되어 오히려 체중은 늘게 된다. 게다가 수분이 쌓이면서 체중이 더 늘어날 수 있다.

그밖에도 직무를 수행할 때 소요 시간

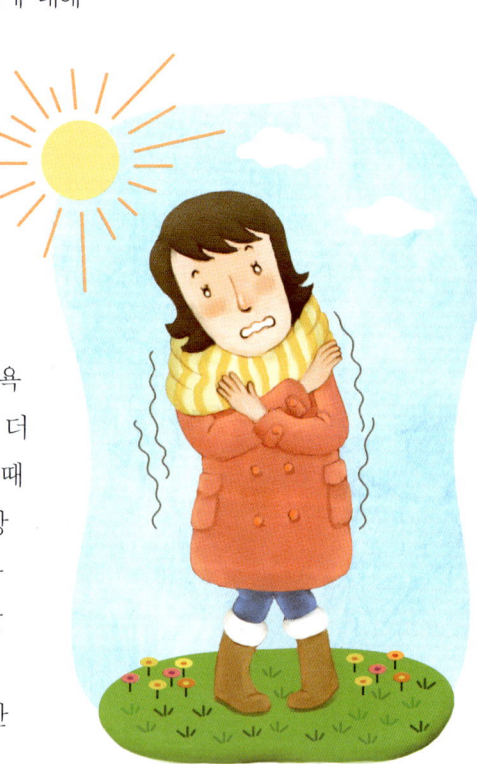

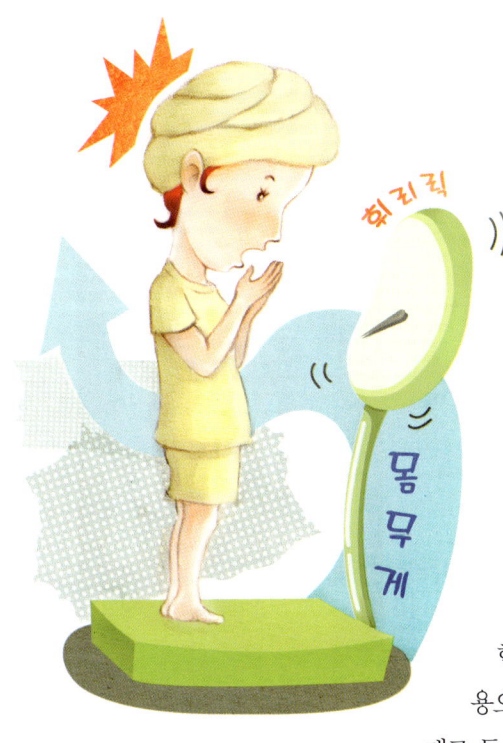

이 더 길어지거나, 힘든 운동을 할 때 근육이 경련을 일으키게 되거나 지구력이 떨어졌다고 느낄 때가 많다. 말이 느려지고 음색이 거칠어지는 등의 언어 문제도 생긴다. 낮은 음조의 쉰 목소리로 느릿느릿 굼뜨게 말하기도 한다. 흔히 이러한 변화는 갑상선호르몬 복용으로 갑상선 기능이 정상 상태로 돌아온 다음에야 자신에게 충분히 인식된다.

얼굴 모습도 변한다. 종종 둔하고 무표정하며 눈 주위가 부어 있고 눈썹은 양쪽 끝 부분이 빠져 있을 때가 많다. 피부는 카로틴의 축적으로 인하여 노란 빛을 띠며, 땀이 줄면서 피부가 차갑고 건조해지며 거

칠거칠하고 부풀어 있다. 이러한 부종은 눌러도 움푹 들어가지 않는 것이 특징이다. 갑상선의 크기는 갑상선기능저하의 원인에 따라서 정상 크기일 수도 있고 커질 수 있으며 아예 갑상선이 존재하지 않는 경우도 있다.

심혈관계의 변화로 맥박이 느려지고(서맥), 심장을 싸고있는 막에 삼출액이 고여 심장이 X-선 상 크게 보이는 등의 현상이 나타난다. 고혈압은 갑상선기능저하증 환자 중 10%에서 발생하는데, 갑상선호르몬 대치요법 이후에는 정상 혈압으로 되돌아온다.

콜레스테롤과잉혈증과 고혈압의 빈도가 높기 때문에 갑상선 기능이 떨어진 환자는 자주 관상동맥 질환을 겪곤 한다. 갑상선호르몬 대치요법을 시작하자마자 심장의 활동성이 증가하여, 오히려 이때 협심증 등의 질환이 나타나는 것이다.

빈혈은 여러 가지 원인으로 갑상선기능저하에 수반되어 오는데, 이러한 빈혈이 협심증의 발생을 조장하기도 한다. 철 흡수가 감소되면서 철결핍성 빈혈이 생기거나 엽산의 흡수가 저하되어 빈혈이 오기도 한다. 악성 빈혈은 위 점막에 직접 대항하는 항체 때문에 위 점막이 위축되는 결과로서 초래된다. 갑상선저하 상태에 수반되는 산소 소비량의 저하는

기관 계통 별 갑상선기능저하의 증상과 징후들

기관 계통	증상과 징후
중추신경계	건망증, 무표정한 얼굴 모습, 점액부종성 치매, 소뇌성 운동실
심혈관계	서맥(느린 맥), 심막 삼출, 고혈압
호흡기	호흡 운동의 저하, 가슴막 삼출, 수면 무호흡
위장관계	변비증, 저운동성
근육	아킬레스건 반사 지체, 근육 경직 및 경련, 근육 부피의 증가, 무력
피부	건조함, 거칠거칠함, 각화과다, 부종
대사	기초대사율 저하, 체중 증가, 추위를 못 견딤

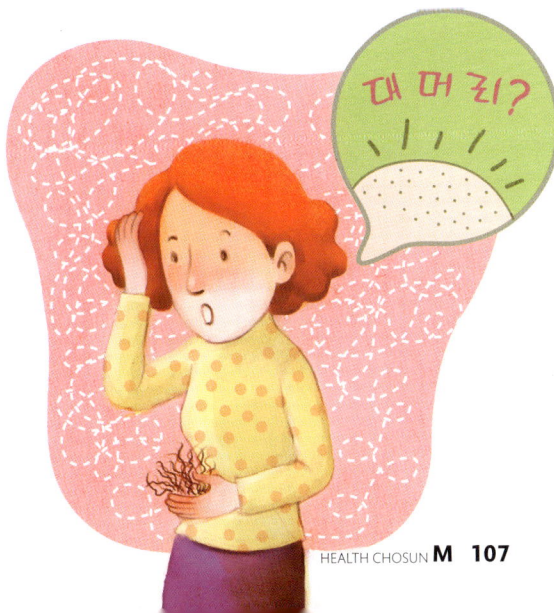

적혈구 생성인자의 생산 감소를 유발함으로써 가벼운 빈혈을 유발하는데 이것은 일종의 적응 상태로 간주될 수 있다.

폐 기능의 변화는 얕고 느린 호흡, 탄산과잉증(혈액이나 조직 속에 이산화탄소가 많이 들어있는 상태)과 저산소증에 대한 호흡 반응의 감소가 특징이다. 갑상선기능저하 환자들은 진정제에 매우 과민하게 반응한다. 진정제의 사용은 호흡 운동을 저하시켜 탄산가스의 축적과 혼수를 불러일으킬 수 있다. 위장관의 운동성은 현저하게 떨어지는데 그 결과로서 마비성 장폐쇄증과 점액수종성 거대결장이 초래될 수 있다.

갑상선호르몬의 저하는 관련된 조직의 물리적 저항을 높이기 때문에 아킬레스건 반사(아킬레스건을 때리면 발이 반사적으로 발바닥쪽으로 굽는 현상)가 느려지는 특징이 나타난다. 마찬가지 이유로 심한 갑상선기능저하는 소뇌성 운동실조(소뇌의 질환으로 운동을 원활하게 할 수 없는 상태)와 말초신경병증을 일으킬 수 있다.

내분비 및 대사 이상으로서는 젖분비과다를 일으키는 프로락틴과잉혈증, 월경과다, 저혈당, 항이뇨호르몬분비이상 증후군 등이 나타난다.

신생아에게 발생하는 갑상선저하는 티록신 대치요법을 써서 신속하게 치료해야 한다. 그렇지 않을 경우에는 심한 정신발달 지체, 짧은 키, 농아(귀머거리와 벙어리) 등으로 발전할 수 있다.

요오드 하루 섭취 권장량

나이	용량
14세 이상의 성인	150 μg
임신부	220 μg
수유부	290 μg
9~13세 어린이	190 μg
1~8세 유아	90 μg

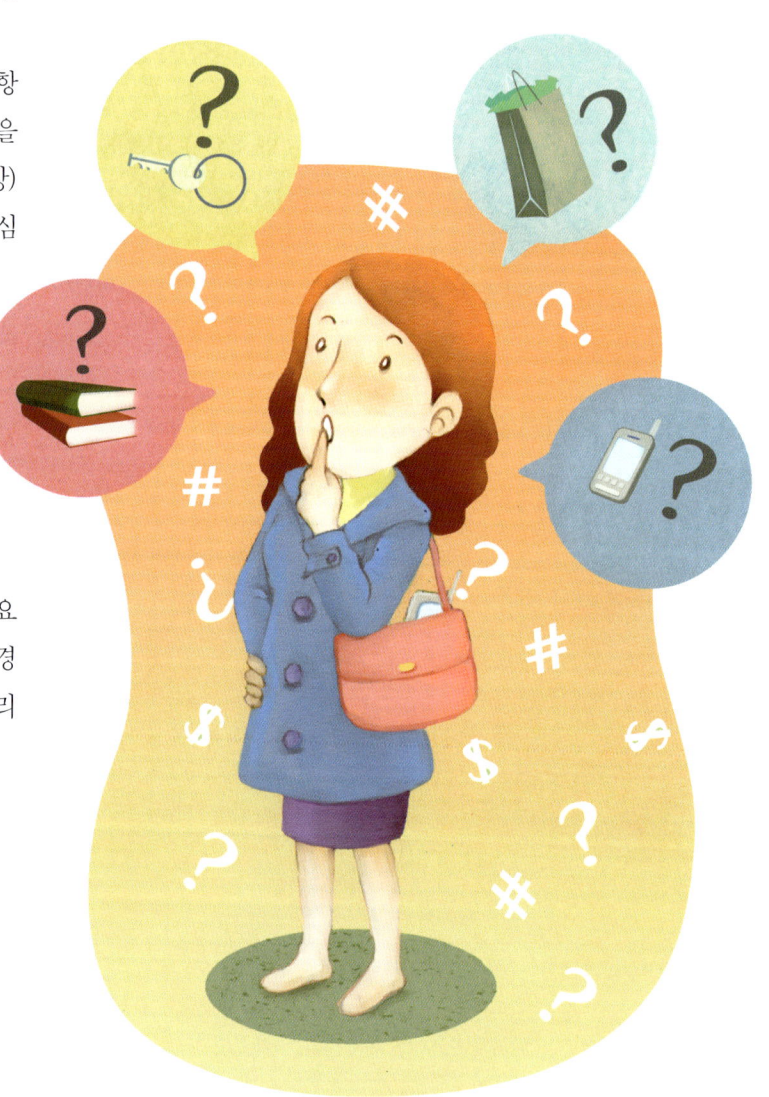

합성한 갑상선호르몬을 보충해 치료한다

갑상선기능저하증의 치료

갑상선기능저하증을 치료하기 위해서는 체내에서 자연적으로 만들어지는 호르몬을 대체할 수 있는 합성 갑상선호르몬이 사용된다. 이 중에서도 T3보다는 T4제제가 더 널리 사용된다. 약물 용량은 갑상선기능저하증의 정도와 연령, 동반 질환 등에 따라 결정된다.

합성 갑상선호르몬, 레보티록신

갑상선기능저하증의 치료 목적은 인체 내의 부족한 갑상선호르몬을 보충하여 혈중 T4(갑상선호르몬의 하나) 및 갑상선자극호르몬(TSH) 농도를 정상범위로 유지하여 말초조직의 신진대사를 정상화하는 것이다. 그러기 위해서는 체내에서 자연적으로 만들어지는 호르몬을 대체하기 위해 인위적으로 합성한 갑상선호르몬이 사용된다. 레보티록신(levothyroxine)이라고 하는 합성 T4제제를 복용하면 정상 갑상선의 기능과 비슷하게 유지할 수 있다. 합성 T4는 체내 대사의 필요에 따라 T3로 변환되어 생활하는 데 필요한 혈중 갑상선호르몬 수치를 얻을 수 있기 때문에 T3보다 T4 약제로 보충하는 것이 일반적인 치료의 원칙이다. 이 약물은 부족한 갑상선호르몬을 환자에게 공급해 주는데, 일반적으로 약가 적은 용량부터 시작하여 갑상선자극호르몬 수치가 정상화될 때까지 용량을 점차로 증가시킨다. 의사들은 레보티록신의 농도가 적당하기만 하면 생활에 별 지장이 없다고 생각해 왔다. 그러나 갑상선기능저하증의 다양한 임상증상과 개개인의 갑상선호르몬제제에 대한 흡수, 대사, 배설 등이 다르게 나타나므로 적절한 용량을 결정하는 것이 필요하다. 국내에도 합성 갑상선호르몬제제가 여러 약품명(신지로이드, 콤지로이드, 신티록신, 테트로닌 등)으로 유통되고 있다. 각각의 효능은 유사할 것으로 보이나, 하나의 특정 브랜드로 치료를 시작하였다면 그 브랜드를 계속 고수하는 것이 좋다. 몇 개월 단위로 이 상품, 저 상품으로 바꾸는 것은 현명한 방법이 아니다. 자주 제품을 바꾸게 되면 약물 흡수에 미묘한 차이가 발생하여 갑상선호르몬의 혈중농도에 불안정한 영향을 미칠 수 있기 때문이다.

몸무게와 나이, 동반 질환에 따라 투약 용량이 달라진다

갑상선호르몬제제의 용량은 몸무게와 나이, 그리고 동반 질환에 따라서 신중하게 결정되어야 한다. 적절한 약물의 지침은 몸무게 1kg 당 1.6~1.8μg을 사용하는 것이다. 레보티록신은 공복에 투여하면 약 80%가 흡수되며, 1일 1회 투여로 충분하다.

일반적으로 약물을 복용한지 4주 후에 갑상선 혈액 검사로 갑상선자극호르몬(TSH) 수치를 검사하며, 그 결과에 따라서 약물의 용량을 조절하게 된다. 만일 이때에도 TSH 수치가 정상 수준에 이르지 않으면, 정상에 도달하고 증상이 호전될 때까지 용량을 증량하게 된다. 일단 적절한 용량이 정해진 이후는, 6개월 간격으로 TSH 수치나 혈중 T4 수치를 검사한다.

일반적으로 처음에는 1일 50μg으로 시작하고, 4~6주 후에 갑상선호르몬(TSH와 T4 수치)을 검사하여 혈청 TSH가 정상화될 때까지 25~50μg씩 증량한

갑상선호르몬제제

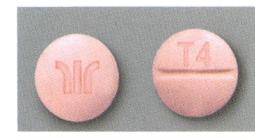
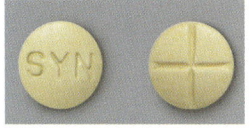
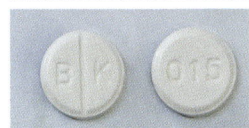

다. 노인이나 심장 질환이 있는 환자는 처음 용량을 25μg으로 시작하여 3~4주 간격으로 증량하는 것이 안전하다.

갑상선기능저하증이 심한 정도에 따라 약물을 결정하기도 한다. 자가면역에 의한 갑상선기능저하증(만성 갑상선염)을 가지고 있는 경우에는 부분적으로 보충해 주기만 하면 되는데, 갑상선 자체가 여전히 호르몬을 만들고 있기 때문이다. 수술을 통하여 갑상선을 절제한 경우에는 많은 용량으로 호르몬 보충이 필요하기도 하다. 갑상선암으로 인하여 전절제술을 받은 경우에는 고용량을 투여하는 TSH 억제 요법을 시행하여 암의 재발을 억제시키는 목적도 있다.

상황에 따른 약물 용량의 결정

개인적인 상황에 따라서 의사가 약물의 용량을 조절하기도 한다. 이때 약물 용량을 결정하는 다른 중요한 요인은 갑상선 약물의 흡수나 대사를 방해하는 다른 약물의 복용 여부이다. 에스트로겐 치료나 항우울제, 피임제를 복용하고 있다면 더 많은 용량이 필요하다.

심장 질환이 있는 노인의 경우에는 기존 질환의 위험을 증가시킬 수 있기 때문에 치료를 서서히 진행한다. 용량의 증량은 천천히 점진적으로 이루어져야 한다. 부족한 호르몬 용량을 갑자기 증량하면, 심장이나 중추신경계에 영향을 미칠 수 있다. 용량이 너무 높으면 심계항진, 빈맥, 불면증, 신경과민, 고혈압 등의 부작용이 발생할 수 있다. 천천히 약물을 늘려 나가야 심장과 중추신경계가 신체 대사 속도 증가에 서서히 적응하게 된다.

임신 중에는 T4의 일부가 태반을 통과해 소실되므로 T4의 필요량이 증가한다. 따라서 임신 중기 이후부터는 적어도 50μg 이상 증량할 필요가 있다. 임신 중에는 2~3개월 간격으로 혈청 TSH를 측정하여 정상 범위를 유지하도록 T4 용량을 조절해야 한다.

레보티록신을 복용하여도 갑상선기능저하증의 증상(추위 못 견딤, 피로, 변비, 우울감, 부은 눈, 얇고 부서지는 손톱, 건조한 피부와 머리카락, 탈모, 귀울림 등)이 계속 나타난다면, 레보티록신의 용량이 적게 설정된 것이다. 혈액 검사의 결과가 양호하더라도 이 같은 증상이 나타날 수 있는데, 이러한 경우에는 의사에게 즉시 알려 약물의 용량을 조정해야 한다. 일단 초기 용량이 결정된 후 신체의 변화를 느끼는 데는 몇 주일이 걸릴 수 있다. 레보티록신은 매우 천천히 작용하는 호르몬으로 즉시 약효를 느끼지 못하는데, 이는 약물의 반감기가 길기 때문이다. 고용량으로 인해 발생할 수 있는 부작용으로는 두통, 설사, 손 떨림, 식은땀, 식욕 증가, 체중 감소, 월경혈 감소, 신경과민이나 불안, 심박동 증가 등 갑상선기능항진증의 증상이 있다. 레보티록신의 과용이 계속되면 심장 및 신경계에 심각한 합병증을 초래하기도 한다.

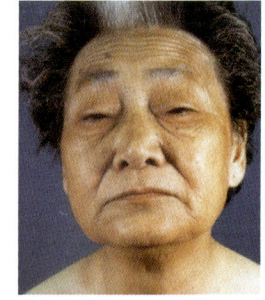
치료 전

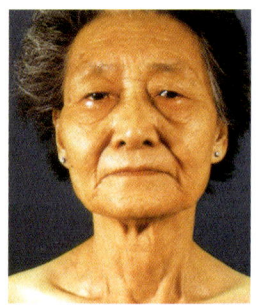
치료 후

약물 복용 시 주의사항

혈청 TSH 수치의 정상화가 늦어지는 가장 큰 원인은 불규칙한 복용이다. 약물을 복용하기 가장 좋은 시간은 아침 공복이다. 그렇게 할 수 없을 때에도, 매일 같은 시간에 약을 지속적으로 복용하는 것이 중요하다. 만일 하루라도 복용하는 것을 잊었다면, 기억나는 대로 바로 빠뜨린 약을 복용하는 것이 최선이다. 하루에 한 번 복용하는 것으로 혈액 내의 호르몬의 수치를 안정적으로 유지할 수 있다.

주기적인 혈액 검사 없이 장기간 과량을 복용하는 경우 골다공증을 촉진시키므로 칼슘도 같이 복용해야 한다. 한약이나 상황버섯 등은 호르몬의 혈액 농도에 불규칙한 영향을 주기 때문에 권하지 않는다. 만성 갑상선염으로 갑상선이 딱딱하고 종대가 심한 경우는 장기간 약물치료를 하여도 크기는 줄어들지 않으며 외관상 문제, 기도(氣道)의 압박, 골다공증 혹은 갑상선암으로의 전환 등의 빈도가 정상인보다 높으므로 외과적 절제수술을 시행하고 약물치료를 해야 한다.

갑상선 기능을 높이기 위한 영양 관리

십자화과 식물

콩과 십자화과 식물(양배추, 무 등)은 갑상선호르몬의 정상적 기능에 필요한 효소에 결합하여 이를 불활성화하는 것으로 알려져 있다. 순무, 땅콩, 잣 및 조 등의 음식들은 갑상선 수치를 낮출 수도 있으므로 지나치게 많은 양을 먹는 것은 권장하지 않는다.

천연소금

천연소금은 요오드, 마그네슘, 칼륨, 철과 같은 자연산 미네랄이 들어있다. 이 소금은 우리 몸 안의 소금과 비슷하며, 정제되거나 가열·표백되지 않았으므로 쉽게 흡수된다. 함유된 미네랄은 갑상선의 건강을 유지하는 데에 사용된다. 반면 화학물질이 섞여 있거나 표백한 소금은 몸에 해롭다.

타이로신

타이로신(tyrosine)은 갑상선호르몬을 만들기 위해 필요한 아미노산이다. 육류, 유제품, 계란, 콩, 열매, 바나나, 아보카도 등은 갑상선호르몬을 증진시키는 타이로신의 중요한 공급원이다. 타이로신은 우울 증상을 감소시키고, 에너지와 열정, 집중력을 유지시켜주는 두 개의 두뇌 화합물 즉, 도파민과 노르에피네프린을 만들기도 한다.

셀레늄

셀레늄(selenium)은 갑상선 기능이 저하되어 있을 때 섭취할 수 있는 가장 좋은 미네랄이다. 셀레늄은 갑상선 질환의 발생을 낮춰주는데, 특히 자가면역과 관계되어 수은이 축적되는 것을 막을 수 있도록 도와준다. 셀레늄 복용 시 비타민 E는 가장 좋은 파트너이다. 둘이 함께 에너지를 생산하고 암과 염증

의 위험을 감소시켜 준다.

요오드

요오드는 몸에서 생성되지 않지만, 갑상선 건강에 반드시 필요하다. 따라서 식단에서 충분히 섭취하는 것이 중요한데, 보통의 식습관으로는 많이 부족하다. 그렇다고 해서 요오드제제를 직접 섭취하는 것을 만류하고 있는데, 그 이유는 용량과잉의 문제 때문이다. 요오드를 과잉 섭취하면 갑상선 질환을 유발시키고 기존의 갑상선 병을 오히려 악화시킬 수 있다. 사실 요오드의 과잉섭취는 무증후성 갑상선기능저하증의 발병위험을 증가시킨다. 그러나 약간의 해조류를 가끔씩 먹는 것은 요오드를 적당히 보충하여 질병예방에 도움이 된다. 요오드가 부족할 경우 안구건조증, 무한증(無汗症), 피부건조, 난소낭포, 위산 감소 등을 야기할 수 있다.

아연

위산억제제, 호르몬대체요법 또는 피임약을 복용하고 있다면 항산화 미네랄 아연이 매우 중요하다. 셀레늄과 마찬가지로 아연도 갑상선호르몬을 생성하는 효소의 원활한 기능을 위하여 필요한 미네랄이다. 아연은 생선, 전곡, 해바라기씨, 육류, 굴, 계란, 통밀 등에 많이 포함되어 있다.

비타민 B군

엽산, 비타민 B6, 비타민 B12, 리보플라빈, 판테친과 같은 비타민 B군이 없으면 피곤을 느끼게 된다. 질이 좋은 B복합제 약 50mg을 매일 아침 하루에 한 번 먹는 것은 특히 여성에게 좋다.

인삼이나 카페인

인삼이나 카페인류는 갑상선호르몬의 합성 및 복제를 증가시키는 기능이 있다. 갑상선기능저하증에서 소량을 하루 한두 번 먹는 것이 도움이 되기도 하나, 정상인이 과량을 먹으면 기능항진을 초래하기도 한다.

갑상선기능항진증의 증상과 징후

에너지를 지나치게 소모하는 갑상선기능항진증

갑상선호르몬이 과잉 생성되는 갑상선기능항진증에 걸리면 신진대사가 지나치게 원활해져서 유난히 더위를 참지 못하고 땀을 많이 흘리게 된다. 식사를 잘 하는데도 체중이 감소하며, 근력이 약해지고 맥박수가 빨라진다. 이와 같은 특징과 더불어 목 부위가 부어 보이면 갑상선기능항진증을 의심해야 한다.

45세 여자 김모 씨는 최근 겨울인데도 너무 덥고 땀이 많이 나며 체중이 감소하는 증상을 보였다. 예민해져서 곧잘 신경질이 나고 밤에 잠이 잘 오지 않는 등의 증상으로 병원을 찾았다. 검사 결과 갑상선기능항진증으로 확인되었고, 최근 갑상선호르몬 억제제인 항갑상선약을 먹고 증상이 사라졌다.

갑상선기능항진증이란 말 그대로 갑상선에서 갑상선호르몬이 과잉 생성되어 발생하는 질환이다. 외국에서는 인구 10만 명당 20~25명 정도 발생하는 것으로 추정되고 있지만, 국내에서는 정확한 유병률이 보고되지 않았다. 대부분 20~60세 사이에 발병하며, 여성이 남성보다 약 3배 이상 많다.

갑상선기능항진증은 비교적 특징적인 증상을 가지고 있어 조금만 주의를 기울이면 자신이 걸렸는지 알 수 있다. 갑상선기능항진증 환자는 대부분 양측의 갑상선이 모두 정상보다 약 4~5배 이상 커지게 된다. 따라서 목 부위가 전체적으로 부어 보인다. 갑상선이 과도하게 커지면 갑상선 바로 뒤에 위치한 기도를 압박하여 숨쉬기 어려운 증상이 나타나거나, 수면 시 기도 압박으로 답답한 증상을 호소하기도 한다. 그러나 갑상선기능항진증 환자라고 모두 갑상선이 커지는 것은 아니므로 아래의 특징적인

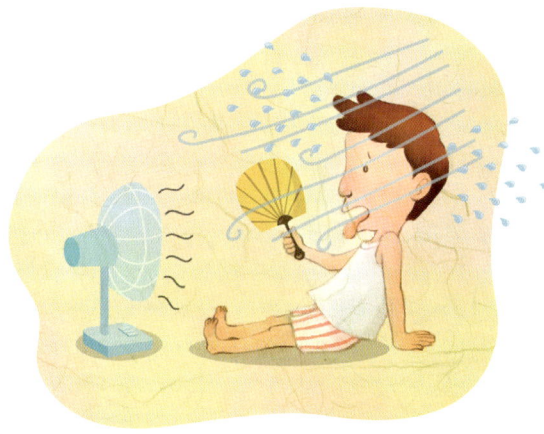

증상이 나타나면 일단 혈액 검사로 갑상선호르몬 수치를 확인하는 것이 중요하다.

갑상선호르몬은 기능상 몸의 신진대사에 작용하므로 항진증 환자는 대사 활동이 증가하게 되고 이에

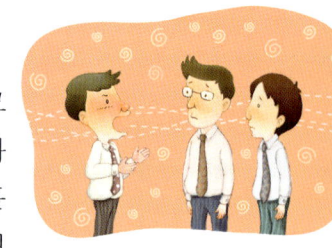

따라 에너지를 많이 쓰기 때문에 에너지 과다 소모에 따른 증상이 나타난다. 거의 대부분의 환자는 과거에 비해 유난히 더위를 참지 못하고 땀을 많이 흘린다. 그래서 갈증을 자주 느끼고 물을 많이 먹게 된다. 또한 식사를 잘하는데도 체중 감소가 지속적으로 나타나는데, 수개월 사이에 5~10kg 정도의 몸무게가 줄게 된다. 체중 감소와 함께 근력 약화가 발생하는데, 특히 노인 및 남자가 더 심하게 나타난다.

심혈관계 증상도 발생한다. 취침 중과 같이 안정 상태에서 맥박을 확인해도 맥박수가 90회 이상으로 빨라지는 경우가 많고, 운동으로 몸을 움직이면 증상이 더 심해지며 운동 중에 호흡곤란을 일으킬 수 있다. 맥박이 빨라지므로 불안감과 불면증이 나타나기도 한다. 손발이 떨리고 쉽게 피로함을 느끼게

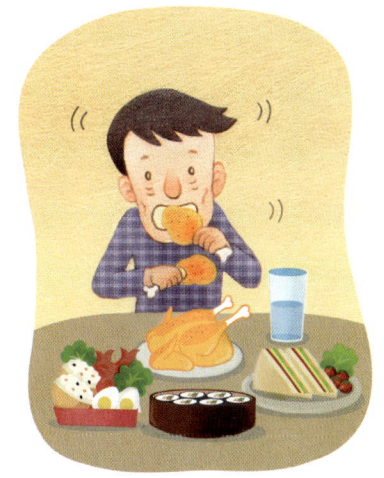

된다. 또한, 이러한 증상과 더불어 정신적으로도 많이 약해져서 항상 마음이 불안하고 초조해하며, 신경이 날카로워져 주위 사람들에게 쉽게 신경질이나 화를 내는 경우를 볼 수 있다.

갑상선기능항진증은 환자의 소화기에도 영향을 미친다. 많은 환자가 하루에도 여러 번 무른 변을 보며 심한 경우 설사가 나타난다. 또한, 안구 뒤의 근육이나 지방조직 등의 조직이 두꺼워져서 안구가 앞으로 밀려나와 돌출되어 놀란 표정의 눈 모양을 보이는 것이 이 질환의 특징적인 증상의 하나다. 이러한 안구돌출 증상은 전체 환자의 약 절반에서 나타난다. 이외에도 눈 주위가 부종으로 부어 보일 수 있고, 각막이 붓고 눈꺼풀이 내려오며 위를 쳐다보는 듯한 모습을 보이기도 한다. 이러한 증상 외에도 환자가 물체가 두 개로 보인다고 호소하기도 한다. 증상이 이보다 더욱 심해지고 장기간 방치되면, 시신경에 영향을 미쳐 앞을 보지 못하게 되는 경우도 있다.

여성에서 많은 경우에 피부가 보드랍고 촉촉하며 윤기가 나서 영어로 표현하면 'silky skin', 즉 '비단 같은 피부'가 나타나 언뜻 보면 미인으로 보이는 경우가 많다. 반면에 환자의 1~2%는 무릎 아래의 피부와 발등이 두꺼워지는 증상이 나타날 수도 있다. 내분비계통의 증상으로는 월경량의 감소가 두드러진다. 심한 경우 무월경이 되기도 한다. 이와 연관되어 임신가능성이 떨어지고 유산이 증가될 수 있다. 남자는 성욕이 감퇴하거나 양측 가슴멍울이 커지게 되어 여성형 유방이 나타날 수 있다. 또한 머리카락이 잘 빠질 수 있으며 손톱이 쉽게 빠지기도 한다.

노인의 갑상선기능항진증 증상은 젊은 사람과는 약간 다른데, 체중 감소나 피로 같은 전신 쇠약 증상이 주로 나타난다. 가슴이 두근거리거나 손발이 떨리는 증상은 잘 나타나지 않고 갑상선이 커지는 증상도 전체 환자의 약 40%에서는 나타나지 않는다. 따라서 일반적인 다른 질환, 특히 심장 질환이나 암으로 의심하기 쉬우므로 더욱 주의 깊게 살펴보아야 한다.

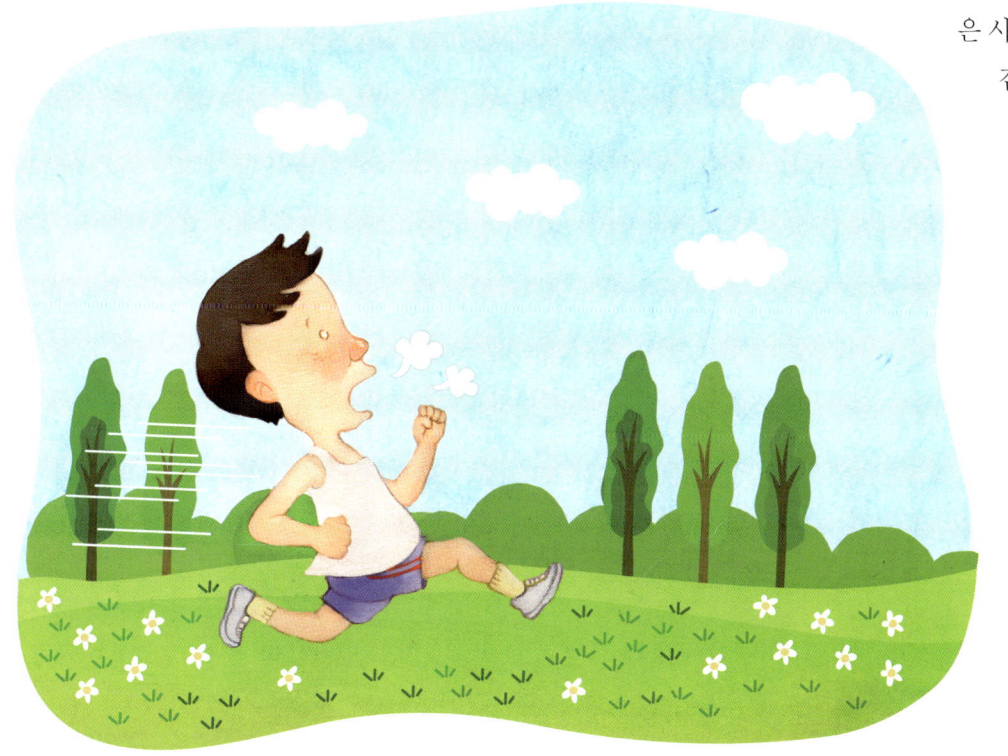

갑상선기능항진증의 원인 및 진단

갑상선기능항진증은 너무 많은 갑상선호르몬이 문제

갑상선기능항진증은 원인에 따라 그레이브스병, 플루머병, 괴취병으로 나뉜다. 갑상선기능항진증의 대부분을 차지하는 그레이브스병은 갑상선 전체가 커지면서 갑상선호르몬을 과량으로 생산·분비한다. 갑상선 내부에 여러 개의 결절이 생겨서 갑상선호르몬을 과다 생산하는 경우에는 플루머병, 하나의 결절만 생기고 거기서 갑상선호르몬을 과량 생산하는 경우에는 괴취병이라고 한다.

갑상선중독증의 대표적인 원인, 갑상선기능항진증

갑상선기능항진증의 발병원인을 알기 위해서는 먼저 갑상선중독증이 무엇인지 살펴보아야 한다. 갑상선중독증은 우리 몸 안에 갑상선호르몬이 원인에 관계없이 과다하게 많이 존재하는 상태를 말한다. 갑상선기능항진증도 갑상선중독증의 흔한 원인 중 하나다. 갑상선기능항진증 외에 갑상선중독증을 일으키는 다른 원인은 갑상선호르몬 약을 너무 많이 복용하거나 요오드가 많이 들어 있는 약이나 음식을 섭취하는 것을 들 수 있다. 갑상선에 심한 염증이 생기는 경우에도 갑상선중독증이 발생할 수 있다. 따라서 갑상선중독증이 갑상선기능항진증보다 광범위한 의미의 말이다.

실제로 갑상선중독증 환자들이 호소하는 증상은 갑상선호르몬이 많을 경우에 공통적으로 발생하는 증상이다. 가슴이 두근거리고, 더위를 견디기 어렵고, 피곤하고, 집중이 어렵고, 손이 떨리고, 땀이 많아지고, 체중이 감소한다고 호소한다. 그 원인에 따라서 갑상선기능항진증의 하나인 그레이브스병 환자에서는 안구가 튀어나오는 증세나 피부가 부으면서

변화하는 점액부종과 같은 독특한 증세를 보일 수도 있다. 갑상선중독증은 원인에 따라서 치료법도 달라지므로 정확한 원인이 무엇인지 구별하여 진단하는 것은 매우 중요한 일이다.

갑상선기능항진증은 그 원인에 따라서 구별된다. 가장 흔한 원인은 갑상선 전체가 커지면서 갑상선호르몬을 과량으로 생산하고 분비하는 것인데, 이를 그레이브스병(Graves' disease)이라고 부른다. 갑상선 내부에 여러 개의 결절(혹)이 생기고 여기에서 과량의 갑상선호르몬을 생산하고 분비하여 생기는 갑상선기능항진증을 플루머병(Plummer's disease)이라고 한다. 갑상선 안에 하나의 결절(혹)만 생기고 여기에서 갑상선호르몬이 과량으로 생산하여 생기는 갑상선기능항진증은 괴취병(Goetsch's disease)이라고 부른다. 의사들이 실제로 임상에서 경험하는 갑상선기능항진증의 대부분은 그레이브스병으로 90~95%를 차지한다.

갑상선기능항진증의 진단

갑상선중독증의 여러 원인을 구별하기 위해서는 정확한 진단이 핵심이다. 진단을 위해서는 환자에게

나타나는 증상을 잘 확인하는 것도 중요하지만, 가장 확실한 진단은 혈액 검사와 핵의학 검사인 방사성 요오드 스캔을 시행해서 내린다.

혈액 검사로는 우리 피 속에 존재하는 갑상선자극호르몬(TSH), 다른 물질과 결합하지 않고 자유로운 상태로 존재하는 티록신(thyroxine, free T4)을 측정하는 것이다. 갑상선중독증의 대부분은 갑상선자극호르몬이 정상치보다 감소되어 있고, 이를 확인하여 갑상선중독증을 진단할 수 있다. 이때 안구 돌출 증상이 있으면 갑상선기능항진증의 한 원인인 그레이브스병으로 진단할 수 있다.

그렇지 않은 경우에는 핵의학 검사인 방사성 요오드 스캔을 시행하여 방사성 요오드가 섭취되는 모양에 따라서 진단을 내리게 된다. 즉, 방사성 요오드가 전체 갑상선에서 많이 섭취되는 경우에는 그레이브스병으로 진단하고, 갑상선의 한 부분에서만 과량으로 섭취되는 경우에는 괴취병으로 진단하며, 갑상선의 여러 부분에서 과량 섭취가 되는 경우는 플루머병으로 진단한다.

핵의학 검사에서 섭취되는 방사성 요오드의 모양이 정상 소견이거나 섭취가 감소되는 경우는 갑상선염이나 갑상선호르몬 과다 복용 혹은 요오드 과량 섭취

로 진단할 수 있는데, 이를 구별해야 한다. 드물게 갑상선자극호르몬과 자유형태의 티록신이 함께 증가하는 경우는 뇌하수체에 생기는 종양에서 갑상선자극호르몬을 과량 분비하는 것으로 진단할 수 있다.

대표적인 갑상선기능항진증, 그레이브스병

가장 흔한 갑상선기능항진증인 그레이브스병은 자가면역 질환의 일종이다. 즉, 우리 몸이 체내에 존재하는 갑상선자극호르몬이나 이 호르몬이 결합하는 수용체를 우리 몸의 일부가 아닌 외부 침입물질로 오인함으로써 이에 대항하는 항체를 우리 몸에서 만들게 된다. 이때 만들어지는 항체를 '갑상선자극 면역글로불린'이라고 부른다. 이 항체는 갑상선의 갑상선자극호르몬 수용체에 작용하여 갑상선호르몬을 계속 만들도록 자극한다. 결국 우리 몸의 갑상선호르몬이 과다하게 되어 갑상선중독증의 증상을 나타내게 된다.

대부분의 다른 자가면역 질환과 마찬가지로 자기 몸의 구성성분에 대하여 항체를 만드는 이유와 과정에 대해서는 아직까지 확실하게 알려져 있지 않지만, 그레이브스병은 유전적인 영향과 환경적 영향, 특히 스트레스의 영향을 많이 받는 것으로 생각된다.

갑상선기능항진증 중에서 눈이 튀어나오는 증상은 그레이브스병에서만 나타난다. 그 증상은 안구 후방에 있는 지방이나 안구를 움직이는 근육에 당아미노글라이칸과 같은 물질이나 림프구가 축적되기 때문에 생긴다. 대개 육안으로 확인할 수 있지만 애매한 경우에는 안구에 CT 혹은 MRI 검사를 실시해 확실하게 진단할 수 있다. 이와 비슷한 현상으로 그레이브스병 환자의 정강이뼈 앞쪽 피부에는 점액부종이 나타나기도 한다. 이러한 현상이 발생하는 이유 역시 자가면역으로 설명된다. 즉, 갑상선자극호르몬 수용체에 대하여 발생한 자가면역 현상이 안구 주위 조직이나 정강이뼈 앞부분의 피부에 존재

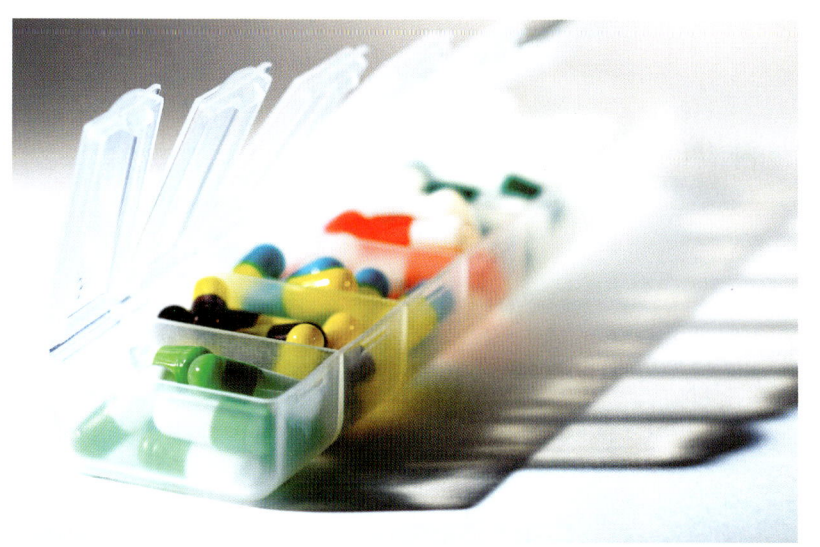

하는 섬유아세포(섬유성 결합조직의 중요한 성분을 이루는 세포)에 대해서도 유사하게 발생하여 생기는 것이다.

그레이브스병이 갑상선암을 유발할 수 있다. 핵의학 검사에서 그레이브스병인 경우에는 방사성 요오드가 전체 갑상선에서 섭취되는데, 한 부분에 섭취되지 않거나 적게 섭취되는 소견을 보일 경우에는 그레이브스병에 악성종양 즉, 갑상선암이 동반되었는지 확인해야 한다. 이 때는 의심되는 부위에 미세침흡인 세포검사를 시행하여 암 여부를 진단하게 된다. 이렇게 그레이브스병에 동반된 갑상선암이 발견되는 빈도는 약 6~7%로 알려져 있다. 암으로 진단되는 경우에는 갑상선기능항진증뿐만 아니라 갑상선암의 치료까지 해야 하므로, 치료를 결정하기 전에 갑상선암 존재 여부를 확인하는 것이 필요하다.

플루머병과 괴취병

갑상선 결절에 의해서 생기는 플루머병이나 괴취병의 원인은 잘 알려져 있지 않다. 현재까지는 갑상선자극호르몬 수용체를 담당하는 유전자에 돌연변이가 생겨서, 이 유전자가 만든 수용체는 갑상선자극호르몬의 자극이 없더라도 자체적으로 자극 신호를 만들어 갑상선호르몬을 과량 생산하고, 이로 인해 갑상선 중독증세가 생기는 것으로 설명하고 있다.

갑상선기능항진증 외의 갑상선중독증

갑상선호르몬 약을 복용 중인 사람은 갑상선중독증을 조심해야 한다. 복용 중인 갑상선호르몬의 양이 많은 경우 중독증세가 생길 수 있으며, 미약한 증세는 확인이 어려워 그 원인을 알지 못하고 지내는 경우가 많다. 따라서 정기적인 혈액 검사를 통하여 갑상선호르몬 수치가 정상을 유지하는지 확인하는 것이 중요하며, 그 결과에 따라서 약의 용량을 조절해야 한다. 반대의 경우로 갑상선기능저하증도 발생할 수 있다. 따라서 갑상선호르몬 복용 시에는 정기적인 혈액 검사가 매우 중요하다.

요오드를 과량 복용하는 환자도 중독증이 발생할 수 있다. 심부정맥 치료제로 사용되고 있는 약제인 아미오다론(amiodarone)은 매우 많은 양의 요오드를 함유하고 있어, 이를 복용하는 환자의 1~2%에서 과량의 요오드로 인한 갑상선중독증이 발생할 수 있다. CT 등의 방사선 검사 조영제에도 요오드 함량이 많아 조영제를 이용한 영상 검사를 시행한 후 핵의학 검사를 하면 핵의학 스캔 검사에서 방사성 요오드의 섭취가 감소되어 나타나게 된다.

갑상선염에 의해서도 갑상선중독증이 생길 수 있다. 주로 아급성 갑상선염이나 산후 갑상선염 등을 앓고 난 후에 발생한다. 염증이 진행되면 갑상선 내에 이미 만들어져 있던 갑상선호르몬이 갑자기 한꺼번에 방출되기 때문에 갑상선중독증이 일어난다. 그러나 염증으로 인하여 갑상선 기능은 감소되기 때문에 핵의학 검사에서 방사성 요오드의 섭취는 대개 감소하는 소견을 보이게 된다.

아주 드물지만 여성의 난소에서 갑상선호르몬이 분비되어 갑상선중독증이 생길 수도 있다. 이러한 경우에는 핵의학 검사에서 방사성 요오드가 갑상선이 아닌 여성의 난소에서 섭취되는 소견을 보이게 된다. 이는 매우 드문 현상이지만 갑상선 조직이 난소에 존재하며 과량의 갑상선호르몬을 생산하고, 갑상선에서는 요오드 섭취가 억제되어 발생하게 된다.

More Tip

갑상선중독증과 갑상선기능항진증

체내 갑상선호르몬 수치가 비정상적으로 높다면, 의사는 그것을 갑상선기능항진증이라기보다는 갑상선중독증이라고 부를 것이다. 의학적으로 이야기하자면, 갑상선중독증은 갑상선호르몬 약제 과다복용, 갑상선호르몬 유출 또는 과도하게 활성화된 갑상선에 의해서 갑상선호르몬이 너무 많아진 상태를 의미한다. 갑상선기능항진증이라는 용어는 특히 과도하게 활성화된 갑상선에 의해서 발생하는 갑상선호르몬의 과다상태만을 의미한다. 그러나 때로는 이 용어들이 혼용되기도 한다.

약물치료, 방사성 동위원소 치료, 수술 등

갑상선기능항진증의 치료

갑상선기능항진증은 약물치료, 방사성 동위원소 치료, 수술 등의 방법이 있다. 이중 항갑상선제를 경구 투여하는 약물치료가 흔히 사용되는 1차 치료법이다. 방사성 동위원소 치료는 비용이 적고 간편해 그레이브스병 치료에 사용된다. 암이 의심되거나 항갑상선 치료에 실패한 경우, 가임기 여성 등에는 수술을 권유한다.

갑상선기능항진증의 치료 방법에는 항갑상선제, 베타차단제 등을 이용한 약물치료, 방사선 동위원소 치료, 수술 등이 있다. 이들은 모두 각기 장단점이 있어 어느 방법이 절대적으로 우수하다고는 할 수 없다. 아직은 갑상선기능항진증의 근본적 원인을 모르는 이상 이들이 모두 근본적인 치료법이라고 할 수도 없다.

현재 우리나라에서 1차 진료 시 대부분 선호되는 치료방법은 항갑상선제 치료다. 항갑상선제 치료는 방법이 간단하며, 특별한 시설이나 인력이 필요 없고, 비용이 적게 들고, 환자에게 설명하기 쉬우며, 비교적 많은 양의 약물을 상당한 기간 사용하는 것에 비해 부작용도 거의 없는 우수한 치료 방법이다. 하시만 약을 상기간 복용해야 하고, 치료를 중단한 후에는 상당수에서 재발이 있다는 단점이 있다. 따라서 갑상선기능항진증의 치료법 선택에 있어서 경험 있는 의사와 환자 간의 대화, 환자의 상태에 맞추어 최선의 방법을 선택하는 것이 매우 중요하다.

갑상선기능항진증의 약물치료
항갑상선제 치료
현재 우리나라에서 사용하고 있는 항갑상선제는 PTU와 MMI가 있다. PTU는 50mg, MMI는 5mg의 흰색 정제로 시판이 되고 있다. 국내 생산이 되지는 않으나 간혹 카비마졸(상품명 : 카멘)이 사용되기도 한다.

이들 항갑상선제는 갑상선과산화효소를 억제하여 갑상선 내로 섭취된 요오드의 유기화와 산화를 억제하고 요오드와 티로신의 결합을 억제한다. 또한 말초혈액으로 방출된 T4로부터 T3로의 전환을 억제한다. 항갑상선제는 먹는 약으로 나와 있으며 약에 따라서 조금씩 작용 기전과 시간이 다르다. MMI는 PTU에 비해 작용 시간이 길기 때문에 하루 한 번만 먹으면 된다.

항갑상선 약들은 단순히 갑상선호르몬의 합성을 억제하는 것 뿐 아니라 갑상선기능항진증의 대표적인 병인 그레이브스병에서 나타나는 특이한 면역계의 이상을 어느 정도 치료할 수 있는 것으로 추정된다. 이들 항갑상선제는 임상적으로 저어도 6개월 이상 표준적 치료를 하는 경우 '자연관해' 이상의 효과를 거둘 수 있다. 갑상선 기능이 정상으로 돌아와 6개월~1년 정도 유지되면 그레이브스병 환자의 림프구는 갑상선자극호르몬(TSH) 수용체를 자극하는 자가항체 생산을 중단하게 된다. 이를 '자연관해'라고 한다. 치료 기간이 길수록 관해율이 증가되지만 대개 18~24개월 정도 약을 복용해야 한다.

치료 종료 시점의 결정은 일정 기간 치료 후 중단하고 관찰하거나, 일정 지표를 정해놓고 이 지표에 도달할 때까지 치료한 후 종료하는 방법을 사용할 수 있다. 현재로서는 구체적으로 얼마나 치료해야 하는지 불분명하며 치료 시작 후 유지 및 종료시점을 결정하는 것은 상당한 경험을 필요로 한다. 또한 치료 중단 후 상당 기간이 지나면 재발하는 환자가 많다. 그래서 치료 중단 후에도 어느 정도의 추적관찰을 필요로 한다. 따라서 일반적으로 항갑상선제 치료에 반응이 좋을 것 같은 환자에게만 선택적으로 항갑상선제 치료를 시도한다.

대개 청소년기나 비교적 젊은 성인의 경우 일차적으로 항갑상선제로 치료한다. 임산부에게는 거의 유일한 치료법이다. 그 외에도 연령에 관계없이 갑상선종이 작고 갑상선기능항진증의 정도가 그다지 심하지 않은 경우 등 항갑상선제 치료에 따른 예후가 좋을 것으로 예상되는 경우에 일차적으로 항갑상선제만으로 치료를 한다.

또한 갑상선기능항진증을 수술로 치료할 경우, 수술하기 전 우선 항갑상선제를 사용한다. 수술 전 충분히 항갑상선제를 투여하여 갑상선 상태를 정상화시키면 수술의 합병증을 줄일 수 있기 때문이다. 특히, 수술 시 발생할 수 있는 갑상선중독을 예방할 수 있다. 또한 방사성 요오드로 치료하는 경우, 갑상선의 파괴 시에 갑상선 내에 이미 저장되어 있는 갑상선호르몬이 한꺼번에 방출되어 일시적으로 갑상선중독 증상이 악화되므로 이를 막기 위한 사선 처치로도 약물을 이용한다.

항갑상선제의 가능한 부작용

항갑상선제는 상당량의 약제를 장기간 사용하는 것을 고려하면 비교적 부작용이 드문 매우 안전한 약제다. 가장 흔한 부작용은 과민성 반응으로 3~5%의 환자에게 나타난다. 가려움증, 관절통증, 피부 발진이 가장 흔하며 대개는 투여 시작 후 첫 4주 사이에 잘 일어난다. 투여를 중단하였다가 다시 시작한 경우도 마찬가지다. 또 과거에 부작용이 있었던 경우에는 더욱 심하게 나타난다. 일부 환자는 탈모, 관절통, 근육통, 가벼운 발열 등이 나타나기도 하며 극히 드물게는 관절염, 혈관염 또는 전신형 루푸스와 흡사한 증상도 나타날 수 있다.

두드러기 등의 증상은 대개 항히스타민제로 손쉽게 조절되며 PTU를 사용하는 경우에는 MMI로 약제를 바꾸어 주고, 거꾸로 MMI는 PTU로 바꾸어 주면 사라지기도 한다. 항히스타민제와 같이 투여하면 시간이 지남에 따라 사라지는 것이 보통이다. 그러나 교차 반응(어떤 항원에 의하여 만들어진 항체가 그 항원과 성질이 비슷한 물질에 대하여 반응하는 일)이 있거나 항히스타민제 등으로 잘 조절되지 않는 경우에는 투약을 중단할 수밖에 없다. 관절염, 혈관염, 루푸스성 반응 등의 부작용이 나타나면 반드시 중단하여야 한다.

중요한 부작용으로는 혈액 내의 백혈구 수치를 감소시키는 '과립구(과립 백혈구) 감소증'이 있는데 약 0.1% 정도의 환자에게 나타난다. 이는 투약 용량이나 기간, 연령 등과 무관하게 나타날 수 있으며, 예고 없이 갑자기 나타나므로 예측이 어렵다. 극심한 경우 과립구가 전혀 없는 무과립구증으로 나타난다. 이때의 증상은 인후통을 동반한 고열이 특징이다. 이와 같은 증상이 나타나면 즉시 항갑상선제의 투여를 중단하고 적절한 항생제를 투여하며 회복을 기다린다. 대부분은 거의 회복된다.

이러한 과립구 감소증은 심한 갑상선기능항진증 때 나타나는 가벼운 정도의 과립구 감소증과 구별하여야 한다. 갑상선기능항진증 자체로 인한 과립구 감소증은 갑상선 기능이 정상화됨에 따라 저절로 차차 회복된다. 드물게 황달을 동반한 간 손상이 나타나며, 흔히 PTU의 경우는 간 세포의 심한 손상을 가져오고 MMI는 담즙울체형으로 나타난다고 하나, 반드

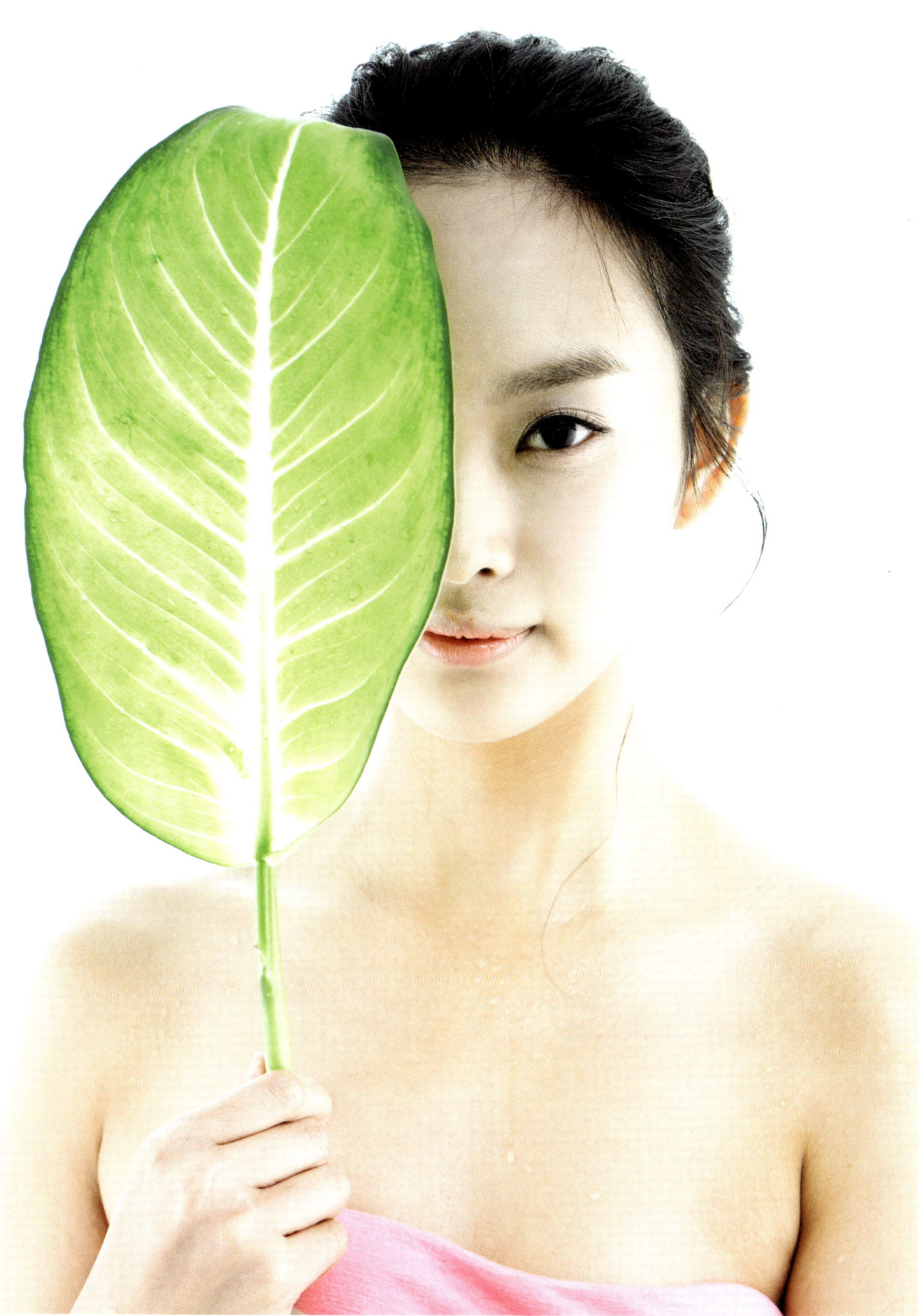

시 그렇지 않은 경우도 있다. 이 경우도 항갑상선제의 투여를 중단하고 보존적 치료로 대개는 회복된다. 그 밖의 드문 부작용으로는 비염, 결막염, 타액선염 등의 부작용이 있을 수 있다.

베타차단제 치료

고혈압, 협심증, 관상동맥 질환을 치료해 주는 약제로 잘 알려진 베타차단제(베타 아드레날린 차단제)는 갑상선기능항진증을 치료하는 것은 아니지만 갑상선중독증의 주증상인 심계항진, 떨림, 불안 등의 증상을 완화시켜준다. 이런 효과 때문에 갑상선기능항진증의 약물치료의 한 부분을 차지한다.

베타차단제의 투여로 증상의 호전이 나타나는 것은 분명하나 실제 대사 이상이 정상화되는 것은 아니므로, 그레이브스병의 치료에 단독으로는 사용되는 일은 없다. 단지 검사 결과가 나올 때까지 기다리는 동안이나 아급성 갑상선염 등과 같이 갑상선의 파괴에 의한 일과성의 가벼운 갑상선중독증에만 단독으로 사용된다.

처음 사용된 것은 프로프라놀롤(propranolol)이라는 약물이며 이후 다른 여러 가지의 베타차단제가 개발되었다. 이들은 부작용 등에서 차이가 있을 수는 있으나 궁극적으로 그 효과는 같으므로 일반적인 경우에는 어느 것을 사용하여도 큰 차이는 없다. 프로프라놀롤의 경우는 일일 80~160mg으로, 아테놀롤의 경우는 일일 50~100mg으로 투여를 시작하여 상태에 따라 용량을 조절한다. 갑상선기능항진 상태에서는 프로프라놀롤의 대사가 빨라져 있기 때문에 때로는 심박수의 조절을 위하여 상당량의 프로프라놀롤을 투여해야 하는 경우도 있다.

갑상선기능항진증 치료에서 베타차단제의 일반적인 부작용과 금기사항은 다른 질환의 경우와 같다. 즉, 기관지 천식이나 울혈성 심부전의 병력이 있는 경우에는 금기가 된다. 단, 울혈성 심부전의 경우 심부전이 심박수에 의존적이거나 심방세동에 의한 경우에는 조심스럽게 심부전치료제인 디고신(digoxin)과 같이 투여할 수 있다. 그 외에도 인슐린 치료를 받는 당뇨병 환자, 말초혈관의 폐쇄성 질환이 있는 경우 등에는 금기다. 이러한 경우 딜티아젬(diltiazem) 등의 칼슘통로차단제를 사용하면 심박수 감소에서는 거의 흡사한 효과를 기대할 수도 있다.

무기 요오드 치료

과량의 요오드는 갑상선 내로의 요오드 이동을 억제하고 요오드의 산화 및 유기화(요오드는 산화, 유기화 과정을 거쳐 갑상선호르몬으로 만들어짐) 과정을 억제하며, 이미 만들어져 갑상선 내에 저장되어 있는 갑상선호르몬의 방출도 매우 신속하게 억제한다. 주로 마지막 효과에 의하여 매우 신속하게 혈액 내의 갑상선호르몬 수치를 떨어뜨리게 된다.

그러나 대부분의 경우 이러한 효과는 2~4주가 지나면서 없어지게 된다. 요오드 투여를 중단하는 경우 이미 투여한 요오드가 갑상선호르몬을 만들어 내는 원료로 사용되어 호르몬의 합성이 증가되고, 또 방출되지 못한 채 저장돼 있던 호르몬의 방출이 급격히 증가하여 오히려 증상 악화를 가져온다. 따라서 요오드만을 단독으로 사용하는 일은 극히 드물다.

현재 요오드를 갑상선기능항진증의 치료에 사용하는 경우는 우선 수술 전의 처치로서 충분한 양의 항갑상선제를 투여한 후 수술 직전 준비단계에서와 갑상선중독성 위기일 때 다량의 항갑상선제와 병행하여 사용히는 경우 등에 한정된다. 통상 투여하는 양은 경험적으로 루골 용액(요오드, 요오드화칼륨, 글리세린, 물 따위의 혼합액으로 한 방울에 8mg의 요오드 함유)의 경우 3~5방울을 충분한 양의 물로 희석하여 하루에 3회 정도 경구 투여한다. 매우 자극성이 크므로 반드시 충분히 희석해야 한다.

드물기는 하나 부작용으로 여드름과 흡사한 피부발진, 타액선염, 혈관염 등이 나타날 수도 있다.

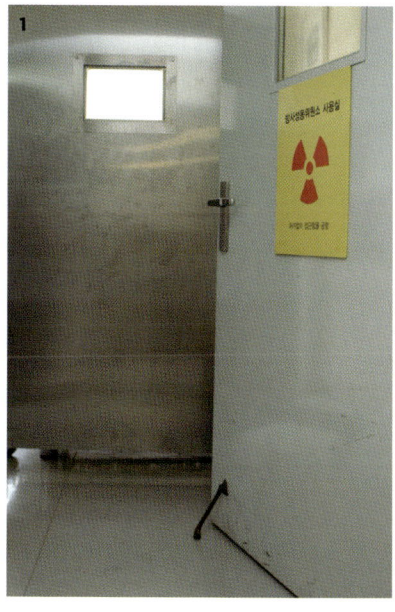
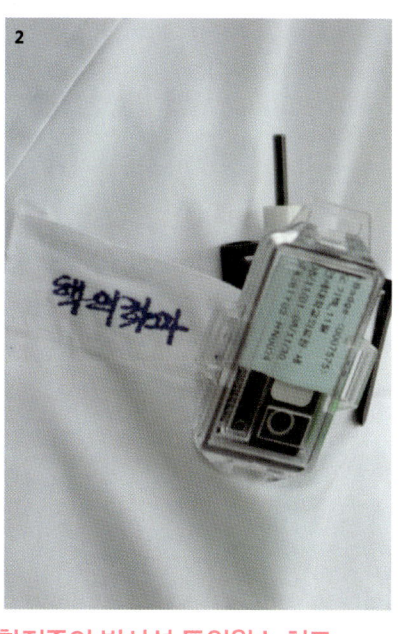

1 방사성 동위원소 치료병실은 외부인의 출입이 철저히 통제된다. 병실 내부와 출입문 사이에는 방사능을 차폐할 수 있는 납으로 된 막이 있다. 2 방사성 동위원소 치료 시 의료진이 가슴에 달고 있는 열형광선량계(TLD)모습. 이 기기로 방사선에 얼마나 노출되고 있는지 알 수 있다.

갑상선기능항진증의 방사성 동위원소 치료

방사성 동위원소인 요오드(옥소) I131를 이용한 치료는 가장 간편하고 비용이 적게 드는 그레이브스병 치료법이다. 현재 북미의 경우 연령에 관계없이 가장 선호하는 치료법이다. 투여된 방사선 요오드 I131은 갑상선에 선택적으로 흡수되므로 다른 장기에 대한 방사선 피폭이 적다. 또, 갑상선 상피세포를 점진적이고 영구적으로 파괴해 갑상선호르몬의 생산을 효과적으로 차단한다.

이 효과는 세포분열의 저하를 가져와 손상된 갑상선 조직의 재생을 억제한다. 수주에서 수개월 사이에 항진됐던 갑상선 기능을 정상 수준으로 떨어뜨리지만, 많은 수의 환자는 부작용으로 갑상선기능저하증이 발생한다.

방사성 동위원소 치료를 할 때 처음 며칠간은 방사선 피폭에 의한 방사능 유발성 염증(갑상선염)이 발생해 갑상선 내에 저장되어 있던 갑상선호르몬이 한꺼번에 유출되어, 일시적인 갑상선중독증 악화를 경험할 수 있고, 때로는 갑상선중독증에 이를 수도 있다. 그러므로 심부전 등의 합병증이 있거나 혹은 매우 심한 갑상선기능항진증이 있는 경우에는 미리

항갑상선제 등으로 사전 처치를 해야 한다.

또한 일시적으로 갑상선종의 크기가 커질 수가 있으므로, 기도압박을 일으킬 정도의 큰 갑상선종이 있는 경우는 이를 고려하여 방사성 요오드의 투여 자체를 신중히 결정하여야 한다. 대개는 방사성 요오드 투여 전후의 증상 완화를 위하여 베타차단제를 투여하는 것만으로 충분하다. 항갑상선제를 사용하고 있는 경우는 방사성 요오드 투여 3~4주 전에 약물을 중단하고 어느 정도 요오드의 섭취를 제한해야 투여한 요오드가 갑상선 내로 효과적으로 섭취된다.

일반인들이 흔히 생각하는 방사선 피폭에 따른 장애는 거의 발생하지 않는다. 따라서 방사성 요오드의 투여로 인한 유전적 영향 및 생식기능 영향은 거의 없는 것으로 생각된다. 그러나 종래부터 관습적으로 방사성 요오드로 치료받은 후 6개월간은 남녀 모두 임신을 피하도록 권고한다. 방사성 요오드의 투여에 따라 갑상선암의 발생빈도가 증가하는 것은 물론 아니다. 오히려 갑상선 세포는 분열능력을 잃으므로 갑상선암의 발생빈도는 감소된다. 백혈병 등의 혈액 암이나 다른 악성종양의 발생도 방사성 요오드를 투여받지 않은 일반인과 차이가 없다.

현재 투여 용량의 결정은 복잡한 방법에 따르기보다는 크게 나누어 두 가지 방법으로 결정한다. 첫 번째는 일단 5mCi(밀리큐리, 방사선 양을 측정하는 단위) 정도의 저용량을 투여한 후, 환자를 추적관찰하면서 갑상선호르몬 수치를 정상으로 유지할 수 있을 정도의 항갑상선제를 추가적으로 사용하는 것이다. 두 번째는 처음부터 15mCi 정도의 고용량을 투여하여 갑상선호르몬 수치를 크게 떨어뜨린 뒤 정상을 회복할 때까지 지속적으로 갑상선호르몬을 투여하는 방법이다.

방사성 동위원소 치료의 적응증은 임신 중이거나 수유 중인 산모를 제외한 모든 그레이브스병 환자

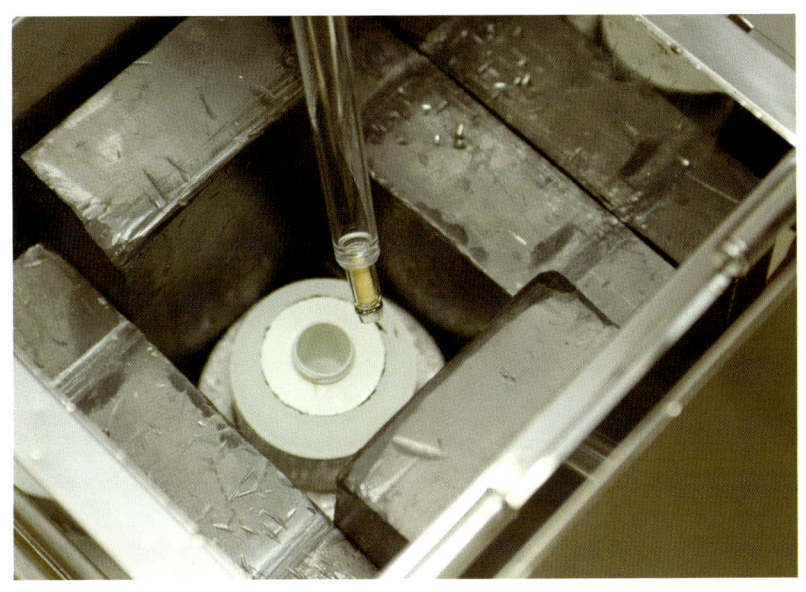

가 될 수 있다. 그러나 치료 후 갑상선기능저하증의 높은 발생빈도를 감안할 때 젊은 나이이면서 항갑상선제로 치료해서 예후가 보일 것으로 생각되는 경우는 1차로 항갑상선제를 쓰는 것이 바람직할 것으로 생각된다. 갑상선종의 크기가 매우 큰 경우는 방사성 요오드의 투여 후 압박 증상이 나타날 수 있고, 방사성 요오드의 투여량도 매우 많아야 하는 데다 한 번의 투여만으로 잘 조절되지 않을 수 있어 가능하면 수술을 고려하는 것이 좋다.

드물게 그레이브스병에 갑상선 결절이 동반되어 있는 경우가 있다. 이때에 결절의 성질이 분명히 양성이면 방사성 동위원소를 투여해도 무방하다. 하지만 여포성 병변으로 그 성질을 알 수 없는 경우는 암의 가능성을 배제할 수 없으므로 조직검사를 위해서도 방사선 요오드의 투여보다는 수술이 권고된다.

갑상선기능항진증의 방사성 동위원소 치료는 효과적이고 안전하며 경제적인 치료법으로 인정받고 있다. 그러나 설명한 바와 같이 장기적으로 갑상선기능저하를 유발할 수 있고, 방사선을 취급해야 된다는 점에서 국내에서는 1차 치료로 사용되는 빈도가 높지 않다. 하지만 적응증을 정확히 이해하고 환자와 충분한 대화를 통해 합리적인 치료 목표를 설정하고 적절한 사전 처치를 한다면, 만족할 만한 결과를 얻을 수 있을 것이다. 치료 후 추적관찰을 위한 규칙적이고도 장기적인 검사 또한 필수적이다.

갑상선기능항진증의 수술적 치료

갑상선기능항진증인 그레이브스병의 치료 방법은 갑상선 절제술이 가장 먼저 소개되었다. 그러나 항갑상선제를 이용한 약물 요법이나 방사성 동위원소 치료법이 소개된 이후 수술적 치료에 대한 선호도는 감소하고 있는 추세다. 그러나 갑상선 조직의 일부를 남기고 대부분의 갑상선 조직을 절제하는 수술 요법은 현재까지도 갑상선기능항진증의 여러

치료법 중 가장 효과적인 방법이라고 알려져 있다. 80% 정도의 높은 관해율(증상이 완화되는 정도), 10% 미만의 낮은 재발률과 방사성 동위원소 치료보다 낮은 비율의 갑상선기능저하증을 보이는 장점이 있다.

일반적으로 수술 요법은 청년기, 가임기 여성, 항갑상선 치료에 실패한 경우에 권유한다. 또한 큰 갑상선종이 있는 경우, 암이 의심스러운 갑상선 종괴가 동반된 경우, 정확하고 빠른 치료를 원하는 경우에는 수술 요법을 적용할 수 있다.

수술적 치료의 핵심은 재발률과 기능저하율을 최소화하기 위해 개개인에 따라 잔여 갑상선 조직의 양을 어떠한 기준을 두고 남기느냐 하는 것이다. 여러 연구가 있지만 명확한 대답은 없는 실정이고, 어떤 경우에 수술 후 재발이나 기능저하가 되는지 잘 알려져 있지 않다. 이 질환에 대한 수술은 일반적인 갑상선 수술보다 난이도가 높고, 부갑상선기능저하증이나 출혈, 회귀 후두신경 손상 등의 합병증 발생률이 높은 것으로 알려져 있다. 그러나 숙달된 외과의사가 수술했을 경우 이러한 부작용의 발생을 최소화하고, 양호한 결과를 얻을 수 있는 것으로 알려져 있다.

부갑상선기능저하증, 부갑상선기능항진증, 부갑상선암 등

칼슘 부족을 초래하는 부갑상선 질환

부갑상선은 갑상선 뒤편에 있는 팥알만한 4개의 기관으로 뼈, 신장, 소장 등과 함께 우리 몸의 칼슘 균형을 주관하고 있다. 즉, 뼈를 지키는 파수꾼이라 할 수 있다. 부갑상선 자체의 질환으로는 부갑상선기능저하증과 부갑상선기능항진증이 있으나 국내에서는 희귀한 질환에 속한다. 부갑상선 관련 질환에는 어떤 것들이 있는지 알아본다.

갑상선 수술 시 많은 환자들이 의사들로부터 듣게 되는 칼슘 저하에 따른 합병증 설명 중에 '부갑상선기능저하증'에 관한 설명이 빠지지 않고 들어간다. 또 수술 후에 환자에게 부갑상선 기능이 이상 없는지 묻는 경우도 있다.

부갑상선 질환은 부갑상선기능항진증, 부갑상선기능저하증, 부갑상선암 등이 있다. 발생빈도가 낮아 일반적으로 자주 거론되지는 않지만, 수술적 치료로 효과적 처치가 가능하고 조직 발견 시 뼈 건강과 심혈관계 질환을 예방할 수 있어 사회적 관심도 필요하다. 폐경 이후 여성의 뼈 건강이 사회적 관심 대상인데 부갑상선호르몬이 뼈를 지키는 파수꾼 역할을 하므로 싶은 이해와 사회적 노력이 필요하다.

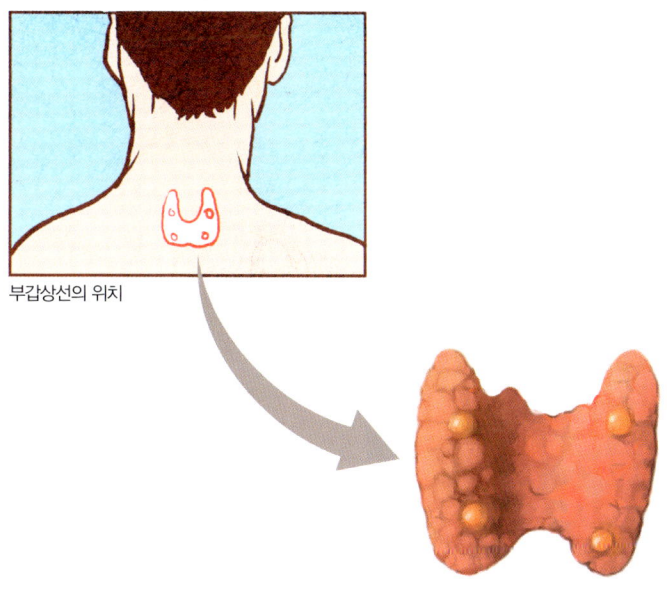
부갑상선의 위치

부갑상선이란?

갑상선 뒷면에 위치하는 부갑상선은 3mm 정도의 크기로 무게도 하나당 30mg 정도밖에 되지 않는 작은 기관이라 수술 시 무척 신경이 쓰이는 부분이다. 부갑상선은 신체의 칼슘을 주관하는 중추 내분비기관으로 뼈, 신장, 소장과 함께 몸 전체의 칼슘 균형을 유지한다. 부갑상선 자체의 질환은 부갑상선기능저하증과 부갑상선기능항진증이 있으나 매우 드물다. 특히 서구에 비하면 국내에서는 희귀한 질환이라고 할 수 있다.

부갑상선은 보통 4개가 있는데, 상부갑상선 2개는 대부분 정상 위치에 존재하나 하부갑상선 2개는 발생 시 흉선과 함께 이동하여 내려오기 때문에 위치가 다양하다. 부갑상선은 팥알 크기로 대부분 4개로 되어 있으나 드물게 3개 또는 5개인 경우가 있다. 색깔은 주로 적갈색이며 혈액은 하갑상선 동맥에서 대부분 공급받는다.

부갑상선은 혈액 속의 칼슘치를 지속적으로 감시하는 역할을 하는데, 혈중 칼슘치의 변동에 따라 부갑상선호르몬을 분비하여 혈액 속 칼슘치가 8.5~10.5mg/dL를 유지하게 한다. 즉, 혈액 내 칼슘치가 감소하면 부갑상선호르몬 분비가 증가하고, 칼슘치가 증가하면 부갑상선호르몬이 감소된다.

이런 부갑상선호르몬은 뼈에 작용하여 칼슘이 뼈에서 혈액으로 나오도록 한다. 따라서 부갑상선호르몬이 많이 분비되면 뼈에서 칼슘이 빠져나가 골감소증 또는 골다공증을 유발한다. 또 부갑상선호르몬은 소장이나 콩팥에서 칼슘 흡수를 증가시키며 비타민 D를 활성화시킨다.

부갑상선기능항진증

부갑상선호르몬이 증가하면 뼈 속의 칼슘이 줄어들고, 신장에서 칼슘 배설이 늘어나고, 소장에서 칼슘과 인의 흡수가 증가한다. 그 결과 골다공증이나 골종양을 만들고, 신장 결석과 요로 결석을 일으키고, 심장 부담을 증가시켜 심혈관계 질환, 골절을 초래하게 된다.

부갑상선기능항진증은 서구에서는 노년층에 흔하며 육류 섭취가 많은 민족에서 흔하다고 알려져 있다. 부갑상선기능항진증은 부갑상선에 종양이 생겨 발생하는 1차성 혹은 원발성 부갑상선기능항진증, 칼슘대사의 감소로 인한 2차성 부갑상선기능항진증, 신장이식 환자에서 발생하는 3차성 부갑상선 기능항진증이 있다. 최근 건강검진 시 혈중 칼슘 측정이 흔히 포함되면서 무증상 부갑상선기능항진증 진단이 늘고 있다. 합병증 발생 전에 최소침습 수술을 시술하면 조기에 치료할 수 있다.

원발성 부갑상선기능항진증

원발성 부갑상선기능항진증은 칼슘, 인 및 골대사에 전반적인 영향을 주는 질환이다. 호르몬의 농도가 높으면 고칼슘혈증과 저인산혈증이 나타나고, 환자는 다양한 증후 및 증상을 보인다. 재발성 신결석, 소화성 궤양, 의식 변화 및 드물게는 과다한 골흡수 증상을 나타낸다. 미국에서는 매년 10만 명의 새 환자가 발견되는데, 남녀비율은 1:3으로 여자가 많다. 30세 이상 여성 500명당 1명, 남자 2000명당 1명꼴로 발견된다.

임상 양상은 경미하여 몇 년 동안 혹은 평생 동안 뚜렷한 심한 증상 없이 지낼 수 있다. 드물게 병이 급격하게 나타나 심한 탈수 및 혼수 즉, '고칼슘혈증 부갑상선 위기'와 같은 심한 합병증을 나타내기도 한다. 30~50대 사이에서 가장 높은 발병 빈도를 보이나 소아나 노인에게도 나타난다.

부갑상선기능항진증은 하나 이상의 부갑상선의 기능항진에 의하여 나타난다. 부갑상선 중 한 개만 비정상적인 경우가 80%인데, 일반적으로 양성종양인 선종이다. 그러나 드물게 악성종양인 부갑상선암일 수도 있다. 부갑상선기능항진증의 15%를 차지하는 두 번째 원인은 부갑상선 증식증으로, 대부분이 유전성이며 다른 내분비성 질환과 동반되어 있다. 나머지 소수는 둘 이상의 부갑상선에서 발생하며, 이것을 이중 또는 복합선종이라 한다.

증상은 심한 골 변화, 신결석, 신경정신계 증상, 담석증, 췌장염, 소화성 궤양, 고혈압, 근육약화 등의 증상이 있고 때로는 신장기능 부전증으로 사망에 이르기도 한다. 최근 발견빈도가 증가함에 따라 이런 심각한 증상 대신 대부분 무증상이거나 증상이 있다 하더라도 근무력감, 우울증, 만성 피로, 식욕감퇴, 구역질, 변비, 다음, 다뇨, 무감각, 기억력 감퇴, 불면증, 두통, 체중 감소 등 경미하고 애매모호한 증상을 보이는 경우가 많다.

고칼슘혈증을 보이는 환자의 부갑상선호르몬이 증가되어 있는 것을 확인하는 것으로 진단한다. 우선 혈액 검사에서 칼슘치가 높게 책정되면 부갑상선호르몬을 측정해 볼 필요가 있다. 기본 X-선 촬영에서는 대부분 환자에서 특별한 소견을 보이지 않는다. 그러나 병이 진행되면 칼슘이 뼈에서 빠져나가기 때문에 뼈의 변화를 보인다.

부갑상선 선종은 수술 전에 이학적 검사에서 극히 일부를 제외하고 만져지지 않는 것이 보통이다. 5% 정도는 종격동(좌우의 흉막강 사이에 있는 부분)이나 흉곽에 위치하기 때문에 더욱 그러하다. 경험 있는 외과 의사라도 수술대에서 잘 발견하지 못하는 경우도 있다. 이런 이유 때문에 수술 전 부갑상선의 위치를 파악하려는 여러 검사방법이 개발되어 있다.

치료는 부갑상선을 제거하는 것이다. 과거에는 고칼슘혈증이 심하지 않고 정상 신장기능과 골격형태를 보이는 무증상 부갑상선기능항진증의 경우는 정기적 검사만 하고 관찰만 해도 된다는 주장이 있었으나, 최근에는 수술을 하는 쪽으로 의견이 모아지고 있다. 그 이유로는 수술 성공률이 95% 이상이 되고, 무증상 기능항진증은 대부분이 선종으로 수술이 쉽다. 무증상이라고 하나 자세히 물어보면 기억력 감퇴, 성격 변화, 집중력 감퇴, 피로감, 요통 등이 있으며, 이런 증상이 수술 후에는 깨끗이 사라진다. 또한 수술 합병증도 1%도 안 된다는 장점이 있기 때문이다.

수술은 양쪽경부탐색술과 한쪽경부탐색술이 사용되는데, 양쪽탐색술이 전통적인 방법으로 인정되고 있다. 그러나 수술 전 부갑상선의 위치를 찾는 검사가 발전하고, 수술 중 신속 부갑상선호르몬 측정법이 나온 이후로 한쪽탐색술이 많이 사용되고 있다. 더 나아가 수술범위가 더 축소되는 최소침습 수술법 및 내시경 부갑상선 절제술로까지 발전하게 됐다.

수술 중 신속 부갑상선호르몬 측정을 실시하면 측정결과를 10~15분 내에 알 수 있게 되어 있다. 이환 부갑상선을 절제한 후 50% 이상 호르몬치가 감소하면 나머지 부갑상선은 정상으로 판정되어 더 이상 수술을 확대할 필요가 없게 된다.

부갑상선 증식증은 4개가 모두 커져 있기 때문에 3개 반을 절제해 내는 아전절제술을 시행한다. 가족형 혹은 다발성 내분비 선종증은 전체 부갑상선을 다 절제하고 일부를 작은 조각으로 만들어 환자의 팔에 자가 이식하는 방법을 선호한다. 종격동에 위치한 부갑상선종은 그 동안은 흉곽절개를 통한 번거로운 수술을 했는데, 최근에는 흉강내시경을 이용하여 절제하거나 선택적 동맥조영술과 동시에 질환이 있는 부갑상선에 공급하는 혈관을 차단하는 동맥색전술로 대체되었다.

부갑상선암은 종양절제와 함께 동측 갑상선과 중앙경부 림프절 청소술을 시행하며, 측경부 광범위 청소술은 전이가 확인된 경우에만 시행한다. 부갑상선암은 폐, 뼈, 뇌 등에 원격전이가 있어도 절제 가능한 부위이면 되도록 절제해 주는 것이 좋다. 이는 사망원인이 종양 자체의 파급보다는 기능항진증에 따른 여러 합병증에서 기인되기 때문이다.

2차성 부갑상선기능항진증

2차성 부갑상선기능항진증은 신부전의 초기에 관찰된다. 신장기능이 악화되면서 2차성 부갑상선기능항진증도 진행하게 된다. 실제로 모든 신장투석 환자는 2차성 부갑상선기능항진증이 발생한다. 신장기능저하로 인해 사구체여과율이 25% 이하가 되면 인 축적이 생기게 된다. 고인산혈증은 신장에서 칼시트리올(calcitriol, 비타민 D의 활성형) 생성을 감소시키고 증가된 혈중의 인이 칼슘과 결합, 침착하여 혈중 칼슘 농도를 감소시키고 부갑상선호르몬 분비를 증가시킨다.

고인산혈증 때문에 칼슘감지 수용체의 발현이 억제되고 칼시트리올의 생성이 저하되면, 비타민 D 수용체가 감소한다. 그러면 부갑상선 세포증식 및 부갑상선 비대증이 생기게 된다. 따라서 심한 부갑상선호르몬의 증가 및 칼슘 및 인의 불균형으로 골 질환이 유발된다. 이에 대한 치료는 우선 인의 섭취 제한이나 비타민 D 등의 투여 등을 고려할 수 있는데, 이러한 치료에도 효과가 없는 경우에는 부갑상 선 절제술의 시행을 고려해야 한다.

2차성 부갑상선기능항진증 환자에서 부갑상선 절제술의 적응증은 ①혈청 칼슘 농도가 지속적으로 높을 때, ②투석이나 다른 약물로 치료되지 않는 난치성 소양증이 있을 때, ③적절한 치료에도 불구하고 지속적인 고인산염혈증이나 진행성골외석회화가 있을 때, ④심한 골동통이나 골절이 동반될 때, ⑤저항성 칼슘 형성이 나타날 때 등이다.

이에 대한 수술 기법은 부갑상선 아전절제술이나 전절제술 후 일부 부갑상선 조직을 자가 이식하는 방법을 주로 사용한다. 이러한 수술적 치료는 단기간에 관절통 및 골통증의 증상이 호전되고 방사선학적 소견상 골조직이 호전을 보이는 것으로 보고되면서 시술이 증가하고 있다.

3차성 부갑상선기능항진증

3차성 부갑상선기능항진증은 성공적으로 신장이식을 받은 2차성 부갑상선기능항진증 환자의 8% 정도에서 발생한다. 신장기능 장애로 인한 만성적인 저칼슘혈증, 고인산염증, 활성화 비타민 D의 결핍은 부갑상선을 지속적으로 자극하게 되고, 이것이 점차 부갑상선의 증식을 가져오게 된다. 그리고 이런 자극이 오랜 기간 지속되면, 신부전이 치료되어 외부 자극이 없게 된 후에도 부갑상선은 자발적으로 과증식 상태가 지속된다.

만성 신부전에 의한 부갑상선의 증식은 초기에는 미만성(광범위한 증식), 다클론성 증식의 형태를 보이다가, 단클론성 증식의 과정을 통해 결절성 증식의 형태로 변하며 이렇게 변한 결절성 부갑상선은 비가역적이어서 신기능이 조절되어도 계속 호르몬을 과분비한다.

2차성 부갑상선기능항진증의 경우에는 아직 신부전에 의한 부갑상선의 자극이 지속되는 상황이므로 부갑상선의 형태에 관계없이 모든 부갑상선을 수술해서 떼어내야 한다. 그러나 3차성 부갑상선기능항진증은 신부전에 의한 부갑상선의 자극이 없어진 상태이므로 이미 결정성 증식의 형태를 가진 부갑상선 위주로 절제술을 시행하게 된다.

부갑상선기능저하증

부갑상선기능저하증에 걸리면 호르몬 부족으로 인하여 저칼슘혈증이 발생한다. 뼈의 칼슘 역시 신체의 균형을 맞추기 위해 감소하고, 근육 수축에 필요한 칼슘 부족으로 손발이 저리거나 쥐가 나듯이 근육 경축이 발생하게 되고 조금만 움직여도 온 몸이 저리는 등 일상생활에 지장을 받는다.

부갑상선기능저하증은 대부분 일시적으로 발생한다. 특히 갑상선 전체를 제거하거나 갑상선암 수술 시 림프절 절제를 동반한 광범위 경부 림프절 청소술을 시행할 때 흔히 발생한다. 갑상선의 혈액 공급이 부갑상선과 같은 하부 갑상선 동맥에 의해 이루어지는데, 갑상선 수술 시 호르몬의 원활한 혈액 공급과 정맥 내 유입이 되지 못하기 때문이다. 3주에서 3개월 사이에 대부분 회복된다. 12개월 이상 지속되는 경우를 영구적 부갑상선기능저하증이라고 하는데, 갑상선 수술 시 발생 빈도는 0.1% 이하로 드물지만, 수술 시 부갑상선 보존에 각별히 노력해야 한다.

치료는 증상과 혈중 칼슘 농도에 따라 칼슘을 먹는 약이나 정맥주사를 통해 투여하고, 비타민 D를 함께 공급하여 장내 흡수를 촉진시키는 방법으로 치료한다. 최근 부갑상선호르몬의 일부 단백질이 합성 가능해지면서 미래에는 부갑상선호르몬이 약제로 가공될 가능성이 높다. 치료는 예방이 우선이며 증상에 따른 약제와 환자 교육이 필수 조건이다.

부갑상선암

부갑상선의 악성화는 드문 현상이다. 그리고 대부분의 환자는 원발성 부갑상선기능항진증을 가진 환자에서 발생하며, 악성화의 빈도는 1% 미만이다. 몇몇 양성종양과 악성종양을 구분할 수 없는 것은

여전히 중요한 문제로 남아 있다. 게다가 부갑상선 악성종양의 임상 양상은 매우 다양하다. 종양이 국소적으로 재발하거나 전이가 된 후에야 진단되는 경우도 있다.

여전히 이런 흔하지 않은 종양에 대한 지식은 아직 충분하지 않기 때문에 치료방식에 제한이 있다. 국소적 제거를 통한 수술적 제거가 종양을 치료하는 데 유일한 방법으로 남아 있다. 비스포스포네이트(bisphosphonate) 약물의 출현으로 부작용은 적고 짧은 기간에 증상 치료가 가능하게 되었다.

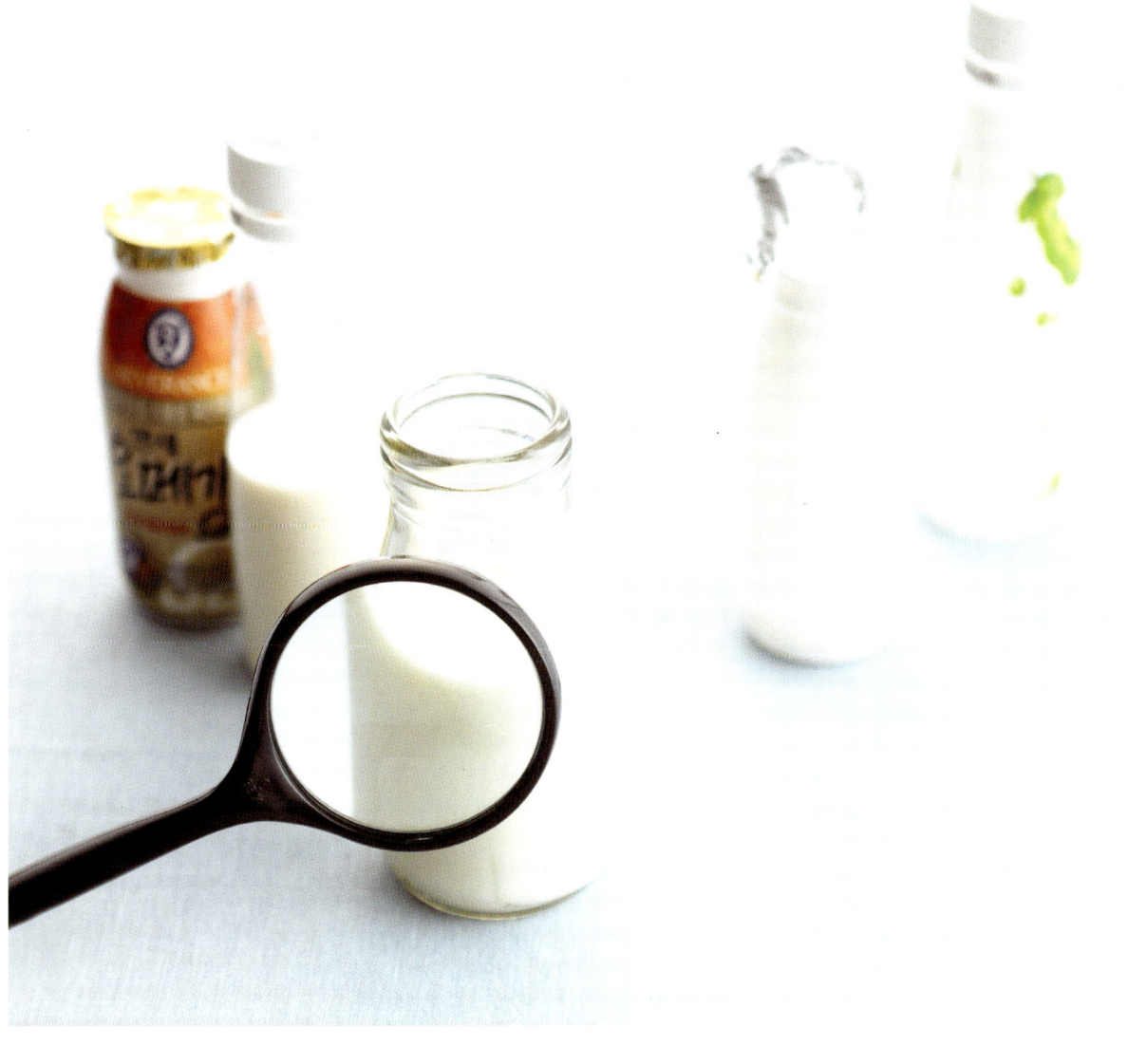

급성 · 아급성 · 만성 갑상선염

각종 갑상선염

갑상선염은 그 경과의 기간에 따라 급성, 아급성, 만성으로 구분한다. 급성 갑상선염은 세균 감염에 의한 화농성 염증이 생긴 경우를 말한다. 아급성 갑상선염에는 통증을 동반하는 아급성 육아종성 갑상선염과 무통성인 아급성 림프구성 갑상선염이 있다. 만성 갑상선염으로는 하시모토 갑상선염이 대표적이다.

급성 갑상선염

급성 갑상선염(급성 화농성 갑상선염)은 갑상선 질환의 약 1%를 차지하는 매우 드문 질환이다. 급성 갑상선염이 거의 발생하지 않는 이유는 세균 감염에 대해 내성이 강한 갑상선의 구조적 특징 때문이다. 갑상선은 피막에 의해 둘러싸여 있어 다른 기관과 분리되어 있고, 혈액 공급과 임파선 및 항세균 작용을 지닌 요오드가 풍부하다.

급성 갑상선염은 소아에서 흔하고, 종종 상기도(기도의 윗쪽) 감염이나 중이염 후 발생한다. 턱이나 귀로 뻗치는 심한 목의 통증, 발열, 삼킴곤란 및 발적(피부나 점막 등이 염증으로 인해 붉게 되면서 부풀어 오르는 현상), 발성장애(dysphonia) 등을 호소한다.

급성 갑상선염은 대부분 세균에 의해서 발생하는데, 황색 포도상구균이 가장 흔한 원인균이다. 소아의 경우는 A군 베타-용혈성 연쇄상구균(Group A β-hemolytic streptococcus)이 주 원인이다. 급성 화농성 갑상선염에 걸리면 57~73%에서 백혈구 증가가 관찰되나, 산소를 필요로 하지 않는 혐기성세균 감염 시에는 정상 백혈구 수를 보일 수도 있다. 또한 적혈구 침강속도(ESR,눈금이 있는 가늘고 긴 관에 항응고제를 첨가한 혈액을 넣고 수직으로 일정시간 세워서 적혈구가 가라앉는 속도를

측정한 것) 상승과 C-반응단백(CRP, 염증이 있을 경우 체내에서 생성되는 물질)이 증가한다. 급성기에는 갑상선의 염증으로 인한 갑상선호르몬 T4의 유출로 가벼운 갑상선기능항진 소견을 보일 수 있으나 대개는 정상이다. 이는 대개의 급성 갑상선염의 경우 갑상선의 파괴가 심하지 않기 때문이다.

목의 종괴와 감염 등의 증상을 비교 · 검토해 아급성 갑상선염, 하시모토 갑상선염, 갑상선 결절 등과 감별할 필요가 있다. 특히 아급성 갑상선염은 급성 갑상선염과 감별이 어렵다. 발열, 백혈구 증가와 왼쪽 부위에 주로 발생하는 종창 및 갑상선 기능 검사상 정상 소견은 갑상선 농양을 강력히 의심할 수 있다. 급성 갑상선염은 필요할 때 환부를 절개해 고름을 짜내고, 적절한 항생제를 투여하면 된다.

아급성 갑상선염

아급성 갑상선염은 통증이 있거나 없는 형태로 나눌 수 있다. 정확한 병인은 알려져 있지 않지만, 통증이 있는 갑상선염은 바이러스에 의한 것으로 생각된다. 또한, 주조직적합항원 HLA-B35가 강한 연관성을 가지고 있는 것이 명백히 밝혀졌기 때문에, 유전적 성향도 중요한 원인 중의 하나다.

통증을 동반한 아급성 육아종성 갑상선염을 흔히 아급성 갑상선염이라 하고, 아급성 림프구성 갑상

선염은 무통성 갑상선염 또는 산후 갑상선염이라고
불린다.

아급성 육아종성 갑상선염

아급성 갑상선염은 남자보다 여자에서 잘 생기며
소아나 노인에서는 드물다. 하절기에 가장 흔하게
나타나는데, 우리나라에서는 갑상선중독증(말초 조
직에 갑상선호르몬이 과잉 공급되어 나타나는 모든
증상)의 약 3% 정도를 차지한다. 바이러스 감염이
아급성 갑상선염의 원인으로 생각되며, 초봄과 늦
여름에 계절적으로 발생하는 경향이 있다. 때로는
특정한 바이러스 질환(홍역, 볼거리, 독감 등)의 유
행에 동반되어 나타나기도 하며, 통상적으로 수주
내지 수개월의 경과를 거쳐서 완전히 회복된다.

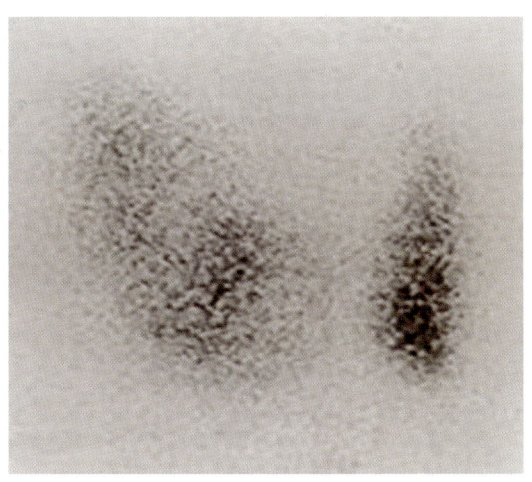

급성 갑상선염의 방사성 동위원소
검사 소견

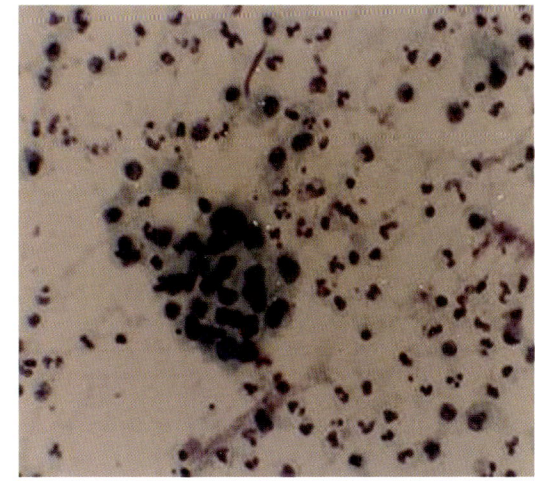

급성 갑상선염의 확진은 갑상선 농
양으로부터 세침흡인을 시행하여
그람염색(Gram staining, 세균이나
효모를 분류하는 염색방법)이나 세
균배양으로 진단한다.

특징적인 증상으로는 갑상선의 통증 및 압통이 있
다. 갑상선의 통증은 음식을 씹거나 삼킬 때, 혹은
기침을 하거나 목을 돌릴 때 심해진다. 또한 통증은
병이 있는 쪽의 턱이나 귀로 뻗치게 되고, 가끔 귀
의 통증이 주 증상일 수도 있다. 반면 가끔은 아무런
증상 없이 갑상선이 커져있는 환자에게서 조직검사
후에 발견되는 경우도 있다.

약 50%에서 증상이 나타나기 수일 혹은 수주 전에
감기를 앓는다. 근육통, 피로감 등이 미리 나타나기
도 한다. 대부분의 환자는 열이 있고 약 반수에서 갑
상선중독증의 임상증상이 있는데, 이는 염증으로
갑상선 세포의 파괴가 일어나 저장되어 있던 갑상
선호르몬이 방출되기 때문이다.

아급성 갑상선염은 진찰 시 압통을 호소하고, 병변
부위는 딱딱하여 갑상선암으로 오인할 수도 있다.
검사실 소견은 갑상선호르몬 T3 증가, 갑상선자극
호르몬 감소, FT4(Free T4, 활성화된 상태의 갑
상선호르몬 T4) 증가, 갑상선자극호르몬 수용체
항체 음성이며, 적혈구 침강속도와 C-반응단백이
증가한다. 확진 및 그레이브스 병과 감별을 위해 방
사성 요오드 섭취율 검사(감마카메라로 측정할 수
있도록 요오드에 방사선 동위원소를 붙여 우리 몸에
투여한 뒤 갑상선에서 호르몬 합성을 위해 요오드
를 섭취한 정도를 측정하는 검사)를 시행한다. 미세
침흡인 세포검사를 시행하면 다핵거대세포(바이러
스에 감염되거나 기타 원인에 의하여 세포가 커지는
병적 현상)가 관찰된다. 초음파 검사 시 특징적인 어
두운 부위를 관찰할 수 있어 이를 활용하면 진단에
도움이 된다.

특별한 치료법은 없으며 증상에 따라 치료한다. 하
루 2~4gm의 아스피린이나 비스테로이드성 항염
제 등을 염증이 사라질 때까지 사용한다. 그러나 대
부분 아스피린에 반응이 없어, 단기간 스테로이드
치료를 하는데, 스테로이드계 항염제 프레드니솔론

(prednisolone)을 하루 30~40mg으로 투약하다가 임상경과에 따라 용량을 줄여 4~6 주 후 중단한다. 급성기에는 교감신경 항진증을 억제하기 위해 베타차단제를 써도 좋으며, 갑상선기능저하기에는 갑상선호르몬을 약 3개월 정도 투약한다.

아급성 갑상선염은 일반적으로 3단계로 진행된다. ① 갑상선호르몬의 방출 때문에 일어나는 갑상선기능항진증, ② 정상 갑상선 단계, ③ 갑상선저하가 20~30%의 환자에게 일어나고 90%의 환자가 정상 갑상선 상태로 돌아온다. 갑상선중독증은 대개 1~3개월 지속되면 자연히 없어지고, 이후 갑상선기능저하증이 나타나 1~3개월간 지속된다. 이러한 경과는 부신피질호르몬을 투여하면 현저히 단축된다. 아주 드물게 영구적인 갑상선기능저하증이 발생하는 수도 있으나 대부분은 자연히 회복된다. 그리고 일단 회복된 후에는 재발이 없는 것으로 알려져 있으나, 드물게 재발한 경우도 관찰할 수 있다.

무통성 갑상선염

일과성 갑상선기능항진증을 동반하는 무통성 갑상선염은 1975년에 확인되었는데, 현재는 빈도가 감소되었다. 주로 출산 후에 발생하나(산후 갑상선염), 출산과 관계없이 발생하는 수도 있다(일과성, 산발성 갑상선염). 출산 후에 발생하는 이 질환의 빈도는 매우 높아 전체 산모의 2~10%에서 발생하나 출산과 관계없이 발생하는 경우의 빈도는 잘 알려져 있지 않다.

무통성 갑상선염은 경과가 아급성 갑상선염과 비슷하여 초기의 갑상선중독 시기를 지나 갑상선 기능저하시기를 거쳐 자연 회복된다. 아급성 갑상선염 때 나타나는 통증이나 압통은 나타나지 않는다. 갑상선중독증의 시기를 지나 갑상선기능저하증 시기를 거쳐 회복되는 전형적인 경과를 밟는 경우는 약 반수 정도에서만 나타나고, 뚜렷한 갑상선중독 시기를 거치지 않고 단지 갑상선기능저하증으로 나타

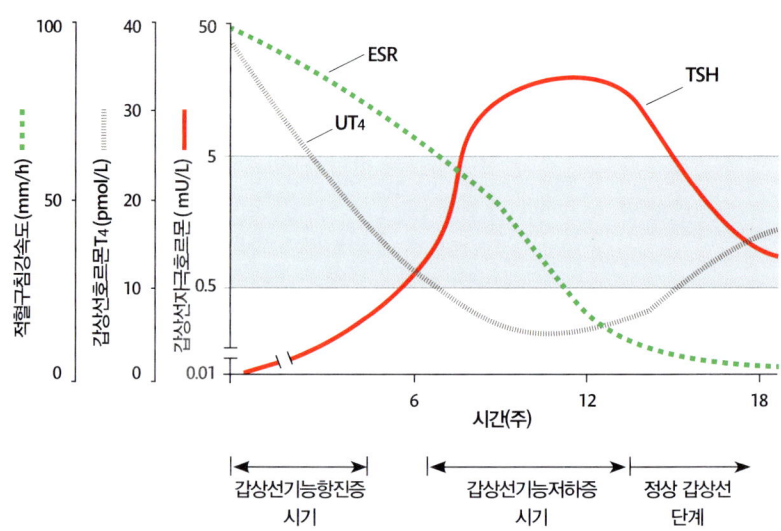

아급성 육아종성 갑상선염의 예후

나기도 한다. 후자의 경우는 하시모토 갑상선염에 의한 갑상선기능저하증과의 감별이 불가능하다.

무통성 갑상선염은 갑상선 기능 검사에서 항진증 소견을 보이는 경우가 흔하여 그레이브스병과 구별해야 한다. 갑상선자극호르몬 수용체 항체는 대개 음성이며, 방사성 요오드 섭취율도 감소하므로 감별진단에 도움이 된다.

단, 모유 수유를 하는 동안에는 방사성 동위원소 검사를 하면 안 된다. 청진기를 이용하여 경동맥의 잡음 유무를 파악하는 것과 도플러(Doppler) 초음파를 이용하여 갑상선의 혈관분포 상태를 관찰하는 것이 도움이 된다.

특별한 치료는 없으며, 초기에 그레이브스병으로 오인하여 항갑상선제를 투여하는 실수를 범하지 않아야 한다. 갑상선중독증 증상이 있을 경우 베타차단제를 일시적으로 투여하고 갑상선기능저하증 시기에는 갑상선호르몬을 약 6개월 정도 투여한다.

많은 환자에서 출산 후 6주에서 3개월 사이에 1~2개월 정도 지속되는 일시적인 갑상선기능항진증을 보이며 대개 자연적으로 회복되는데, 증상은 일반

적인 갑상선기능항진증보다는 약하게 나타난다. 가끔 갑상선기능저하증이 6개월 이상 지속될 수가 있는데 이때는 영구적인 갑상선기능저하증으로 생각한다.

출산 후에 발생한 무통성 갑상선염은 다음 출산 시에 재발하는 것이 통상적이므로, 다음 출산 후 면밀한 관찰을 요하지만 다음 출산을 금할 필요는 없다. 환자의 약 반수는 결국 영구적인 갑상선기능저하증으로 발전하므로 1~2년 간격으로 검사를 시행해야 한다.

만성 갑상선염

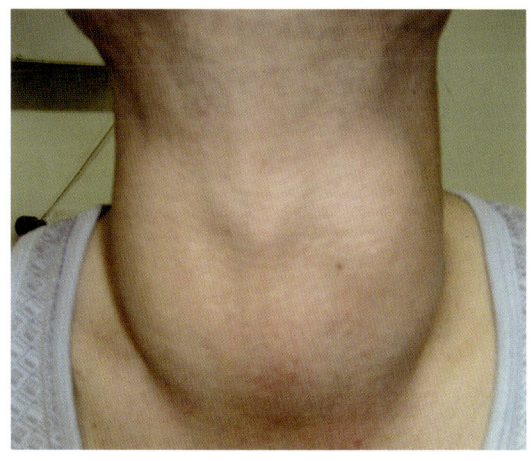

하시모토 갑상선염은 가장 흔한 갑상선의 염증성 질환이며, 갑상선기능저하증의 가장 많은 원인이다. 하시모토 갑상선염은 전 인구의 약 2%가 가지고 있으며 이중 약 95%가 여성이다. 어느 연령에서나 발생할 수 있으나 특히 30~50대에 많으며, 원인은 정확하게 밝혀지지 않았지만 유전적인 요소와 환경적인 요소의 상호작용에 의한 것이라고 생각하고 있다.

하시모토 갑상선염의 증상은 매우 다양하여 아무 증상이 없이 우연히 다른 검사 중 발견되는 경우도 있고, 갑상선종 외에는 아무런 증상을 느끼지 못하다가 의사나 다른 사람에 의해서 발견되는 수도 많

다. 갑상선기능저하증의 증상은 약 1/3에서 나타난다. 미만성(어떤 질병이 넓은 부위에 걸쳐 퍼져 있는 성질) 갑상선종이나 좌우 어느 한쪽만 커지는 경우도 있으며, 오래되면 혹처럼 단단하게 만져지기도 한다.

하시모토 갑상선염에 걸리면 갑상선 조직이 파괴되고 갑상선호르몬 생성이 감소되므로 갑상선자극호르몬이 증가한다. 초기에는 증가된 갑상선자극호르몬에 의해 호르몬 생성이 보충되지만, 지속적인 파괴로 갑상선기능저하증이 발생할 수 있다.

진찰 시 갑상선이 커져있고 갑상선자극호르몬과 갑상선자가항체가 높은 수치로 나타나면 진단할 수 있다. 고형결절이 있거나 갑자기 커지는 갑상선 종대에서 미세침흡인 세포검사를 시행할 수 있다. 만성 갑상선염의 경과를 관찰하는 도중에 갑상선종이 갑자기 커질 경우에는 악성 림프종이 병발한 경우를 고려하여야 하며, 진단을 위해 초음파 검사와 조직검사를 시행하여야 한다.

하시모토 갑상선염에 갑상선기능저하증이 동반된 경우에는 갑상선자극호르몬 수치의 정상을 목표로 반드시 갑상선호르몬을 투여한다. 무증상 갑상선기능저하증의 경우에는 논란 중에 있다. 특별히 고지혈증이나 고혈압 같은 심혈관계 질환의 위험인자를 가진 중년의 환자나 임산부에서는 치료를 권고하고 있다. 또한 갑상선종이 심한 경우에는 갑상선호르몬을 6개월 정도 투여해보는 것이 좋다. 악성이 의심되거나 압박 증상을 일으키는 갑상선종이나 미용적 변형이 있을 때는 수술을 고려한다.

하시모토 갑상선염은 원발성 갑상선기능저하증의 가장 큰 원인이지만, 기능저하증에 빠지는 경우는 약 1/3 정도다. 일단 기능저하증에 빠지면 회복이 안 된다고 알려져 있다. 명확히 설명할 수 없는 기전이지만 일부에서는 치료 후 혹은 저절로 갑상선기능이 정상으로 회복되기도 한다.

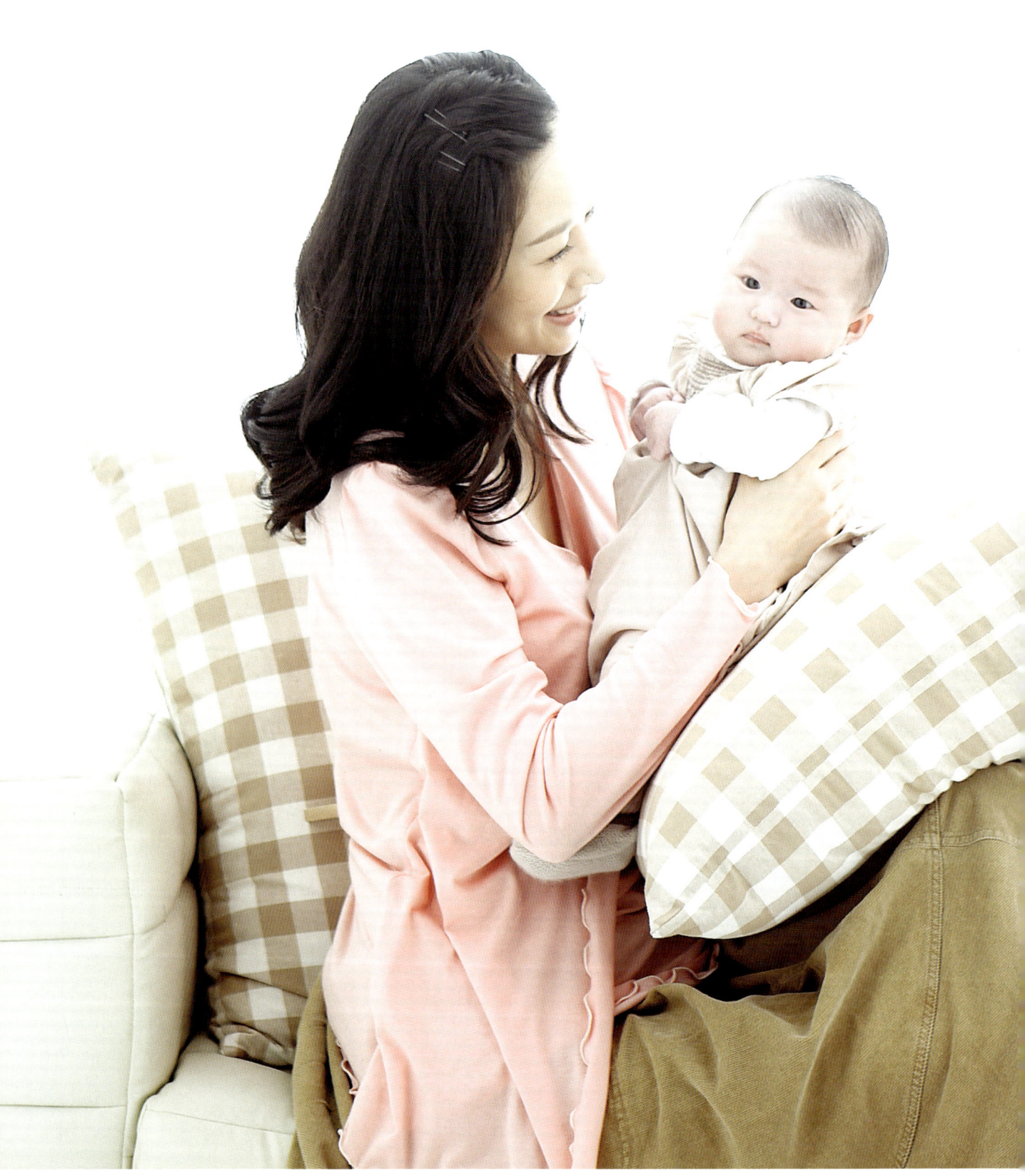

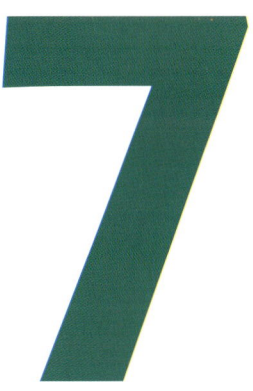

7

증상을 알아채기 어려워 주의가 필요하다

임신·소아· 노인의 갑상선 질환

갑상선 질환에 걸렸다는 이야기를 듣게 되면 누구나 걱정하겠지만, 환자가 임신 중이거나 아직 성인이 되기 전의 소아나 청소년, 혹은 나이가 많은 노인이라면 더 염려가 될 것이다. 임신 중에는 일반적인 임신 증상과 혼돈하여 치료시기를 놓치기 쉽고, 소아나 노인은 빨리 치료하지 않았을 때 합병증이 생기거나 다른 질환까지 악화시킬 수 있으므로 빠른 진단과 치료가 필요하다.

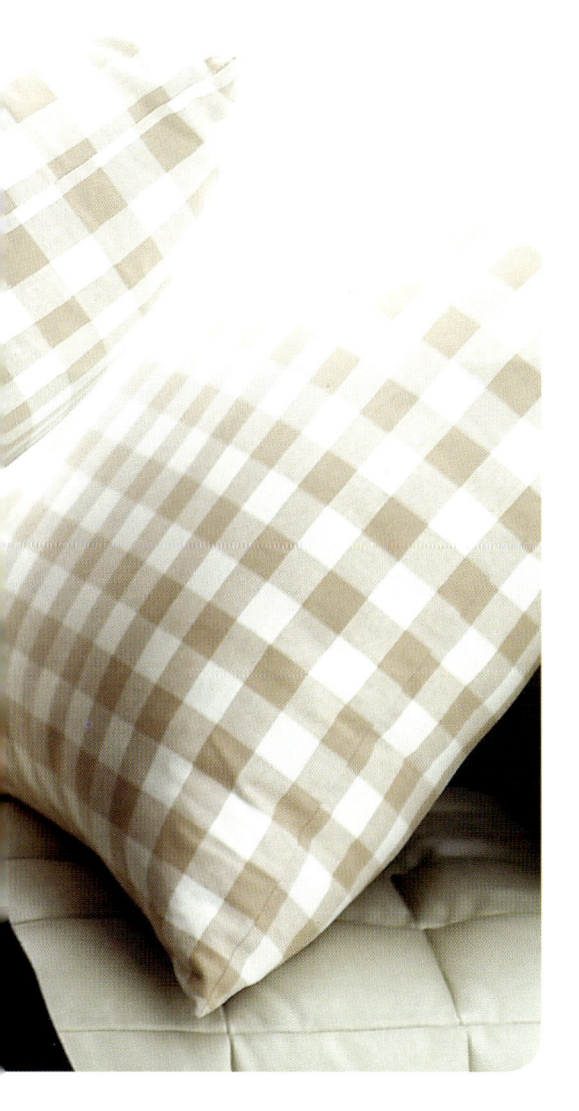

임산부의 갑상선암 치료와 주의사항

임신 중에 생긴 갑상선암, 어떻게 하나?

임신 중 갑상선암이 생긴 산모는 혹시 태아에게 문제라도 생기게 될까 봐 걱정이 태산이다. 수술 여부는 임신 주수, 암의 진행 정도, 환자의 의지 등을 고려하여 의사가 종합 판단하여 결정하는데, 초기 암이라면 분만 후까지 기다리는 경우가 많다. 임산부에 있어 갑상선암 치료는 어떻게 이뤄지는지, 주의할 점은 무엇인지 알아본다.

최근 급속히 증가하고 있는 갑상선암은 남성보다는 여성에게 월등히 많이 발생한다. 여성 중에서도 특히 20~39세의 가임기 여성이 크게 늘어나고 있다. 이런 점에서 볼 때 여성 호르몬과 갑상선암과의 관계가 궁금할 것이며, 특히 임신과 같은 일생에서 중요한 일이 발생하였을 때는 그 궁금증은 더 클 것이다.

임신을 했을 때 과연 갑상선암이나 갑상선 종양이 더 많이 발생하는가에 대해서는 많은 논란이 있으나, 아직 확실하게 결론이 나온 것은 없다. 그러나 임신을 했다고 해서 갑상선암이 더 많이 발생하지는 않는다는 쪽에 어느 정도 무게가 실리고 있다. 다만 갑상선에 양성결절이 있는 경우에, 임신 중에 어느 정도 크기가 증가된다는 보고가 있는 것은 사실이다.

또 다른 걱정 중의 하나는 임신 중에 갑상선암이 발생한 경우에 과연 임신을 유지해도 좋은 것인지, 아니면 태아를 포기하고 낙태를 해야 하는지에 대한 것이다. 이제 자세히 하나씩 살펴보자.

임신 중에 발견한 갑상선암, 어떻게 할까?

임신 중에 갑상선에 종양이 발견된 경우, 과연 갑상선암에 대한 검사를 해도 좋은가 하는 의문이 가장 먼저 생길 것이다. 결론부터 얘기하자면 답은 '해도 된다'는 것이다. 가장 기본적이고 중요한 검사인 초음파, 미세침흡입 세포검사, 갑상선 기능 검사는 태아에 영향을 주지 않으면서 안전하게 시행할 수가 있으므로 겁내지 말고 검사를 받아도 된다. 하지만 방사성 동위원소를 이용한 갑상선 스캔이나 CT 같은 검사는 태아에 해를 줄 수 있으므로 절대 시행해서는 안 된다.

임신 중에 발생한 갑상선 종양이 검사 결과 갑상선암으로 판명된 경우라면 치료는 어떻게 할까? 대개 수술을 하느냐 마느냐 하는 문제에 봉착하게 되는데 최종 결정은 임신 주수, 암의 진행 정도, 환자의 의지, 의사의 판단을 종합하여 결정하게 된다.

임신 초기에 암을 인지한 경우에는 대개 분만 후까지 수술은 기다리는 것을 권하는 추세다. 갑상선암은 이른바 '거북이 암'이라 불릴 정도로 느리게 진행하는 암이고, 임신 초기에는 수술과 마취가 태아에게 어느 정도 위험요소가 되므로 분만 후에 수술을 하는 것을 권하고 있다.

그러나 일부에서는 임신 중기(22주 전후)에 수술을 하자고 주장하는 사람들도 있다. 그 근거로 환자가 가지는 암에 대한 공포심과 수술이 늦어짐으로써 생길 수 있는 좋지 않은 예후 등을 제시하고 있다. 과연 이 두 가지 방법 중에 어느 방법이 옳은 것일까?

두 가지 주장 모두 일리가 있기 때문에 어느 한 가지 방법이 반드시 옳다고 단적으로 말할 수는 없다. 암의 진행이 빠르거나 크기가 크거나 빠른 시간 내에 크기가 급속히 증가하는 경우, 주위 임파선에 전이가 의심되는 경우, 환자가 암에 대해 공포심을 지나치게 가지는 경우 등과 같은 상황에서는 수술을 시행하는 것이 좋다. 그러나 크기가 1cm 이하이면서 갑상선 내에 위치해 있는 경우라면 출산 후에 수술을 하는 것이 더 좋을 것으로 생각된다. 한마디로 환자가 처해 있는 상황에 따라 주치의와 잘 상의해서 결정을 하는 것이 최선의 선택이다.

여기서 한 가지 더 궁금한 부분은 과연 수술을 하지 않고 분만할 때까지 기다리는 경우에 암이 태아에 퍼지지는 않을까 하는 점이다. 아직까지 태아에 암이 전이된다고 보고된 경우는 없으므로 걱정하지 않아도 된다. 암에 걸렸다는 이유로 성급하게 태아를 포기하는 일은 없어야 할 것이다.

만약 임신 중에 또는 분만 후에 수술을 하였다면 방사성 동위원소 치료가 필요하더라도 치료 날짜를 연기해야 한다. 모유수유를 할 계획이라면 수유가 완전히 끝난 후까지 연기하여 그 이후에 방사성 동위원소 치료를 받는 것이 좋다.

임신 중에 발생한 갑상선암이 일반적인 여성에서 발생한 갑상선암보다 예후가 더 나쁜 것은 아니다. 병의 경과에는 크게 차이가 없으므로 임신을 했다고 해서 더 나빠지거나 더 재발이 잘 되는 것은 아니다. 만약 임신 중에 수술을 하는 경우라면 반드시 시

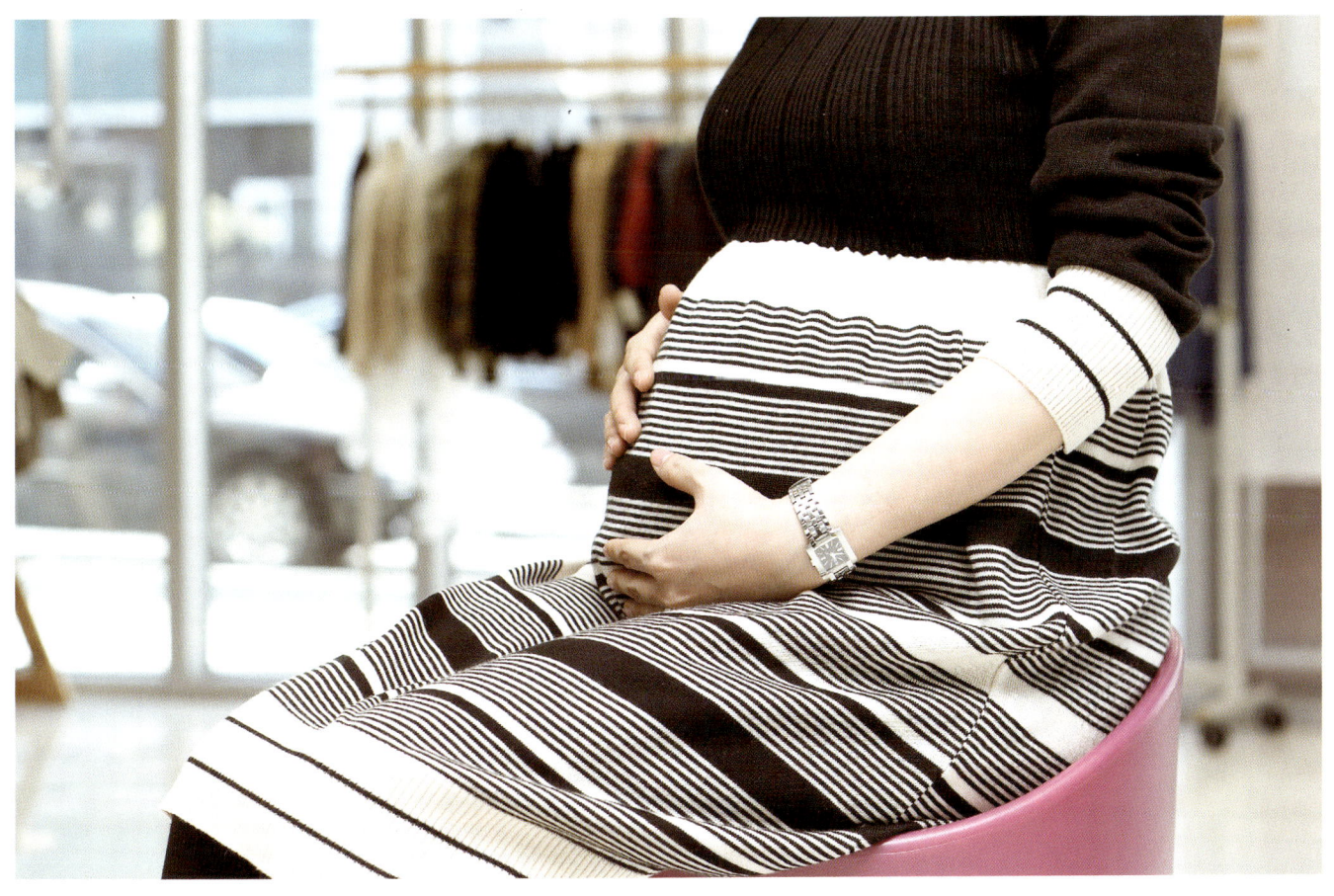

행하는 전신 마취가 과연 태아에 영향을 주지는 않을까 하고 걱정할 수도 있다. 대개는 큰 문제없이 잘 시행되므로 지나치게 걱정할 필요는 없다.

갑상선암 수술 후 임신이 가능할까?

'갑상선암으로 수술을 받은 후에 임신이 가능한가?' 또는 '임신을 하면 재발이나 전이가 더 잘 되지는 않을까?' 하는 걱정도 있을 수 있다. 결론부터 얘기하자면 임신을 해도 상관없다. 다만 몇 가지 주의할 점은 있다. 임신을 계획하고 있다면 암의 전이나 재발이 없는 것이 명확해야 한다. 최근 6개월 안의 초음파 검사에서 재발의 징후가 없어야 한다.

먼저 갑상선암 수술 후에 임신에 영향을 줄 수 있는 인자 중의 하나는 방사성 동위원소 치료다. 방사성 동위원소 치료는 병변이 좀 심한 경우나 재발, 전이가 있는 경우에 주로 수술 후에 보조적으로 사용하는 치료법 중의 하나며 임신에 영향을 줄 수 있다.

남자의 경우에는 고환에 영향을 줘서 정자 수의 감소를 가져 올 수도 있다. 그러나 장기간 지속되어 영구 불임이 되는 경우는 거의 없고, 일시적으로 오는 경우가 많으며 대부분 저절로 좋아진다.

여성의 경우에는 난소 기능에 다소 영향을 주기도 한다. 하지만 방사성 동위원소 치료를 받지 않은 환자와 비교했을 때 임신율, 출산율, 미숙아 출생률과 선천성 기형 빈도에는 큰 차이는 없다. 그러나 방사성 동위원소 치료 후 바로 임신을 한 경우는 다소 높은 유산율을 보이므로, 1년이 경과한 후에 임신할 것을 권장하고 있다.

갑상선암을 수술하고 나면 대부분의 경우에 갑상선 호르몬제를 복용하게 된다. 호르몬을 복용하는 경우에는 갑상선 기능이 정상으로 잘 유지되어야만 임신과 출산율이 높아진다. 갑상선 기능이 저하되거나 항진된 경우에는 임신율이 낮고, 유산율, 조산율 및 사산율이 높으며, 산모의 합병증이 증가할 가능성이 높다. 특히, 갑상선호르몬은 태아의 뇌 발달과 지능에 큰 영향을 미치는 것으로 알려져 있다. 태아에서 필요한 갑상선호르몬은 엄마에게서 제공되므로, 갑상선호르몬이 부족한 것은 태아의 뇌 발달에 치명적인 영향을 미칠 수 있는 중요한 요인이다. 그러므로 임신 전 갑상선호르몬의 용량을 잘 조절해서 정상적인 갑상선 기능을 유지하는 것이 중요하다. 또한 임신 초기에는 호르몬 필요량이 증가하므로 임신이 되면 2개월마다 정기적인 갑상선 기능 검사를 통해 용량을 조절하고, 출산 후에는 다시 임신 전의 용량으로 조절해야 한다.

간혹 갑상선암으로 수술받은 환자들 중에는 임신으로 인해 암이 다시 재발하거나 전신 전이를 걱정하여 임신을 꺼리는 경우도 있다. 그러나 갑상선암의 재발률, 사망률과 원격전이 빈도는 임신을 하지 않은 사람과 비교하여 별 차이가 없으므로 임신을 두려워할 필요는 없다.

결론적으로 말하자면 임신과 갑상선암은 큰 상관이 없다. 임신 중에 갑상선암이 발생했더라도 임신을 하지 않은 다른 사람들과 비슷하게 치료할 수 있다. 또한 갑상선암으로 수술을 받은 경우에도 별다른 걱정 없이 임신을 할 수가 있으며, 적절하게 주의를 기울이면 태아와 산모 모두에게 나쁜 영향을 주지는 않을 것이다.

More Tip

요오드 제한 식이를 할 때 과일 중에서 먹으면 안 되는 적색소 과일은 무엇이 있을까?

적색소가 들어 있는 과일로는 수박, 사과, 포도, 토마토 등이 있다. 적색소가 들어 있다 하더라도 과일의 요오드 함량은 해조류에 비해 매우 낮기 때문에 조금 먹는 것은 괜찮다. 그리고 과일은 요오드뿐만 아니라 다른 영양소에 의해서도 붉은 색을 띠게 된다. 다만, 껍질이나 씨 부분은 먹지 않는 것이 좋다. 말린 과일이나 과일 통조림보다 신선한 과일이 좋다.

일반적인 임신 증상과 혼동해서는 안 된다

임신과 동반된 갑상선 질환

임신부는 특별히 갑상선 질환에 유의해야 한다. 갑상선호르몬이 태아의 뇌 발달에 결정적인 역할을 하기 때문이다. 하지만 임신부는 일반적인 임신의 증상과 혼동돼 갑상선 기능에 문제가 생겨도 발견이 어려울 때가 많다. 임신부에게 생길 수 있는 갑상선 질환은 어떤 것들이 있는지 살펴본다.

임신부에게서 관찰되는 갑상선의 생리적 변화를 살펴보면, 임신 초기에는 갑상선결합글로블린은 증가하고 갑상선자극호르몬은 감소한다. 또 태아의 요오드화물 사용량이 증가하면서 산모의 혈장 내 요오드 수치가 감소하게 된다. 이러한 이유 때문에 세계보건기구에서는 임신부의 요오드 하루 섭취권장량을 일반 성인 기준인 150㎍보다 많은 200㎍으로 정하고 있다. 일부에서는 임신 중 혈장 내 요오드화물의 감소로 인해 갑상선의 크기가 증가하게 되지만 분만 후에는 대부분 정상적인 크기로 돌아오게 된다.

산모와 관련된 갑상선 질환은 임신 중 갑상선기능항진증, 임신 중 갑상선기능저하증, 산후 갑상선 질환, 그리고 임신 중 갑상선암으로 분류할 수 있다.

임신 중의 갑상선기능저하증

임신부 중 0.05%에서 갑상선기능저하증이 나타난다. 인슐린 의존성 당뇨병 환자들 중 5~8%는 임신 시 갑상선기능저하증이 발생할 수 있으며, 25% 정도에서 출산 후 갑상선 기능 이상이 발생할 수 있다. 갑상선호르몬은 태아의 뇌 발달에 매우 중요하다. 따라서 갑상선기능저하증이 적절히 치료되지 않는다면 유산, 임신중독증, 태반박리, 태아의 성장장애,

조산, 사산, 그리고 태아뇌신경 발달장애 등과 같은 심각한 사태를 유발할 수 있다.

임신부도 갑상선기능저하증에 걸리면 일반인들과 마찬가지로 체중 증가, 기면(꾸벅꾸벅 졸거나 잠이 들어 있는 상태), 운동능력 저하, 추위 못견딤증 등의 가벼운 증상에서부터 변비, 목쉼 증상, 탈모, 손톱 부러짐, 피부건조증, 갑상선종, 그리고 심부건반사(근육 힘줄이 외부의 충격을 받으면 근육의 수축이 일어나는 현상)의 이완기 이상 등을 겪는다. 하지만 이와 같은 징후들은 임신에 수반되기 마련인 일반적인 증상으로 오인돼 진단이 늦어질 수도 있다.

임신 첫 4주 동안은 아직 태아의 갑상선이 형성되지 않기 때문에 모체에서 갑상선호르몬을 공급받아야 하며, 태아의 갑상선이 형성된 이후에도 갑상선호르몬을 생성하는 데 필요한 요오드가 태아에게 축적되지 않았다면 갑상선호르몬을 만들어낼 수 없다.

임신부 갑상선기능저하증의 원인은 요오드 섭취 부족 때문이다. 선천성 갑상선기능저하증은 크레틴병(Cretinism)이라고도 하며 과거에는 영구적으로 정신적 또는 신체적 손상을 입게 되는 경우도 있었다. 그러나 현재는 출생 후 5~7일 사이에 실시하는 혈액 검사를 통해 갑상선기능저하증을 진단하는데, 곧바로 치료를 시작할 경우 정상발육에 문제가 없다.

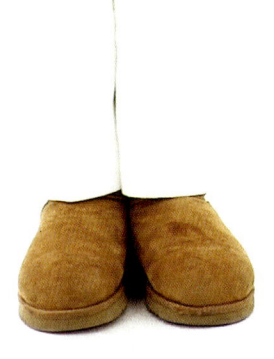

임신 중의 갑상선기능항진증

임신 중 갑상선기능항진증은 0.2% 정도로 보고된다. 갑상선기능항진증의 증상인 빈맥, 신경과민, 떨림, 열 못견딤증, 체중 감소, 갑상선종, 잦은 배변, 과도한 땀흘림, 두근거림, 그리고 고혈압 등은 정상적인 임신 시에도 느낄수 있는 증상이라서 자칫 무시하고 지나치기 쉽다. 하지만 갑상선호르몬 검사를 통해 갑상선자극호르몬 수치의 감소, 혈중 T4의 증가가 관찰될 경우 갑상선기능항진증으로 진단할 수 있다.

임신 중 갑상선기능항진증의 95%를 차지하고 있는 그레이브스병은 자가면역 질환의 일종이다. 갑상선자극항체는 태반을 통해 모체에서 태아에게 전달되기 때문에 태아 역시 기능이 항진된 갑상선을 가지게 된다. 하지만 갑상선약도 태반을 통해 태아에게 전달되므로 산모의 갑상선기능항진증이 적절하게 조절된다면 태아에게는 아무런 문제도 야기되지 않는다.

그러나 산모가 갑상선기능항진증을 인식하지 못하거나 치료를 제대로 받지 않을 경우 유산이 초래될 수 있다. 반대로 과다한 약물 투여 시에는 태아에게 갑상선종이 발생할 수도 있다. 따라서 임신 중인 환자는 주치의와 상의하여 적절한 약물의 선택과 함께 혈중 갑상선호르몬의 농도를 정상으로 유지할 수 있는 최소량의 약물이 처방되이야 한다. 또 4~6주 간격으로 갑상선호르몬의 혈중 농도를 점검하는 것이 중요하다. 그리고 약에 부작용을 보이는 환자나 약을 제대로 복용할 수 없어 태아를 위태롭게 할 위험이 있는 환자를 대상으로 임신 20주 전후에 수술요법을 시행하기도 한다.

갑상선기능항진증을 갖고 있는 산모 중 10%에서 갑상선 중독발작이 일어난다는 보고가 있다. 이는 응급상황에 속한다. 환자가 열감과 함께 정신상태의 변화, 발작, 오심, 설사, 부정맥 등의 증상을 보이면서 다른 질환의 가능성이 배제되었을 때는 갑상선호르몬 검사 결과가 나오기 전이라도 치료를 시작해야 하며 만약 치료가 이루어지지 않는다면 영구적인 장애가 생길 수도 있다. 약물 투여와 함께 산모와 태아의 상태를 파악하고 적절한 치료를 병행해야 한다.

산후에 생기는 갑상선 질환들
산후 갑상선염

산후 갑상선염은 출산 후 1년 이내에 갑상선호르몬의 균형이 깨어져서 발생하는데, 갑상선 질환의 과거력이 없는 여성도 6~9%에서 산후 갑상선염이 발생할 수 있다. 전형적인 산후 갑상선염의 양상은 출산 후 6주부터 6개월까지는 갑상선기능항진증을 보이다가 그 이후부터는 출산 후 1년까지는 갑상선기능저하증을 보이는 것이다. 하지만 전체 산후 갑상선염 환자들 중 4분의 1 정도에서만 전형적인 양상을 보이고 나머지 4분의 3에서는 갑상선기능저하증이나 갑상선기능항진증을 보이게 된다.

산후 갑상선염은 자가면역 질환이므로 갑

상선기능항진증은 특별한 약물 투여 없이 스스로 좋아지는 반면, 갑상선기능저하증은 일부에서는 회복이 안 되어 평생 갑상선호르몬 약물을 투약하게 된다. 산후 갑상선염의 증상으로 인해 출산 후 우울증이 발생할 수도 있다는 보고도 있다.

산후 갑상선염은 출산 후에 나타날 수 있는 정상저인 신체의 변화들과 구분이 되지 않아 진단이 늦어질 수도 있다. 따라서 출산 후 이상 증상을 느낄 시에는 주치의와 상의하여 갑상선호르몬 검사를 시행해야 한다.

산후 그레이브스병

가임기에 그레이브스병을 앓았던 환자들은 출산 후에도 그레이브스병이 발생할 확률이 높다. 산후 갑상선염과 산후 그레이브스병을 구분하기 위해서는 그레이브스병에만 보이는 갑상선자극항체의 혈중 농도를 측정하는 방법과 방사성 요오드나 테크네슘(암 진단용 방사성 동위원소) 등의 측정을 통해 구분하는 방법이 있다. 산후 그레이브스병은 산후 갑상선염과 달리 약물치료가 필요하므로 출산 후 조기진단이 필요하다.

정상 임신과 갑상선 질환의 구분

	정상 임신과 구별하기 어려운 갑상선 질환의 증상	정상 임신과 구별되는 갑상선 질환의 증상
갑상선기능저하증	· 손목굴 증후군 · 변비 · 감정변화 · 피로감 · 체액 저류 · 식욕저하(입덧이 흔한 임신 1기에 주로 일어난다) · 근육 경련 · 체중 증가	· 추위 못견딤증 · 반사 지연 · 건성피부 · 고혈압 · 서맥
갑상선기능항진증	· 감정변화 · 피로감 · 신경과민 · 빈맥 · 과다발한 · 식욕 증가 · 호흡 · 빈뇨 · 열 못견딤증 · 심계항진 · 숨 가쁨	· 눈 질환 · 고혈압 · 장관운동 빈도증가 · 근육 약화 · 손 떨림 · 갑상선종 · 손톱 바닥으로부터 손톱들이 떨어져나감 · 체중 감소 혹은 부적절한 체중 증가

성장과 뇌 발달에 지대한 영향을 미친다

신생아, 소아 및 청소년기 갑상선 질환

신생아나 소아는 어른에 비해 갑상선 질환이 덜 발생하지만 만약 생길 경우에는 성장과 뇌 발달에 중요한 영향을 미친다. 조기에 발견해 적절하게 치료하지 않으면 성장과 발육이 지연되는 것은 물론이고 심각할 경우에는 목숨을 잃을 수도 있다.

신생아의 갑상선 질환

신생아 갑상선기능저하증의 원인은 갑상선이 전혀 없거나 갑상선 발달이 미숙한 경우다. 이럴 경우 갑상선호르몬의 부족으로 인해 식욕 저하, 운동량 감소, 힘 없음, 배변 곤란, 제대탈장 등의 증상이 나타난다. 빨리 발견되지 않으면 지능 저하, 성장 및 발육 지연은 물론 심한 경우에는 목숨을 잃는 합병증이 생기게 된다. 이는 신생아 출생 직후 혈액 검사로 조기 발견할 수 있으며, 갑상선기능저하증이 발견될 경우는 평생 갑상선호르몬을 보충해 주어야 한다.

신생아 갑상선기능항진증은 대부분 그레이브스병과 같은 갑상선기능항진증을 가진 임신부에서 태어난 아기에서 볼 수 있다. 모체의 갑상선자극항체가 태반을 통해 태아에게 전달되어 일시적으로 신생아 갑상선기능항진증을 나타낸다. 드물게는 하시모토 갑상선염이 원인인 경우도 있다. 증상은 신생아의 기초대사량이 늘어나고 심장박동과 호흡수가 증가된다. 또한 자주 보채고 과도한 식욕에도 불구하고 체중 증가가 늦다. 심한 경우 안구 돌출과 갑상선 비대, 심부전이 나타날 수 있다. 조기 발견과 적절한 처치가 지연되면 목숨을 잃는 경우가 많다. 증상이 심한 경우 갑상선 기능 억제제를 투여해야 한다.

소아의 갑상선 질환

선천성 갑상선 질환

갑상설관 낭종은 갑상선 발생과 분화 과정에서의 이상으로 발생한다. 염증, 피부누공 형성 및 갑상선 암 발생 가능성이 있어서 수술로 제거해야 한다.

전위 갑상선은 갑상선 발생과 분화 과정의 이상으로 발생한다. 목 중앙부가 아닌 혀, 양측 목 바깥쪽, 인후기관 부위, 식도, 심장, 횡격막 아래 등의 다양한 부위에 갑상선 조직이 존재하는 경우를 말한다. 갑상선기능저하증을 자주 동반하며 수술로 제거해야 하는 경우도 있다.

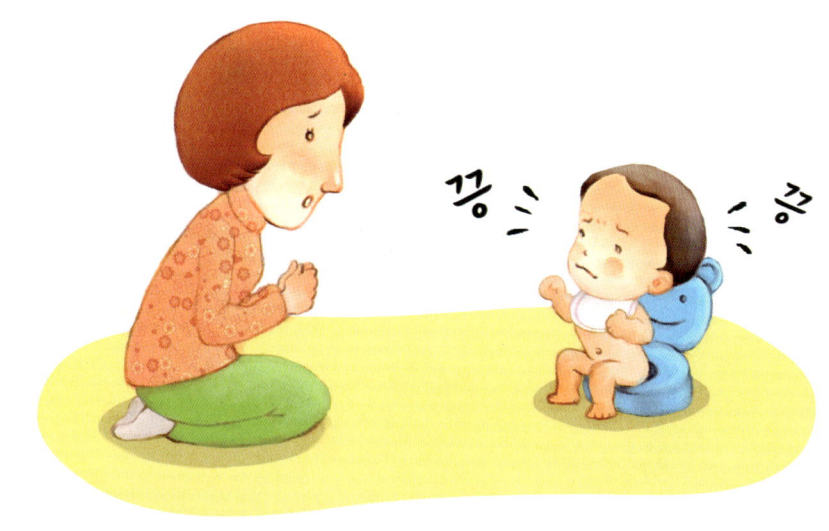

하시모토 갑상선염

하시모토 갑상선염은 자가면역이상 갑상선염이라고도 하는데, 소아기 및 청소년기 갑상선 비대증의 가장 흔한 원인이다. 특히 가족력이 있는 여자 어린이에게 흔하다. 갑상선 비대증 외에 다른 증상이 없는 경우가 많으며, 주기적인 경과를 관찰하되 갑상선기능저하증이 나타나면 갑상선호르몬 투여가 필요하다.

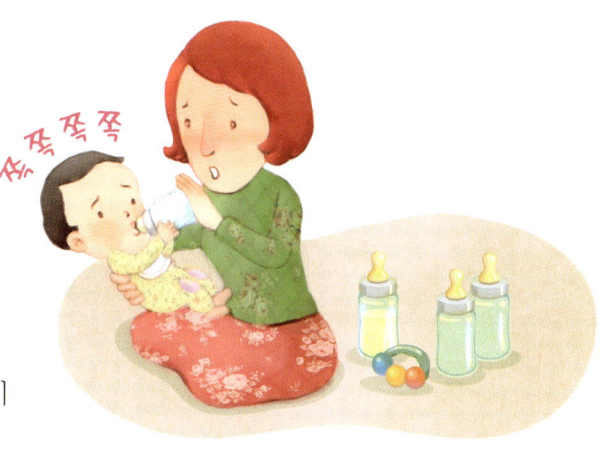

그레이브스병

소아 갑상선기능항진증의 가장 흔한 원인이며 청소년기에 가까워질수록 발생 빈도가 증가한다. 안구 돌출 등이 나타날 수 있으며 안절부절하는 증세, 집중력 부족으로 인한 학업 부진 등도 흔하다. 치료는 갑상선 기능 억제제 사용과 수술이 있으며 방사성 요오드는 소아에서는 좋지 않은 영향을 미칠 수 있으므로 잘 사용하지 않는다.

소아 및 청소년기 갑상선암

소아와 청소년기 갑상선암은 전체 갑상선암 발생의 3~4%를 차지하며 어른에 비해서 다소 진행된 정도에서 발견되는 경향이 있다. 경부 임파절 전이가 흔하나 전체적인 예후와 생존율은 어른보다 좋은 편이다. 소아기에는 전체 갑상선 결절의 16~25%가 갑상선암이며, 그중에서 80~90%가 예후가 좋은 유두상암이다. 미분화암인 수질암은 10% 정도를 차지한다.

이 시기의 갑상선암은 방사선 피폭과 밀접한 관계가 있다. 실제로 체르노빌 원자력 발전소 폭발 사건의 경우 발전소 인근 우크라이나 지역에서 소아 갑상선암의 발생이 폭발적으로 증가하여 방사선 피폭이 갑상선암 발생의 원인임을 증명하는 사례가 되고 있다. 방사선 조사 이외에도 갑상선종이 흔한 지역, 그레이브스병, 갑상선기능항진성 갑상선 결절, 하시모토 갑상선염, 방사성 요오드 사용 등이 소아 및 청소년기의 분화 갑상선암(유두상암, 여포상암)의 원인으로 추정되고 있다. 갑상선수질암의 경우 다발성 내분비 종양 증후군 제2형이 원인인 경우가 흔하여 가족력을 살피기 위한 유전자 검사가 필요하다. 가장 흔한 증상은 목 부위에서 혹이 발견되는 것이다. 갑상선암은 어른들의 경우와 비교해서 발견되는 갑상선암이 더 크고 폐전이가 더 흔하다. 여아에게 2배 정도 흔하게 발생하며, 특히 남아의 경우에는 여아보다 원격전이가 더 흔하다.

어른의 경우와 마찬가지로 소아와 청소년기의 갑상선암도 갑상선 초음파 검사와 미세침흡입 세포검사가 가장 중요하며, 어린 소아의 경우 검사를 위해 진정제를 투여해야 한다. 임파선이나 주위조직 침범 확인을 위해 MRI나 CT가 도움이 될 수 있으며 폐전이 판정에는 흉부 X-선 사진이나 CT가 사용된다. 갑상선암 수술을 할 때 갑상선 절제 정도는 어른의 경우와 동일하다. 그러나 어린 소아의 경우 수술 합병증이 어른들의 경우보다 다소 높다는 보고가 있다. 수술 후 방사성 동위원소 치료는 소아가 어른보다 더 큰 합병증을 초래할 가능성이 있다.

소아의 경우 방사성 동위원소 치료 성적이 어른들보다 좋지 않으나 폐로 전이되는 등 진행된 경우가 많아 방사성 동위원소 치료를 필요로 할 때가 많다. 갑상선암 수술 후 재발률은 어른보다 더 높다. 그러나 전체적인 생존율은 적어도 어른들의 경우와 비슷하거나 더 양호하다.

갑상선의 문제가 다른 질환을 악화시킨다

노인에서의 갑상선 질환

노인은 갑상선 기능 이상이 흔히 나타날 수 있다. 갑상선기능항진증보다는 갑상선기능저하증이 많고, 또 갑상선에 혹이 생길 때도 많다. 하지만 고령환자는 심장 질환, 인지장애 등을 갖고 있는 경우가 많아 갑상선에 문제가 있을 경우 이러한 질환이 더 악화될 우려가 있으므로 뚜렷한 증상이 없더라도 주의깊게 관찰해야 한다.

노인 갑상선 질환의 특징

2008년 통계청 자료에 따르면 65세 이상의 노인 인구가 501만 6,000명으로 전체 인구의 10%를 돌파했다. 그러나 노인을 정의하기에는 단순히 '65'라는 숫자가 중요한 것이 아니라 정신 상태를 포함한 신체 장기가 얼마나 양호하냐에 따라 구분하는 것이 의학적으로는 더 타당성이 있다. 즉, 방에 누워만 있는 60세 노인보다는 혼자 움직일 수 있고 다른 사람과의 대화가 가능한 80세가 넘는 노인이 더 건강하다는 뜻이다.

노인에게 발생하는 갑상선 질환은 기존에 있는 신체적 이상과 복합적으로 발생하기 때문에 증상의 발현이 애매모호하여 진단하기 어려운 경우가 많다. 특히 고령환자의 경우 심장 질환이 동반되어 있을 때가 많아 심장 질환을 악화시킬 수도 있다.

노화가 진행되면서 갑상선의 크기가 증가할 수 있으나 호르몬 분비는 질병이 없는 상황에서는 거의 변화하지 않는다.

갑상선 기능 장애

연령에 따른 갑상선기능저하는 외국 연구에 따르면 70~79세에서는 약 6%, 80세 이상에서는 10% 정도 나타난다. 증상이 없으나 혈액 검사 상에 나타나는 갑상선기능저하증을 무시해서는 안 되는 몇 가지 이유가 있다. 우선 당장은 증상이 없더라도 언젠가는 증상을 나타내는 갑상선기능저하증으로 발전할 수 있다. 그리고 심장 질환, 인지장애 등을 갖고 있는 노인들은 갑상선기능저하증이 이와 같은 질환들을 더 악화시킬 수 있기 때문이다. 그러나 최근의 연구에 의하면 아주 가벼운 갑상선기능저하증은 노인의 활동 범위에 전혀 지장이 없으며 오히려 조금 더 나은 생존 기간을 보여주기도 한다.

증상이 명백한 갑상선기능저하증은 각종 심장 부정맥을 악화시키고 운동능력이 저하되는 등의 위험성이 있으므로 꼭 치료를 받아야 한다. 이는 갑상선호르몬을 먹는 약으로 투여함으로써 치료가 가능하다. 혈액 검사를 통하여 용량 조절을 해야 하며 절대 과용량을 쓰면 안 된다.

반대로 갑성선기능항진증은 빈도가 매우 낮으나 증상이 뚜렷하지 않아 치료가 늦어지는 경우가 많다. 결국 환자를 대면하는 의사가 갑상선 질환을 염두에 두고 환자의 병력을 청취하고 진찰하는 것이 중요하다. 혈액 검사를 하면 당연히 진단된다.

젊은 사람들에게서 나타나는 피로, 식욕 증가, 신경과민, 안구돌출증은 드물며, 오히려 식욕은 더 감소되어 체중이 감소하고 근력이 약화된다. 노인층에

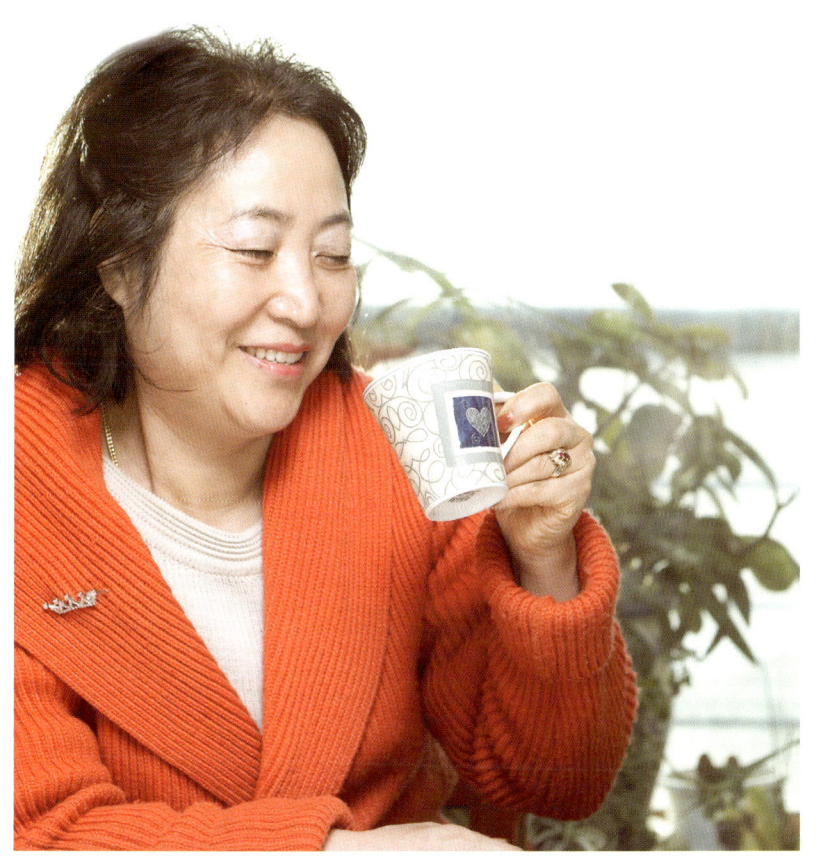

나타나는 갑상선기능항진증을 주의깊게 관찰해야 하는 까닭은 심장 합병증을 동반하는 경우가 많기 때문이다.

치료는 갑상선 기능을 억제하는 약물을 투여하거나 방사성 동위원소 요법을 시행할 수 있다. 수술적 치료는 중독성 결절이 너무 크거나 암이 의심될 때 실시한다.

갑상선 혹 또는 암

나이가 들어감에 따라 혹이 생기는 경우도 많아진다. 갑상선호르몬 분비는 정상이면서 혹이 생기는 경우는 암인지 아닌지 구별하는 것이 중요하다. 혹이 생겼다고 해서 모두 암은 아니고 오히려 암이 아닌 경우가 더 많다. 암 환자만을 대상으로 나이에 따른 빈도를 살펴본다면, 40대가 가장 많고 60세 이후에는 빈도가 감소한다.

최근에는 초음파 기계의 발달로 진찰해서 혹을 발견하는 경우보다는 우연히 초음파를 시행해서 발견하는 경우도 많다. 혹이 발견되었을 때 암인지 아닌

지 구별하는 절차는 노인이라고 해서 다를 것은 없다. 즉, 미세침흡인 세포검사와 갑상선호르몬 검사 등을 한다. 암이 아닌 혹(양성결절, 단순 혹)으로 진단이 되면 대부분은 수술을 할 필요가 없다.

그러나 갑상선암이 진단되면 수술을 받게 된다. 갑상선암의 근본 치료는 수술이며, 나이가 많아도 건강 상태가 비교적 양호하면 수술받는 것이 좋다. 노인 환자의 경우 젊은 환자에 비해 심장, 폐 등에 동반된 질환을 갖고 있는 경우가 많으므로 수술을 하기 전에 심장, 폐에 대한 검사를 하게 된다. 전신 마취의 위험이 큰 경우에는 수술을 못 하는 경우도 있지만, 갑상선암 수술은 부작용이 심한 수술이 아니므로 평상시 건강상태가 양호하다면 수술을 해도 큰 문제는 없다.

수술 후 방사성 동위원소 치료는 젊은 환자와 똑같은 지시사항에 따르게 된다. 외국의 조사에 의하면 노인의 갑상선암이 젊은 사람에 비해서 더 악성이 심하고 예후가 좋지 않다. 암의 유형이 다른 경우도 있고, 같은 유두상 형태를 띠고 있어도 예후가 좋지 않다고 말하는 보고도 있다.

결론적으로 노인의 갑상선 질환은 호르몬 분비가 부족한 갑상선기능저하증이 많은데, 노화로 인한 자연적인 현상으로 나타날 수도 있고, 실제 갑상선 기능저하증으로 진단되는 경우도 있다. 갑상선기능저하증은 갑상선호르몬을 먹는 약으로 투여하면 치료가 된다.

반대로 갑상선기능항진증은 증상이 매우 애매모호하여 진단하기 힘들지만, 혈액 검사를 통하여 일단 진단이 되면 약물치료 또는 방사성 동위원소 치료를 할 수 있다.

갑상선에 생기는 혹은 암인지 아닌지 먼저 구별을 한다. 암으로 진단되면 수술을 받고, 단순 혹이라면 그냥 두어도 무방하다.

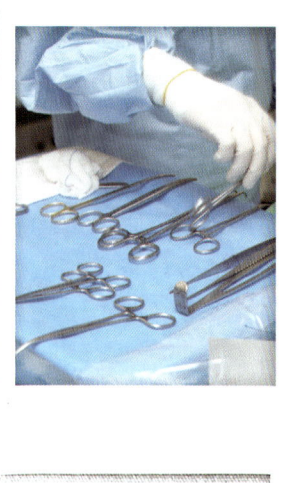
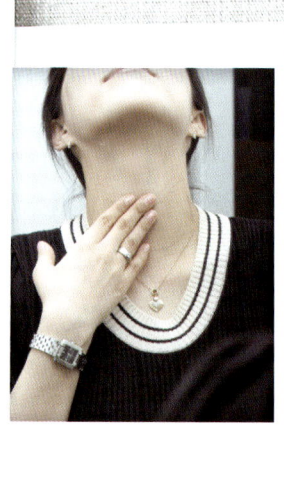
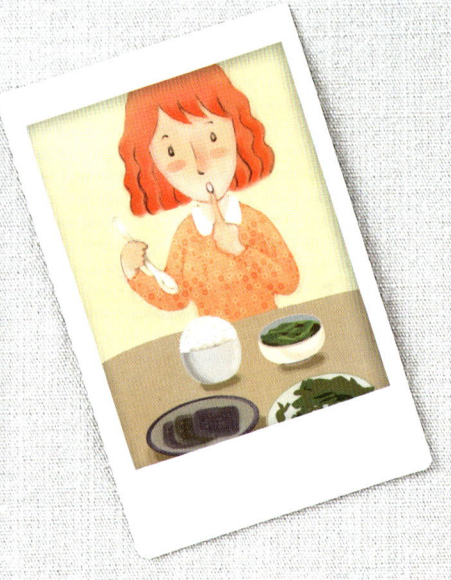

갑상선 관련 용어 정리

갑상선(샘) 갑상선은 목에 있는 내분비기관이다. 내분비기관이란 호르몬을 만드는 기관을 통칭하는 말로 갑상선에서는 갑상선호르몬을 만든다. 갑상선은 성인의 경우 손바닥 반 만한 정도의 크기이며, 코와 폐를 연결해주는 기도의 앞쪽에 위치하고 있고, 주위에는 경동맥이나 경정맥 그리고 목소리를 조절하는 회귀 후두신경 등의 중요한 구조물들에 둘러싸여 있다.

갑상선엽 절제술 갑상선의 양측 엽 중 한 쪽만을 제거하는 수술. 양성종양 혹은 여포성 종양에서 주로 행하는 수술이며, 1cm 이하의 갑상선암이 주변조직이나 림프절로의 전이가 없을 경우 치료방법으로 선택할 수 있다.

갑상선 아전절제술 갑상선의 일부분만을 남기고 대부분을 제거하는 수술. 약물로 잘 조절되지 않거나 합병증이 심한 갑상선기능항진증 환자의 수술적 치료방법으로 주로 사용된다.

갑상선 전절제술 갑상선 전체를 제거하는 수술로서, 대부분의 갑상선암에 대한 수술적 치료방법으로 선택된다.

유두상 갑상선암 우리나라 갑상선암 중 80% 이상을 차지하는 가장 흔한 암이다. 유두상암이라는 명칭은 현미경 소견에 의해 붙여진 것으로, 암세포의 배열이 마치 동물의 젖꼭지처럼 보인다 하여 'papillary carcinoma'라 부르게 된 것을 한자로 번역한 것이다.

여포성 종양 갑상선에 생기는 멍울 중에서 10% 정도를 차지하는데, 이 종양의 특징은 미세침흡인 세포검사나 조직검사 등으로는 암인지 그냥 양성종양인지 구별하기 어렵다는 것이다. 따라서 검사 결과 이 종양이 의심되면 의사는 수술을 통한 치료 겸 확진을 권유하게 된다. 수술은 종양이 있는 쪽의 갑상선엽 절제술이 표준치료이고, 최종 병리 결과에 따라 여포상 갑상선암의 경우 2차 수술을 통해 남은 갑상선을 모두 절제하는 추가적 치료가 필요할 수 있다.

내시경 갑상선 수술 목에 직접 절개를 가하지 않고 겨드랑이나 유륜 등에 작은 절개를 가하고 시행하는 갑상선 수술로서, 10배 정도 확대되는 고해상도의 복강경 수술용 내시경 장비를 사용하여 수술을 진행한다.

로봇 갑상선 수술 내시경 갑상선 수술과 기본적인 방법은 같지만, 보다 정교하게 작동하는 작은 로봇팔을 외과의사가 직접 조종하여 수술하는 방법이다.

회귀 후두신경(되돌이 후두신경) 성대를 움직이는 주신경으로 경동맥과 정맥 사이를 지나는 미주신경에서 갈라져서 기관지와 식도 사이의 홈을 따라 성대가 위치하는 윤상연골 위치로 들어가는 신경을 말한다. 갑상선이 이 신경을 감싸고 있기 때문에 갑상선

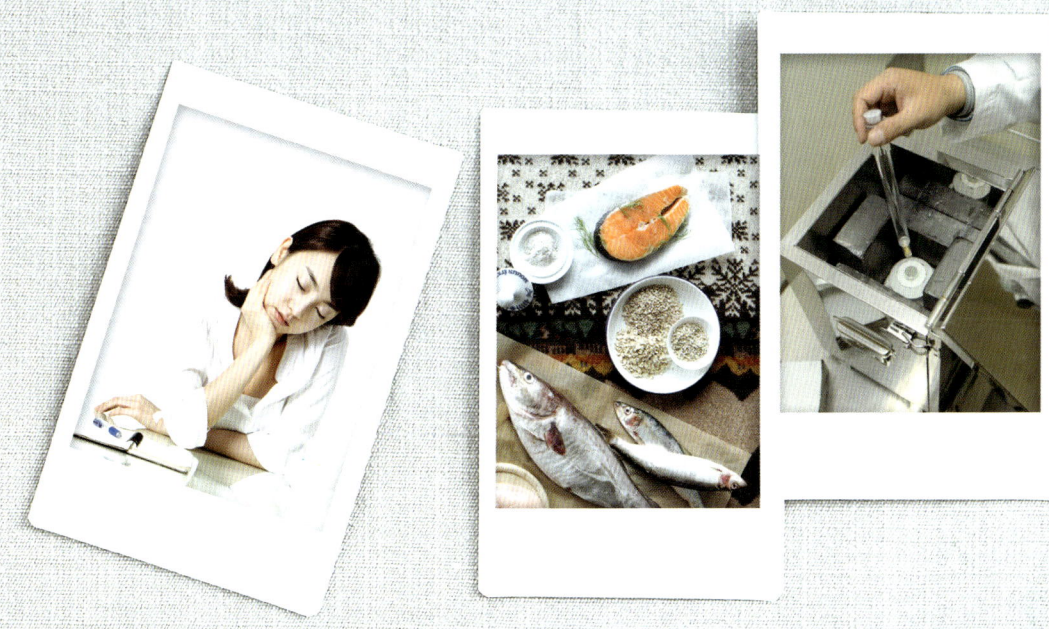

수술 시 자칫 손상되기 쉽다. 손상 시 성대의 마비를 초래하여 쉰 목소리, 물 마실 때 기침이 나는 증상 등을 일으킬 수 있다.

미세침흡인 세포검사 흔히 갑상선 조직검사로 알려져 있으며 정확한 의학적 검사 명칭은 미세침흡인 세포검사다. 초음파를 보면서 가느다란 주사바늘로 정확히 병변을 찔러 세포를 얻어내는 검사법이다. 따라서 조직검사가 아니고 세포학적 검사이므로, 이 검사를 통해 확진을 내릴 수는 없다. 그러나 갑상선암을 진단하는 방법으로는 가장 정확하고 안전하기 때문에 수술 여부를 결정하는 데 가장 중요한 검사방법이라 할 수 있다.

방사성 동위원소 치료 갑상선암 중 유두상암과 여포상암은 대부분 정상 갑상선 세포의 기능을 일부 가지고 있어서 세포 내로 요오드를 이동시키는 펌프를 통해 요오드를 세포 안에 농축시킬 수 있다. 이러한 특성을 이용하여 갑상선 전절제술 후 방사성 요오드(I¹³¹)를 환자에게 섭취시키면 일부 남아있는 갑상선 세포와 갑상선암 세포를 파괴할 수 있다.

방사선 치료 흔히 방사성 동위원소 치료와 혼동하는 사람들이 많다. 방사선 치료는 몸 밖에서 방사선을 쪼여 암을 치료하는 방법으로서, 통상 유방암이나 자궁경부암 등의 암 수술 후 보조치료로 사용되나, 갑상선암의 경우에는 암이 심하게 진행되어 수술적 제거에 실패한 경우에만 드물게 시행되는 치료법이다.

변형경부 절제술 주요신경과 혈관을 보존하고 턱 밑에서부터 쇄골에 이르는 광범위한 부위의 연부조직을 절제하는 수술로서, 갑상선암의 전이가 있을 경우 갑상선암 전절제술과 함께 시행하게 되며, 재발암이 경부 림프절을 따라 발병하였을 경우에도 표준적 수술방법으로 시행된다.

부갑상선(샘) 우리 몸의 칼슘대사에 중요한 역할을 하는 부갑상선호르몬을 분비하는 내분비기관으로서, 갑상선의 좌·우, 아래·위에 있는 4개의 팥알만한 작은 기관이다. 갑상선 수술을 시행할 때 같이 손상되는 경우가 흔한데, 갑상선 전절제술을 시행하고 하루나 이틀 후 손발저림이나 경련, 입 주위의 얼얼한 느낌 등의 증상이 나타나면 일시적으로 부갑상선기능저하가 발생한 것이다. 부갑상선 기능의 저하는 곧 체내의 칼슘이 부족한 상태를 말하므로 칼슘을 복용하거나 주사로 보충하면 증상이 회복된다.

결절 영어 'nodule'을 번역한 표현이다. 갑상선 결절이라 함은 갑상선 조직 내에 생긴 작은 멍울을 지칭하는 것으로, 보통 병원에서 검사결과를 설명할 때 '양성결절' 혹은 '악성결절' 등의 표현을 쓴다. 양성(benign)결절은 갑상선암의 가능성이 적은 결절이고 악성(malignant)결절은 갑상선암이 의심되는 결절을 지칭하는 것이다.

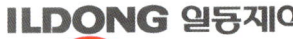
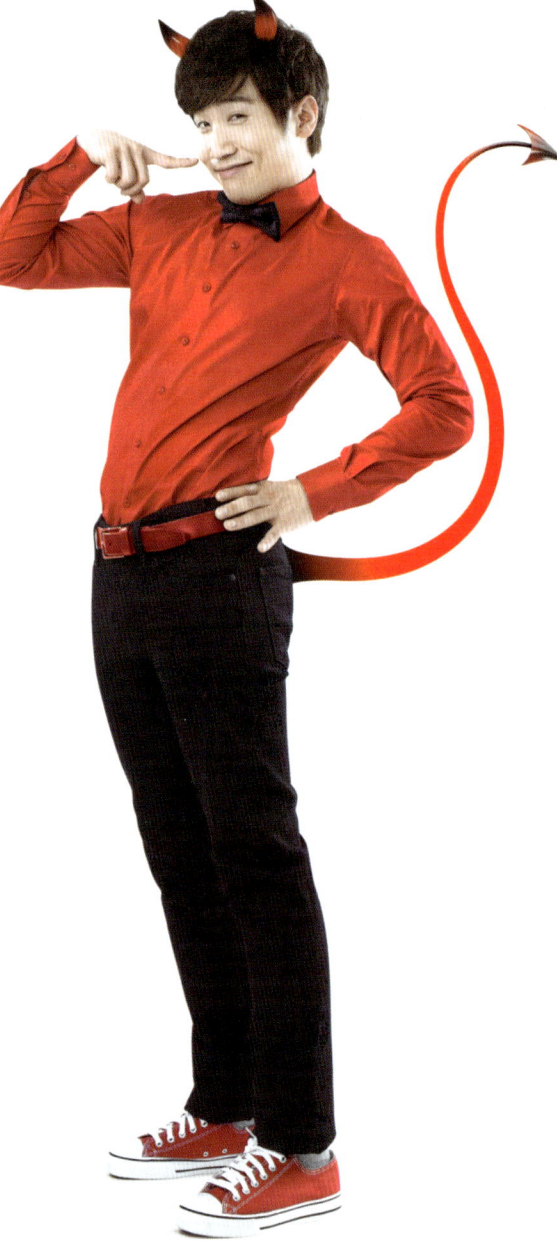
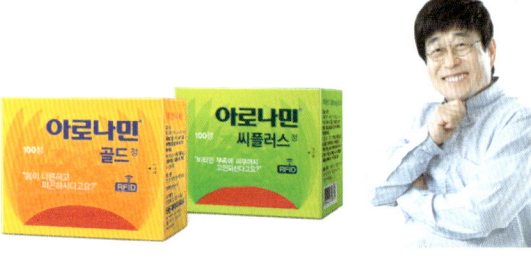

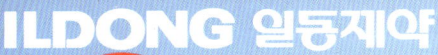
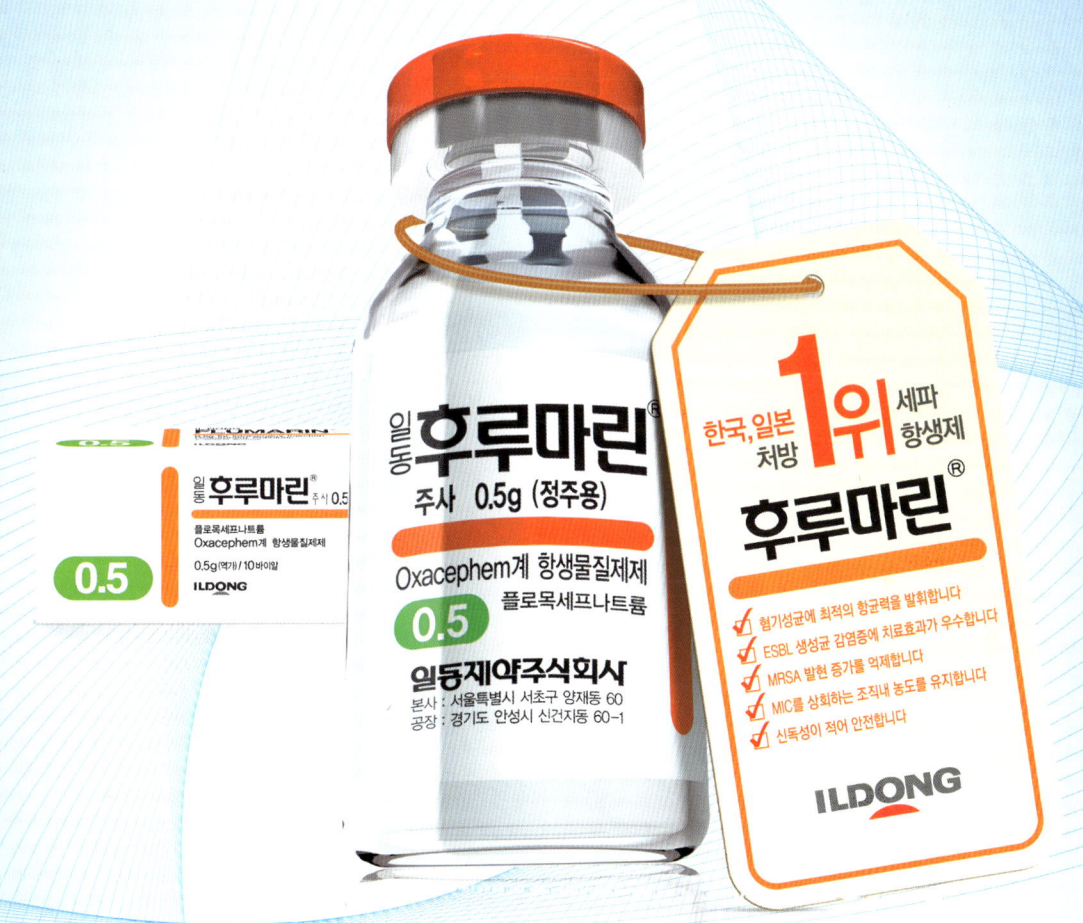

탁월한 유착방지 효과

Guardix-sol. 가딕스-Solution
▶ Hyaluronate+ Carboxymethyl Cellulose

Guardix-SG. 가딕스-SG
▶ Plolxamer + Alginate

ANTI ADHESION

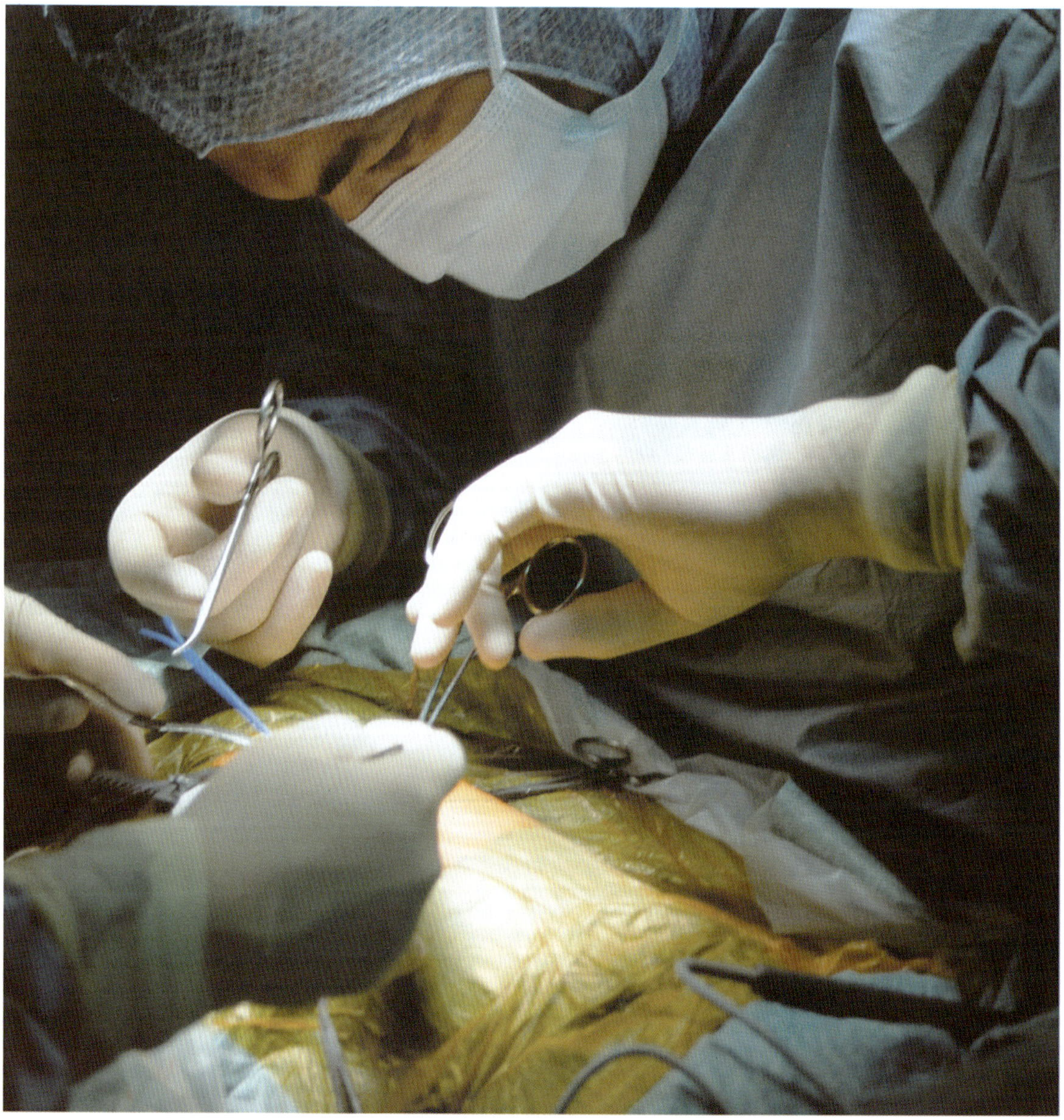

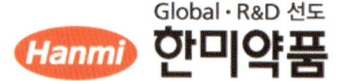

Global · R&D 선도
Hanmi 한미약품